TRAITÉ PHILOSOPHIQUE

DES

FIÈVRES PÉRIODIQUES

PAR

LE Dr A. N. GENDRIN
Médecin honoraire des hôpitaux

PARIS
LIBRAIRIE F. SAVY
77, BOULEVARD SAINT-GERMAIN, 77
1877

TRAITÉ PHILOSOPHIQUE

DES

FIÈVRES PÉRIODIQUES

PARIS. — TYPOGRAPHIE LAHURE
Rue de Fleurus, 9

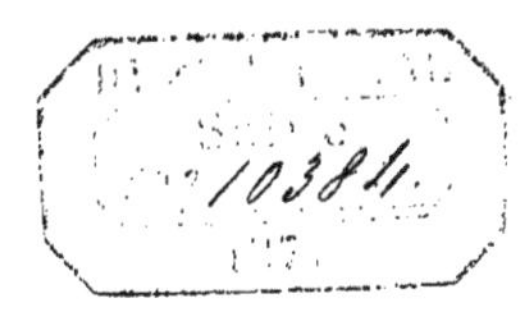

TRAITÉ PHILOSOPHIQUE

DES

FIÈVRES PÉRIODIQUES

PAR

LE Dr A. N. GENDRIN

Médecin honoraire des hôpitaux

PARIS

LIBRAIRIE F. SAVY

77, BOULEVARD SAINT-GERMAIN, 77

1877

TABLE DES MATIÈRES

LIVRE III

THÉRAPEUTIQUE DES FIÈVRES PÉRIODIQUES

TRAITÉ PHILOSOPHIQUE

DES

FIÈVRES PÉRIODIQUES

INTRODUCTION

DES CARACTÈRES ESSENTIELS ET DES FORMES DIVERSES DES FIÈVRES PÉRIODIQUES

1. Les fièvres périodiques se caractérisent par des alternatives régulières de retour et de déclin de leurs symptômes pyrétiques[1]. Les phénomènes morbides qui se succèdent ainsi constituent les paroxysmes[2] ou les accès fébriles, et l'intervalle qui les sépare est le stade d'intermission ou de rémission. Si les symptômes pyrétiques s'effacent à la fin du paroxysme, la fièvre est *intermittente;* s'ils ne cessent qu'en partie, la fièvre est *rémittente.* Si le paroxysme n'est pas complétement terminé quand apparaissent les symptômes initiaux de l'accès suivant, la fièvre est *subintrante.* Si les accès se succèdent sans intervalles apyrétiques en anticipant l'un sur l'autre, les auteurs, et particulièrement Torti, qualifient la maladie de *subcontinue.*

[1] Διαλείποντες πυρετοί des anciens d'où Swédiaur a déduit la dénomination de *Dialéipyrie.*

[2] Quelques auteurs admettent une différence entre le paroxysme et l'accès. Pour eux le paroxysme est l'exacerbation régulière des fièvres rémittentes; et l'accès est le retour régulier des accidents fébriles des fièvres intermittentes.

2. Lorsqu'il se manifeste, à chaque accès, en même temps que les symptômes pyrétiques ordinaires, des accidents morbides insolites, soit par leur intensité, soit par leur forme, on en tient compte dans la dénomination de la maladie; ainsi les auteurs ont décrit des fièvres *intermittentes ou rémittentes*, *ophthalmodyniques*, *céphalalgiques*, *odontalgiques*, *pleurodyniques*, etc.

3. Dans certains cas, la maladie périodique, soit dès son début, soit bien plus souvent à une époque avancée de sa durée, ne se manifeste plus par des accidents fébriles. L'accès n'est plus indiqué que par des symptômes non pyrétiques plus ou moins localisés, la maladie est alors dénommée *fièvre intermittente ou rémittente larvée*. Cette dénomination implique comme fait que les affections périodiques ne seraient alors que l'effet du principe ou de la cause immédiate des fièvres périodiques, dont les symptômes pyrétiques seraient devenus latents.

4. Les paroxysmes ramènent parfois de grands désordres fonctionnels qui mettent immédiatement la vie en péril. La maladie est alors une fièvre *intermittente ou rémittente pernicieuse*, qu'on caractérise par les épiphénomènes spéciaux de ses paroxysmes. C'est une fièvre pernicieuse *syncopale*, *soporeuse*, *algide*, *hélode*, etc., etc., selon que les paroxysmes ramènent les syncopes, le coma, le refroidissement général excessif, la sueur colliquative, etc.

5. Sous la dénomination de fièvres périodiques, nous réunissons comme des maladies de même nature, les fièvres intermittentes proprement dites aiguës, chroniques, pernicieuses et larvées et les fièvres rémittentes légitimes et ataxiques. Toutes ces formes morbides ont des causes initiales essentiellement identiques; elles se transforment souvent les unes dans les autres; elles se rattachent à des lésions fonctionnelles de même nature; ce sont les formes diverses, les degrés différents d'intensité d'une même maladie aggravée ou modifiée par des causes accessoires.

6. La séparation des fièvres périodiques des fièvres continues, comme maladies distinctes, a subsisté dans la science jusqu'à Augenius, qui le premier rapprocha, comme de nature identique, toutes les fièvres, sans tenir compte, autrement que comme d'une condition séméiologique accessoire, du mode d'évolution de leurs symptômes et de la succession de leurs périodes, réunissant ainsi toutes les maladies pyrétiques en les divisant en fièvres bilieuses, pituiteuses, sanguines, atrabiliaires, etc. Cette doctrine adoptée par Pinel et introduite par ses écrits dans l'enseignement de la médecine en France au commencement de ce siècle, a conduit à ne voir dans la périodicité qu'un mode de manifestation des fièvres, qu'il faut écarter comme une circonstance secondaire qui ne peut servir à classer et à distinguer ces maladies. Cette doctrine se rattache d'ailleurs aussi au principe fondamental de cette pathologie paradoxale qu'on professe encore aujourd'hui dans les chaires de nos écoles et dans les discussions frivoles des académies, de rattacher les états morbides généraux à des lésions locales diacritiques ou inflammatoires, qu'on ne découvre même qu'à l'aide du microscope ou encore à des altérations moléculaires des humeurs, considérées comme primitives, lorsqu'elles ne sont presque toujours que secondaires[1].

7. Les caractères d'où Augenius, Pinel et depuis eux bien d'autres ont déduit les distinctions des diverses fièvres périodiques ne sont que des phénomènes morbides accessoires, qui se rattachent moins à la pyrexie elle-même qu'aux désordres fonctionnels qui en résultent et par lesquels elle se manifeste. Aussi ces formes diverses se montrent-elles sans qu'il en résulte de modifications essentielles dans la succession et même dans les symptômes pathognomoniques des différentes périodes de la maladie.

[1] Cette doctrine a motivé il y a plus d'un demi-siècle de vives controverses sur la nature et la cause immédiate des fièvres. Nous y avons pris part alors par la publication de notre Traité sur la nature et les causes prochaines des fièvres. 2 vol. in-8°, 1823.

8. Les phénomènes des fièvres périodiques, malgré l'origine toute spéciale de leur évolution, ne diffèrent cependant pas en eux-mêmes de ceux des fièvres continues. Les désordres fonctionnels vers les voies digestives, dans le système nerveux, à l'appareil de la circulation et de la respiration, vers les différents émonctoires, ont les mêmes caractères. Les épiphénomènes inflammatoires, congestionnels, diacritiques se produisent de la même manière. Cette identité de tous les phénomènes pyrétiques proprement dits dans toutes les maladies fébriles se trouve même dans les fièvres traumatiques; elle est la conséquence nécessaire de l'état pyrétique ou plutôt elle est l'état pyrétique lui-même, quelle que soit sa cause; mais elle n'écarte pas cette cause qui constitue le phénomène essentiel de la maladie. Quels que soient en effet les accidents morbides soit dans les paroxysmes, soit dans leurs intervalles, lors même qu'ils sont tout à fait identiques à ceux qui adviennent dans les fièvres continues, la périodicité ou plutôt la condition morbide qu'elle exprime est toujours le phénomène dominant, l'élément principal de la maladie; c'est le désordre fonctionnel initial qu'elle indique qui produit et règle seul le retour et la marche de tous les accidents. Ce désordre fonctionnel est indépendant des phénomènes pathologiques que l'on a adoptés comme signes distinctifs des diverses maladies pyrétiques, puisque la périodicité des accidents appartient à toutes les phases de la maladie, que ces phénomènes existent ou non, ou qu'ils aient ou non existé. Des causes déterminées produisent toujours des fièvres périodiques et ces fièvres ont une marche et une succession de périodes constantes et des suites toujours de même nature et des terminaisons identiques. Toutes les fièvres périodiques sont semblables par la nature, la fréquence, le mode de leurs accidents consécutifs, de leurs récidives, etc., etc. Elles présentent les mêmes indications thérapeutiques. Le moyen de guérison de toutes les fièvres périodiques, quelles que soient les différences apparentes de leurs phénomènes essentiels

et accessoires, est d'une efficacité si constante, qu'il est véritablement indicateur de l'identité de ces maladies. Toutes ces circonstances invariables motivent comme conséquence rationnelle la séparation des fièvres périodiques comme un genre de maladie distinct de toutes les autres maladies pyrétiques.

9. La forme rémittente des fièvres périodiques est due à l'intensité de la cause morbigène initiale ou à des causes accessoires qui ne modifient pas la nature de la maladie. On voit souvent en effet dans les épidémies de fièvres périodiques, la forme rémittente dominer à la période de la plus grande intensité de la maladie et l'intermission et la rémission se succéder ou alterner chez les mêmes individus. L'identité de ces maladies se manifeste d'ailleurs par la nature même de leurs phénomènes qui reparaissent toujours sous la même forme paroxystique à toutes leurs périodes. C'est même ainsi que les fièvres périodiques rémittentes se distinguent nettement des fièvres continues à exacerbations, comme Sauvage l'a fait remarquer le premier.

10. Les caractères paroxystiques tirés des stades de l'accès, sont communs aux fièvres intermittentes et rémittentes. Les différences sont en elles-mêmes de nulle valeur pour déterminer la nature de la maladie. Si, en effet, l'on voit persister à un certain degré l'état fébrile dans l'intervalle des paroxysmes des fièvres rémittentes, on reconnaît aussi qu'il est peu de fièvres intermittentes aiguës où dans les intervalles des accès l'état de santé soit si complet que tous les phénomènes morbides des paroxysmes soient entièrement effacés. Il en est un très-grand nombre, au contraire, où les accidents spéciaux des accès se retrouvent dans les intermissions, à l'exception de la fréquence du pouls et des changements de température du corps. L'histoire de ces fièvres montre d'ailleurs aussi que les accidents pyrétiques qui persistent dans les intermissions et qui donnent la forme rémittente à la fièvre périodique viennent souvent de lésions morbides ajoutées à la fièvre intermittente : telles que des phlogoses viscérales ou des diacrises.

produites tantôt par des causes accessoires, tantôt par la violence de la cause originelle.

11. Nous trouvons un dernier motif d'assimiler les fièvres rémittentes aux fièvres intermittentes, dans cette considération que ces fièvres prennent également le caractère ataxique ou pernicieux par l'exagération des accidents à certains stades de leurs accès, ou par l'explosion épiphénoménique, dans les accès, d'accidents qui menacent directement la vie des malades. Enfin les accès fébriles rémittents ou intermittents se changent parfois également en des accidents périodiques non fébriles qui caractérisent la fièvre larvée.

12. Tous les motifs que nous venons d'exposer pour réunir les fièvres rémittentes aux fièvres intermittentes nous paraîtraient déterminants quand bien même nous ne pourrions invoquer l'autorité de pyrétologistes éminents comme Sauvages, P. Frank et Baumes. Cette doctrine remonte d'ailleurs aux temps les plus éloignés. Galien nous apprend que des médecins appliquaient la dénomination de fièvres intermittentes non-seulement aux fièvres dont les paroxysmes sont séparés par une complète apyrexie, mais même à celles où les accès sont séparés par une simple rémission[1].

13. Les fièvres rémittentes ont été assimilées aux fièvres continues rémittentes. Sennert nous paraît avoir le premier adopté cette doctrine que Van Swieten a suivie, en ayant toutefois soin d'avertir que ces fièvres tiennent le milieu entre les fièvres intermittentes et les fièvres complétement continues ou synoques[2]. Cette assimilation serait de peu d'importance si elle ne portait que sur un nom donné à la maladie au lieu d'un autre, mais elle a le grand inconvénient de ne pas tenir compte des différences si tranchées qui séparent au point de vue des phénomènes morbides et des indications thérapeutiques les

[1] *Comment.* 5 in lib. I. *Epid. chart.*, t. IX, p. 86.
[2] *Comment. in aph. Boerhaavii* 737.

fièvres continues des fièvres périodiques rémittentes ou intermittentes.

14. Le principal argument pour établir la confusion des fièvres rémittentes avec les fièvres continues repose sur l'assimilation des exacerbations des fièvres continues aux paroxysmes des fièvres rémittentes. On ne peut nier en effet que toutes les maladies pyrétiques, qu'elles soient idiopathiques ou symptomatiques, n'aient souvent des exacerbations et des rémissions qui même se reproduisent à des époques régulières, mais ces fièvres ne présentent pas à ces époques d'exacerbation la régularité des stades successifs; elles n'ont même pas, comme les fièvres rémittentes larvées, un symptôme ou un ensemble de symptômes tranchés et constants, fût-ce même des symptômes étrangers à ceux des pyrexies périodiques ordinaires. L'exacerbation des maladies fébriles continues, n'est toujours qu'une aggravation pendant un temps déterminé d'un ou de plusieurs des symptômes de la maladie qui persistent d'une manière continue. Cette aggravation n'est même pas toujours constante et ne se montre pas sous la même forme et avec la même régularité, à toutes les phases de la maladie, tandis que, comme l'a fait remarquer Sauvages, dans les fièvres rémittentes, les paroxysmes reviennent toujours et en tout temps à toutes les périodes d'accroissement, d'état et de déclin de la maladie périodique.

15. Il faut ajouter aussi avec Lauter que dans les fièvres continues la rémission se fait lentement, progressivement et n'arrive jamais subitement et sans cause évidente comme dans les fièvres périodiques. Baumes a signalé encore ce caractère que dans les fièvres paroxystiques l'invasion de chaque accès arrive régulièrement et spontanément sans cause accessoire étrangère [1].

16. Lorsqu'une fièvre continue a des exacerbations, même

[1] *Traité des fièvres rémitt.*, t. I, p. 18.

régulières, qui peuvent ressembler aux accès d'une fièvre rémittente, ces exacerbations s'effacent quand la maladie décroît. Dans les fièvres rémittentes, au contraire, lorsque le décroissement arrive, les paroxysmes deviennent plus évidents et mieux séparés; ce sont les accidents continus qui s'effacent les premiers, de sorte que la fièvre rémittente finit par devenir intermittente.

17. Les paroxysmes de toutes les fièvres périodiques se manifestent par un frisson, plus ou moins marqué, depuis la sensation d'un froid léger aux extrémités ou d'un sentiment de froid passager aux lombes ou au dos avec horripilation, jusqu'au refroidissement le plus complet qui peut aller jusqu'à suspendre les grandes fonctions de manière à mettre la vie dans un danger immédiat. A ce frisson succède un développement de fièvre chaude qui se termine lui-même après une certaine durée par la sueur ou même en décroissant progressivement sans aucun phénomène eccritique. Le caractère de tout paroxysme de fièvre périodique est donc le frisson, suivi d'une chaleur pyrétique souvent terminée par la sueur.

18. Les trois stades de frisson, chaleur et sueur des paroxysmes fébriles et la reproduction régulière de ces stades à des intervalles réguliers sont les signes pathognomoniques d'une fièvre périodique légitime. La succession des stades paroxystiques n'est pas toujours absolument régulière, mais les stades paroxystiques n'en conservent pas moins leur importance comme phénomènes dominants de la maladie. La manifestation du frisson, suivi d'une chaleur lentement développée et qui ne se termine qu'imparfaitement et avec lenteur par une sueur peu évidente et mal soutenue, indique que la fièvre intermittente tend à devenir rémittente : aussi appartient-elle plus particulièrement aux fièvres périodiques rémittentes; enfin la manifestation tout à fait irrégulière des stades fébriles, soit quant à leur coordination, soit quant à la difficulté ou à l'obscurité de leur développement, appartient aux fièvres périodiques irrégulières, qui tendent à devenir continues ou qui sont compliquées de lésions viscérales qui modifient tous les symptômes de la maladie. Ces fièvres périodiques compliquées de lésions internes graves sont celles que l'on confond aisément avec les fièvres continues exacerbantes.

19. L'ordre de succession des paroxysmes fébriles et de leurs intermissions constitue le type des fièvres périodiques et sert à les caractériser. Le type se détermine par le nombre de jours que comprennent deux accès successifs et l'intervalle qui les sépare. C'est ainsi qu'on a des fièvres quotidiennes ou à type binaire parce que les accès revenant tous les jours, deux accès et l'intervalle comprennent deux jours ; des fièvres tierces ou à type ternaire, parce que la durée de deux accès et de leur intermission comprend trois jours ; des fièvres quartes ou à type quaternaire, parce que quatre jours s'écoulent depuis l'invasion du premier accès jusqu'à la fin de l'accès suivant avec deux jours d'intermission ; des fièvres quintanes, où cinq jours comprennent le premier paroxysme, l'intermission qui le suit et le deuxième paroxysme. Galien a rattaché la succession régulière possible du retour des accès à des intervalles plus écartés que l'observation clinique ne justifie pas, mais, le premier, interprète exact des faits, il a rapproché du type des fièvres périodiques la durée des paroxysmes et même l'intensité et la forme des phénomènes morbides[1].

20. Nous avons insisté, pour établir l'identité des différentes fièvres périodiques à rémission complète ou incomplète, sur la transformation fréquente de ces fièvres les unes dans les autres à certaines époques de leur durée. La même remarque s'applique aux fièvres de différents types qui se changent quelquefois les unes dans les autres sans pour cela modifier nécessairement leur forme rémittente ou intermittente originelle.

[1] Galien, *De typis liber*. Ed. chart. VII (152). Ed. Bas. III (470). Ed. C. G. Kühn, t. VII (462).

21. Nous avons réuni les fièvres pernicieuses ou ataxiques aux autres fièvres périodiques; en cela, nous sommes d'accord avec tous les médecins. Cette unité d'opinion n'est pas inutile à signaler, puisque les auteurs qui regardent les fièvres rémittentes et subcontinues comme d'une nature différente de celle des fièvres intermittentes sont forcés de reconnaître que ces fièvres, comme les intermittentes simples, prennent quelquefois, souvent sans cause connue, le caractère pernicieux à certaines époques de leur durée.

22. Les fièvres larvées doivent être aussi réunies aux fièvres périodiques. Strack et C. Medicus l'ont bien démontré en insistant sur ce fait, reconnu aussi par Morton et par Lauter, que quand bien même ces maladies périodiques se montreraient souvent sans symptômes pyrétiques, il n'en est pas moins vrai qu'elles succèdent souvent à des fièvres intermittentes caractérisées. Elles en sont une transformation; elles sont soumises aux mêmes types; elles se montrent dans beaucoup de cas comme leurs symptômes dominants; enfin elles se manifestent sous l'influence des mêmes causes souvent épidémiques. Si, en effet, les fièvres d'accès sont, comme toutes les maladies, et même plus que toutes les autres maladies, soumises à l'influence des constitutions épidémiques, comme l'ont démontré Baillou, Sydenham, Lind, etc., les maladies périodiques apyrétiques qui règnent en même temps que les pyrexies périodiques légitimes, sont modifiées par les mêmes causes.

LIVRE PREMIER

NOSOGRAPHIE DES FIÈVRES PÉRIODIQUES

CHAPITRE PREMIER

DESCRIPTION DES FIÈVRES INTERMITTENTES EN GÉNÉRAL

23. Les fièvres intermittentes se caractérisent par la succession régulière des paroxysmes fébriles, alternant avec des intervalles apyrétiques. L'ensemble des paroxysmes constitue la maladie; leur nombre en mesure la durée; et les divers phénomènes morbides, qui s'y rapportent ou qui surviennent dans leurs intervalles, déterminent ses différentes formes.

24. Les paroxysmes des fièvres intermittentes commencent par un sentiment général de froid et par un abaissement réel de la température du corps, avec un spasme général trémulent comme celui qui résulte de l'impression brusque du froid extérieur. A ce spasme qu'on appelle le frisson succède la chaleur pyrétique, qui se termine à son tour au bout de peu temps et d'une manière progressive par une sueur plus ou moins abondante.

25. L'invasion de l'accès est ordinairement précédée d'un sentiment de malaise ou de courbature qui porte le malade à étendre ses membres ou du moins à les changer incessamment de position; ces pandiculations sont bientôt suivies d'un état général de lassitude et d'une sensation encore assez obscure de refroidissement, occupant surtout les extrémités abdominales et s'étendant ensuite aux lombes et au dos. De ce moment l'invasion du frisson est manifeste, les extrémités des orteils commencent à pâlir, puis les extrémités des doigts, du nez, les lèvres, etc.; la sensation de froid se renouvelle d'abord par instants rapprochés, en faisant éprouver au malade le sentiment d'un vent frais qui frapperait rapidement le dos et les lombes, puis un léger tressaillement qui constitue l'horripilation et enfin une véritable trémulation générale. La sensation de froid est de plus en plus prononcée : les malades la comparent à l'impression que produirait de l'eau froide glissant sur la surface du corps; bientôt c'est un froid continu avec pâleur et même teinte livide de la peau. Le malade fléchit ses membres sur le tronc; ses mâchoires sont agitées d'un tremblement continuel, ses dents frappent les unes contre les autres. « Le tremblement est quelquefois si pénible et si prolongé par tout le corps, dit Van-Swieten, qu'il résulte des efforts involontaires des muscles une fatigue excessive et après le paroxysme une débilité et une douleur si grande dans les membres qu'une jeune fille-très-nerveuse, affectée d'une fièvre tierce d'automne qui, après quelques accès, dégénéra en quarte, pouvait à peine les mouvoir [1]. »

26. Pendant ce premier stade du paroxysme, le pouls devient plus fréquent et plus serré, la récurrence palmaire, à l'exploration du pouls de l'artère radiale s'éteint; les diastoles artérielles sont courtes et peu résistantes; la systole du cœur se fait avec une vitesse insolite, et la périsystole est plus longue que dans l'état normal; les veines sous-cutanées sont affaissées; la respiration est anxieuse, saccadée, au point même que quelques malades semblent dans une sorte d'accès d'asthme convulsif. Un grand nombre ont une toux superficielle, sèche, courte, avec

[1] *Comment.* in Her. Boerhaave aph. 749.

un léger râle sibilant, très-faible et sec, que l'on ne perçoit à l'auscultation qu'avec difficulté, à cause de l'anxiété du malade et du tremblement qui meut les couches musculaires des parois thoraciques et qui ébranle même le corps du malade ; le bruit d'expansion vésiculaire normal des cellules pulmonaires est extrêmement faible ; l'air expiré des poumons est froid comme Strack l'avait déjà remarqué[1] ; la peau, au toucher, est moins chaude que dans l'état normal et même tout à fait refroidie; les formes du corps, les traits de la face semblent resserrés et contractés; la langue est visqueuse, pâle, la gorge sèche; le malade se plaint de soif vive, et l'ingestion des boissons, si elles ne sont prises en très-petite quantité, est suivie de vomissements. Les vomissements spontanés sont même si fréquents dans ce stade des fièvres que Sydenham[2] a assigné les nausées et les vomissements comme caractère général du premier et du second stade des paroxysmes de fièvre intermittente. Ils ne donnent ordinairement issue qu'à des mucosités aqueuses, rarement teintes de bile. Les urines, rares, sont aqueuses et limpides; les hémorrhagies accidentelles ou naturelles se suspendent; la suppuration des plaies et des exutoires se tarit; la sensibilité des malades est tellement affaiblie qu'ils sentent à peine la vive irritation de la peau produite même par une légère brûlure, nous l'avons plusieurs fois reconnu en appliquant un stylet rougi au feu sur le bras de jeunes sujets très-irritables. Senac avait aussi remarqué que les malades ne sentent quelquefois pas les petites blessures qu'on leur inflige. « Il en est même, dit-il, qui se brûlent en s'exposant les pieds au feu et qui ne s'en aperçoivent pas. » Il rapporte à la même cause ce fait, que nous avons aussi vérifié, que l'action des purgatifs ingérés avant l'accès est suspendue pendant le stade de froid[3].

[1] *Obs. medic. de feb. intermitt.*, in-12, p. 31.
[2] *Op. med.*, t. I, cap. v, p. 47. Édit. in-4°. Genève, 1769.
[3] *De recondita febrium intermitt. naturâ*, liber I, cap. I, p. 25.

27. L'intensité du frisson et de quelques-uns des accidents qui s'y rattachent varie avec l'intensité de la maladie, et aussi suivant l'âge et la constitution des malades. Chez les personnes très-nerveuses, irritables, comme les jeunes femmes, le frisson s'accompagne fréquemment de subdelirium et même de délire prononcé qui commence même quelquefois avant le frisson et en devient le prodrome. Senac a vu chez une femme l'invasion des accès constamment annoncée par une loquacité insolite[1]. Nous avons vu chez une jeune fille le frisson s'accompagner de mouvements convulsifs trémulents des jambes. D'autres malades tombent, dès le début de l'accès, dans un accablement qui va jusqu'à la somnolence. Senac a vu une femme que le premier stade de l'accès jetait dans un état de sommeil où elle retombait immédiatement si on l'en faisait sortir.

28. Chez les sujets cacochymes et chez les vieillards, le stade initial du paroxysme est ordinairement intense; il atteint quelquefois une telle gravité qu'il peut amener la mort, sans qu'il y ait cependant de caractère pernicieux dans la maladie. Strack a vu « un vieillard affecté d'une fièvre tierce légitime d'automne dans l'intervalle des accès de laquelle il se portait assez bien pour sortir de chez lui. Il rentra à dix heures du matin bien portant, le jour où son troisième accès devait revenir; à onze heures le paroxysme commença : la mort arriva peu après midi dans le frisson[2]. » Houillier avait aussi vu la mort arriver pendant le frisson d'un accès de fièvre quarte[3]. Cette funeste terminaison de la maladie au premier stade du paroxysme nous donne la mesure de la gravité de la perturbation de toutes les fonctions organiques qui s'y rapporte. Elle n'a point échappé à l'observation des maîtres de l'art. Harvey l'attribuait à la congestion du poumon et du cœur, qu'il considérait comme la cause immédiate du stade de froid des pa-

[1] *Ibid.*, lib. I, cap. VI, p. 31.
[2] *Obs. medici. de feb. interm.*, obs. IV, p. 33, édit. in-12.
[3] *Hollerii in Coac. hipp.*, p. 302.

roxysmes fébriles. « Je parle, disait-il, d'après l'expérience que j'ai acquise en disséquant les corps de ceux qui sont morts au début de l'accès (*in principio accessionis*)[1]. » Boerhaave, décrivant le premier stade du paroxysme des fièvres intermittentes, disait qu'il avait vérifié l'observation d'Harvey « en disséquant des cadavres de sujets morts dans le premier stade de l'accès de fièvres intermittentes. » Cette explication de l'issue funeste de la maladie peut être contestée. La congestion trouvée au cœur et aux poumons, après la mort arrivée dans cette circonstance, peut n'être en réalité que la trace de l'état asphyxique dans lequel les malades succombent. Cette asphyxie n'est qu'un des phénomènes, le phénomène ultime d'une suspension plus ou moins rapide, mais finalement complète de toutes les fonctions plastiques.

29. La durée moyenne du stade de froid dans les fièvres intermittentes très-intenses est d'une heure. Cette durée n'est pas cependant la mesure de la gravité de la maladie ni même de la violence du frisson ; on voit, en effet, des cas où le stade de froid ne provoque qu'une simple horripilation, et ne s'en prolonge pas moins pendant une ou deux heures. Il arrive aussi que le premier stade suive une marche progressivement croissante, si lente, que le frisson n'acquiert une certaine intensité qu'au bout de deux ou trois heures.

30. Plus l'intensité des phénomènes du premier stade est grande, plus, en général, la chaleur fébrile qui lui succède est vive et prolongée. Cette corrélation n'est toutefois pas absolue. « Senac a vu souvent, après le stade de froid court et borné à l'horripilation, le stade de chaleur durer plusieurs heures avec intensité, tandis qu'il avait été étonné de voir d'autres fois l'accès très-court et très-faible, quoiqu'il eût commencé par un stade de froid prolongé[2]. » Cette ob-

[1] *De motu cordis*, cap. XVI in *exercit. anat.*
[2] *De recond. febri. interm. nat.*, lib. I, cap. V, p. 25.

servation de Senac, tous les praticiens l'ont répétée. L'intensité du premier stade du paroxysme fébrile serait la mesure de l'intensité et de la durée du deuxième stade, si la réaction pyrétique ne trouvait souvent pas d'obstacles dans l'état des malades eux-mêmes dont les forces sont ou naturellement faibles ou déprimées par la durée du frisson ou enrayées par la manifestation épiphénoménique de quelque congestion ou inflammation viscérale.

31. La terminaison du premier stade de l'accès de fièvre s'annonce par la diminution et la cessation du tremblement des mâchoires. Un sentiment de pesanteur de tête se manifeste en même temps que la peau de la face perd l'aspect pâle et livide qu'elle avait pris ; le bord libre des paupières, l'extrémité du nez, les lobules des oreilles ont déjà une teinte rosée et même rouge, et une chaleur anomale que tout le reste du corps est encore froid ; les carotides et les temporales battent avec force ; le pouls devient plus large, les diastoles artérielles sont plus pleines et plus prolongées, les veines sont saillantes et se remplissent avec rapidité ; l'appareil hémostatique cutané pâlit sous la pression et rougit rapidement ensuite ; la respiration devient moins fréquente et plus large et le passage de l'air dans les canaux aérifères, dans le poumon, détermine un bruit sibilant sec qui augmente avec l'intensité de la chaleur fébrile. L'anxiété du malade cesse ; les membres, ramenés vers le tronc, pendant le frisson, sont étendus ; la chaleur est enfin rétablie par tout le corps.

32. Si la fièvre intermittente est d'une intensité modérée et surtout si le frisson a été court et peu prononcé, la chaleur pyrétique ne s'élève guère au-dessus de sa mesure normale, et à peine est-elle rétablie, que la moiteur qui se manifeste sur les côtés du col annonce l'imminence du troisième stade. Mais pour peu que la fièvre ait d'intensité, la chaleur pyrétique continue à croître ; elle s'élève bientôt au delà du degré où elle parvient dans les pyrexies continues. Toute la peau s'injecte, les traits s'épanouissent et deviennent même quelquefois gonflés et turgides; la tête devient douloureuse surtout aux tempes et sur les yeux; « la soif persiste, la bouche et la peau restent sèches, les malades ressentent dans les membres des douleurs de courbature; ils arrivent assez souvent à un état d'agitation, d'inquiétude et d'anxiété générale. » Les nausées et les vomissements du premier stade persistent, mais ils sont moins intenses et ne sont pas aussi facilement provoqués par l'ingestion des boissons. Les urines sont rares; elles sont rouges et brûlantes.

33. L'abdomen, dans le premier stade de l'accès, était rétracté et même douloureux à la pression sur toute son étendue, comme les couches musculaires des membres et surtout celles des parois du thorax. Dans le stade de chaleur, l'abdomen se gonfle légèrement; il est souvent douloureux à la pression à l'épigastre et dans les flancs à cause de l'état de demi-météorisme où se trouve l'intestin colon. L'épigastre est souvent aussi le siége d'une ardeur et d'une douleur constrictive que la pression augmente, surtout quand les vomissements sont fréquents. Les hypochondres sont élevés; le malade y ressent souvent une douleur gravative qui remonte en arrière vers les épaules et que la pression augmente. L'on reconnaît souvent à l'exploration une tuméfaction évidente de la rate ou du foie, ou de l'un et de l'autre de ces viscères. Cette tuméfaction, quand elle n'existait pas avant l'accès, commence ordinairement dans le premier stade, s'il est très-prolongé; elle acquiert son maximum dans le stade de chaleur; elle est souvent liée à une douleur obtuse spontanée que la pression décèle ou aggrave.

34. Chez les sujets jeunes et irritables, le deuxième stade de l'accès de fièvre intermittente atteint fréquemment un haut degré d'intensité, sans que la fièvre cesse d'être régulière et même bénigne : « La respiration est accélérée, l'haleine est brûlante, les hypochondres se soulèvent avec anxiété, la face est enluminée, la bouche et la gorge sont brûlantes, toute la peau est sèche, les mouvements des yeux sont pénibles, et le contact de la lumière est douloureux. Les malades voient voltiger comme des étincelles ; ils sont dans une demi-somnolence ; à peine ferment-ils les yeux qu'ils sentent leur esprit s'égarer ; ils se réveillent subitement et s'agitent ; il en est même qui tombent tout à fait dans le délire. Ils rendent avec peine une urine rouge, écumeuse ; la soif les dévore ; ils repoussent les boissons chaudes et ne veulent que des liquides froids et acides[1]. »

35. La durée du deuxième stade de l'accès est en général en raison inverse de la durée et de l'intensité du premier ; en sorte que plus le frisson s'est établi rapidement, plus la chaleur est vive et prolongée. Cette observation générale n'a d'exception que dans les cas extrêmes. Ainsi les vieillards, les sujets cacochymes, chez qui le premier stade s'est lentement et péniblement développé, ont en général une réaction fébrile très-lente et qui s'établit incomplétement, de même que ceux chez qui le premier stade n'a consisté qu'en une simple horripilation fugace, presque sans autre accident, n'ont ordinairement qu'une fièvre chaude à peine prononcée de quelques instants, à moins cependant que la fièvre intermittente ne soit compliquée de quelque phlegmasie aiguë ou chronique profonde qui allume et entretienne la fièvre et lui imprime secondairement la marche rémittente.

36. La durée ordinaire du stade de chaleur est au moins double de celle du stade de froid. L'intensité des accidents n'a aucun rapport avec leur durée ; une fièvre chaude très-légère, à peine sensible, peut se prolonger trois, quatre et cinq heures, tandis qu'une fièvre très-intense ne durera qu'une heure et réciproquement.

Chez quelques sujets, et cette circonstance est d'une grande valeur pour motiver un heureux pronostic, la diaphorèse qui caractérise le troisième stade de l'accès commence presqu'aus-

[1] C. Strack, *Obs. med. de feb. int.*, cap. III, p. 35, in-12.

sitôt que la chaleur fébrile est devenue générale. Le deuxième et le troisième stade du paroxysme sont alors presque confondus.

37. L'imminence du troisième stade du paroxysme fébrile s'annonce par l'abaissement de la vive chaleur de la peau. Les côtés du col et les aisselles commencent à s'humecter ; le pouls devient plus large; la diastole artérielle se prolonge davantage ; elle s'opère dans son premier temps avec une progression sensible, et son deuxième temps devient de plus en plus marqué; lorsque ce phénomène est très-prononcé, le pouls est dicrote (*bis feriens*). Bientôt le front, les tempes, la poitrine, les côtés du ventre, tout le tronc et enfin les membres se couvrent d'une sueur qui répand une odeur acide ou faiblement ammoniacale.

La manifestation des sueurs coïncide souvent avec le vomissement qui alors ne donne plus issue, comme dans le premier stade du paroxysme, à une matière aqueuse plus ou moins colorée par la bile. C'est ordinairement une matière bilieuse, jaunâtre ou jaune-verdâtre qui est rejetée, quelquefois en assez grande quantité. Cet ensemble des phénomènes du troisième stade se trouve résumé dans ces paroles de Galien décrivant la fièvre tierce : « Une vapeur chaude se dégage de toute la peau et annonce la sueur ; le vomissement bilieux ou les selles bilieuses avec les urines bilieuses surviennent ; une sueur chaude et vaporeuse s'établit. Le malade est comme dans un bain, car tout son corps sue à la fois. Le pouls devient tel qu'on le trouve chez les hommes bien portants après les exercices violents ou dans le bain ; il est large, grand, fort et fréquent[1]. »

38. La quantité de sueur qui s'exhale de tout le corps des malades, dans le troisième stade de l'accès de fièvre, est variable. Quelquefois la peau n'est que légèrement humectée pendant plusieurs heures ; d'autres fois elle est véritablement arrosée de sueur ; le lit est pénétré, traversé par le produit de cette diaphorèse excessive. Senac rapporte « qu'il a vu un malade

[1] *De crisibus*, lib. II, cap. IV. *Edent. Charterio*, t. VIII, p. 412.

affecté de fièvre intermittente qui perdait une si grande quantité de sérosité par la surface de la peau, qu'il était obligé de changer de chemise deux ou trois fois par heure[1]. »

39. Les urines sont d'un jaune légèrement brun, spumeuses; elles laissent déposer un sédiment qui ressemble à de la brique pilée, tandis qu'à la surface elles sont irisées et comme huileuses. Ce caractère de l'urine suffisait à Sydenham pour reconnaître une fièvre périodique dans un accès de fièvre larvée. Van Swieten a remarqué qu'il n'est pas constant et même qu'il ne se rencontre pas ordinairement dans les fièvres tierces légitimes du printemps, il manque même souvent aux premiers accès, dans les fièvres intermittentes de l'automne, ou du moins ne se voit guère qu'après que les paroxysmes ont atteint leur plus grande intensité. Ainsi, Van Swieten a aussi soin de faire remarquer que de semblables urines se trouvent chez les scorbutiques, bien qu'ils n'aient pas de fièvre intermittente[2]. »

40. On pourrait citer d'autres maladies où le liquide sécrété par les reins présente ces caractères attribués à l'urine rendue par les fébricitants à la fin des paroxysmes. Cependant nous devons dire que nous avons l'habitude de vérifier avec soin les caractères des urines rendues dans les maladies, et que nous avons presque toujours trouvé au déclin et à la fin des accès de fièvre intermittente qui se sont répétés plusieurs fois, une urine sédimenteuse. Le plus souvent le sédiment est rougeâtre, pulvérulent et tout à fait semblable à la brique pilée; dans les autres cas il est muqueux, d'un blanc grisâtre. Quant à la pellicule grasse irisée de l'urine, nous l'avons aussi souvent remarquée, mais dans des cas si divers que nous n'en tirons aucune conséquence. Ces urines rendues au déclin du stade de chaleur soumises à l'ébullition ou à l'action de l'acide azotique sont parfois albumineuses; toutefois ce phénomène n'est pas constant;

[1] *Op. cit.*, lib. I, cap. VII, p. 38.
[2] *Comment. in aph.* 751.

il est fugace dans la plupart des cas et ne se trouve que dans l'urine rendue après le sommeil de la nuit. S'il est durable, la fièvre intermittente est chronique ou n'est que la complication d'un état morbide antérieur. Le sédiment briqueté est formé d'acide urique et la quantité d'urée contenue dans les urines est augmentée. C'est le résultat d'une plus grande activité de la sécrétion hépatique au déclin de l'accès de fièvre. Le foie est l'organe producteur de l'urée, son action sécrétoire augmente à la fin du paroxysme dialéipyrique.

41. La diaphorèse n'est pas seulement augmentée à la peau, pendant le troisième stade du paroxysme, elle l'est aussi dans les canaux bronchiques. L'haleine chaude et sèche que les malades expiraient dans le stade précédent est devenue humide, au point de mouiller les linges du malade vis-à-vis de la bouche.

42. A mesure que la diaphorèse s'établit dans le troisième stade de l'accès de fièvre, les accidents pyrétiques décroissent ; ils cessent tout à fait dès que l'excrétion sudorale est caractérisée ; le malade arrive progressivement à un état de repos souvent complété par quelques heures de sommeil. Le paroxysme est terminé : l'intermission ou la période d'apyrexie commence. Il est cependant difficile dans un grand nombre de cas de mesurer très-exactement la durée du troisième stade du paroxysme fébrile, car il arrive souvent que la sueur se prolonge pendant une grande partie de l'apyrexie, soit en diminuant progressivement, soit en présentant des alternatives de disparition et de retour. Mais en limitant la durée du troisième stade par la cessation de la fièvre, on peut dire que c'est en général une à deux heures après l'invasion de la sueur que le paroxysme est terminé dans les fièvres intermittentes d'une certaine intensité.

43. L'abondance des sueurs finales des accès va parfois en augmentant à mesure que les paroxysmes se succèdent, sans que pour cela les forces du malade se dépriment. Dans ce cas la maladie se termine souvent par une vraie crise sudorale qui dispense de toute médication. Cette terminaison critique spontanée de la fièvre intermittente n'a pas été jusqu'ici signalée; elle est cependant assez fréquente.

44. La durée et l'abondance des sueurs dans le dernier stade du paroxysme ont été considérées comme indiquant une terminaison plus complète et plus facile de l'accès, et, par conséquent, l'on a ainsi attaché à ce phénomène un pronostic favorable pour la marche ultérieure de la maladie. Ce pronostic n'est pas fondé dès qu'il s'agit de fièvres intermittentes prolongées, il n'est en effet pas rare de voir les sueurs excessives à la fin et même pendant les intervalles des accès de fièvres intermittentes peu franches et qui tendent à devenir rémittentes ou qui sont compliquées de lésions viscérales, soit simplement congestives, soit même diacritiques ou inflammatoires. Les sueurs sont même quelquefois dans ces cas si abondantes, qu'elles épuisent les malades, surtout chez les sujets déjà avancés en âge. Cette déperdition d'une grande quantité de sérum du sang par la diaphorèse contribue beaucoup à la production de la cachexie olygaimique qui se manifeste dans les fièvres intermittentes qui tendent à devenir chroniques et qu'on reconnaît souvent comme état valétudinaire habituel chez les habitants des contrées marécageuses qui ont eu des fièvres intermittentes prolongées. Cet état de cachexie est même un obstacle à la guérison de ces fièvres : « L'observation de tous les jours, dit Van Swieten, montre qu'il est très-difficile de guérir des fièvres intermittentes ceux qui ont des sueurs excessives et qu'on ne peut les guérir qu'après que les sueurs sont réprimées[1]. »

45. La durée la plus ordinaire d'un accès de fièvre intermittente est de cinq à douze heures. Mercurialis, dans une pratique de quarante ans, n'avait jamais vu d'accès de fièvre intermittente légitime se prolonger au delà de douze heures. Senac, qui rapporte cette opinion, l'adopte en faisant une dis-

[1] *Comment. in aph.* 753.

tinction entre la fièvre intermittente légitime et celle qui ne l'est pas et qui tend à devenir subintrante. Les accès de cette dernière durent, dit-il, dix-huit heures[1].

46. Cette distinction ne nous semble pas justifiée par les faits. La durée des accès de fièvre intermittente excède rarement douze heures; il arrive même que deux accès se succèdent dans cette période de temps, comme dans certaines fièvres doubles tierces. Mais on ne peut considérer comme illégitimes des fièvres intermittentes tierces, par exemple, qui présentent des accès de quinze à dix-huit heures, pendant une partie de leur durée, lorsque ces accès dans les périodes précédentes ou ultérieures de la maladie, quoique caractérisés par le même ensemble de symptômes, ont une durée beaucoup plus courte. La durée de l'accès ne modifie pas la nature de la maladie; mais elle donne la mesure de la plus ou moins grande intensité d'action de la cause pathogénique et de la plus ou moins complète et plus ou moins durable apyrexie.

47. Les auteurs, en fixant à douze heures la plus grande durée de l'accès d'une fièvre intermittente légitime, ont été entraînés par l'autorité de Galien qui appelait fièvre tierce exquisite toute fièvre intermittente tierce dont l'accès se terminait en moins de douze heures. Si la durée du paroxysme excédait douze heures, et que cependant l'intermission surpassât en longueur le paroxysme, il appelait la maladie une tierce simple, et il l'appelait tierce prolongée si la maladie excédait en longueur l'intermission[2].

48. Le stade d'intermission des fièvres périodiques, malgré l'absence des symptômes pyrétiques, au moins à un degré très-prononcé, n'est point une période de santé complète, au moins dans le plus grand nombre, sinon dans la totalité des cas. Galien l'avait déjà remarqué; il admettait même que le pouls

[1] *De recond. feb. int. nat.*, cap. VIII, p. 41.
[2] *Comment.* 2 ou 3 in lib. VI Epid.

restait modifié dans l'intervalle des accès fébriles. « Dans la fièvre éphémère, dit-il, le mouvement des artères revient à ce qu'il est chez ceux qui se portent bien dès la fin de la maladie. Il ne revient à l'état naturel dans aucune autre fièvre, quelque long que soit l'intervalle qui sépare la fin d'un accès et le commencement du suivant, comme dans les fièvres tierces et les fièvres quartes, car dans ces fièvres le signe pyrétique reste toujours après l'accès[1]. » Cette remarque de Galien qui nous montre toute l'attention qu'il apportait à l'exploration des battements artériels et par suite à l'état de la circulation dans les maladies, est rigoureusement fondée pendant la plus grande partie de la durée d'une fièvre périodique quelconque, pourvu cependant qu'on ne limite pas les conditions anomales des organes de la circulation à la seule fréquence du pouls et qu'on tienne aussi compte de la durée, de la vitesse, de la vigueur, de l'égalité des systoles et des diastoles du cœur et des artères; toutefois la fréquence augmentée du pouls persiste à un certain degré dans l'intermission d'un très-grand nombre de fièvres. « Dans toutes les fièvres d'accès, dit Grimaud, dans celles même dont les accès laissent entre eux le plus d'intervalle, le pouls est ou faible ou plus vite et présente toujours quelque altération qu'il est très-facile de saisir pour peu qu'on ait le tact exercé[2]. »

49. Il reste d'ailleurs ordinairement dans l'intermission des symptômes morbides encore assez évidents pour qu'on reconnaisse que le malade n'est pas revenu tout à fait à l'état de santé. Kurt Sprengel a surtout insisté sur cette particularité morbide: « L'accès est, dit-il, suivi d'une santé en apparence rétablie. Le malade conserve un état de langueur, dû dégoût pour la viande, une disposition aux vertiges pour la moindre cause, une sensation de pesanteur aux hypochondres, de la soif et une disposition à la sueur pour le moindre mouvement. Le

[1] *Liber 1 meth. ad Glaucon.*, cap. II, p. 347.
[2] *Cours de fièvres*, édit. de 1815, t. II, p. 8.

pouls n'a pas repris son état normal; il reste plus dur et plus vite; l'urine conserve une teinte rouge, elle est écumeuse et donne un sédiment briqueté[1]. » Tous les bons praticiens sont d'accord sur ces faits. Senac, insistant sur leur importance, distinguait dans la période d'intermission des fièvres, les phénomènes morbides qui se lient encore à l'accès qui vient de finir et ceux qui se montrent souvent aux approches de l'accès suivant et comme prodromes de cet accès, tels que l'inquiétude dans les membres, le sommeil troublé, le sentiment de malaise.

50. Les accès fébriles et leurs intervalles alternent régulièrement et suivant une mesure de temps déterminée qui constitue le type de la fièvre intermittente. Dans la plupart des cas, le paroxysme revient deux fois en trois jours, le premier et le troisième; ou bien, quoique plus rarement, en quatre jours, le premier et le quatrième et bien plus rarement encore en cinq jours. Dans le premier cas, la fièvre est tierce; elle est quarte dans le second et quintane dans le troisième.

Stahl n'admettait que les deux premiers types. Il arrivait même à rapporter, dans tous les cas, l'intermission des accidents pyrétiques au type ternaire et à faire de ce type le mode essentiel de succession des accidents de toutes les pyrexies[2]. On rattache encore assez généralement aujourd'hui aux fièvres intermittentes le type quotidien ou binaire, où les paroxysmes fébriles se renouvellent tous les jours. L'existence et la nature de ces fièvres quotidiennes méritent cependant d'être l'objet de quelques remarques qui trouveront place après que nous aurons indiqué les autres types des fièvres intermittentes. Un grand nombre, en effet, de fièvres intermittentes quotidiennes ne sont, en réalité, que des fièvres doubles tierces et un plus grand nombre encore sont des fièvres symptomatiques qui n'ont de commun avec les intermittentes qu'une apparence décevante.

[1] Kurt. Sprengel, *Inst. med. Path. specialis*, vol. I, cap. II, § 17, p. 30.
[2] *De tertiana, febris genium universum manifestante.* Halæ Magd. 1715.

51. D'autres types ont encore été attribués aux fièvres intermittentes : tels sont le type quinquennaire, sexenaire, septenaire, octanaire, etc.

Le type quinquennaire où la fièvre se reproduit tous les cinq jours avec une intermission de trois jours est rare. Hippocrate l'a indiqué [1], Galien l'a rencontré une fois [2], mais mal caractérisé. Tulpius en a rapporté un exemple [3]. Van Swieten a vu une fièvre quarte devenir quintane et cesser ensuite spontanément après le quatrième accès [4]. Frank a aussi rencontré la fièvre quintane [5]; Stoll [6], Quarin [7] en ont rapporté des exemples. Nous en avons aussi vu deux cas où nous avons bien constaté qu'il n'y avait, dans la période d'apyrexie, aucune apparence de paroxisme imparfait dont le caractère presque latent eût pu faire paraître quintane une fièvre tierce doublée (**19**).

52. Hippocrate parle de fièvres dont les paroxysmes reviennent tous les six, sept, huit, neuf jours, etc., et même à de plus longs intervalles. Boerhaave a vu une fièvre dont les accès revenaient tous les sept jours; Strack rapporte une observation sur une fièvre dont les intermissions duraient huit jours : nous respectons l'autorité de ces hommes éminents, nous sommes néanmoins porté à croire, comme le présumait déjà Galien, que ces fièvres à longues intermissions sont des fièvres à type ternaire ou quaternaire dont un accès intermédiaire n'a pas été reconnu ou même a manqué, comme cela n'est pas très-rare dans les fièvres intermittentes chroniques, ou dans les fièvres périodiques prolongées qui sont à leur déclin.

53. Quelle que soit l'opinion qu'on se forme de ces fièvres à longues intermissions, il faut toujours reconnaître qu'elles

[1] *Epid.*, lib. I, sect. III, tex. 2.
[2] *Comment.* 5 in lib. I Epid.
[3] *Obs.* 5, cap. IV.
[4] *Comment. in aph.* 746.
[5] *Epit. de curandis hom. morb.*, t. I, § 26.
[6] *Rat. med.*, t. III, p. 75.
[7] *Meth. med. feb. vind.* In-8°, p. 5.

sont si rares et même, d'après les exemples que les auteurs en ont recueillis, qu'elles ont une telle identité de causes, d'accidents, de nature, etc., avec les fièvres intermittentes les plus fréquentes qu'il est peu important de s'y arrêter autrement que pour indiquer l'éventualité de leur manifestation au moins apparente.

54. Les divers types réguliers que nous venons d'indiquer sont si inséparables du principe essentiel des fièvres, qu'on les retrouve toujours dans les variations d'intensité du mal qui modifient la durée ou la fréquence du paroxysme. On en peut juger par la forme des types mixtes qui apparaissent en ces cas.

Si la fièvre intermittente quotidienne légitime est rare, la fièvre double quotidienne l'est plus encore. Nous ne l'avons jamais vue. Lauter en a rapporté un exemple [1]. P. Frank ne l'a vue qu'une fois : « elle se caractérisait par deux paroxysmes d'une égalité assez parfaite et qui revenaient le même jour [2]. »

La double tierce est tellement commune qu'il n'est pas de médecin praticien qui ne l'ait rencontrée; ses paroxysmes reviennent tous les jours; mais chaque accès correspond à l'accès du surlendemain, soit par l'heure de son invasion, soit pour sa durée, soit par des symptômes spéciaux.

La double quarte se caractérise par la succession de deux accès qui surviennent l'un le premier et l'autre le deuxième jour; le troisième jour, il n'y a pas d'accès; le quatrième jour, le malade a un accès qui correspond à celui du premier jour et le cinquième jour un accès qui correspond à celui du deuxième jour. Cette fièvre est rare cependant. P. Frank [3] l'a observée plusieurs fois; Baumes l'a aussi rencontrée [4].

La tierce doublée qui se caractérise par la manifestation

[1] *Hist. med. bienn. morb.*, p. 7.
[2] *Epit. de curandis hom. morbis*, t. I, p. 45, § 26.
[3] *Loc. cit.*, § 26.
[4] *Traité des fièv. rémitt.*, p. 137, t. I.

régulière de deux accès tous les deux jours a été décrite par plusieurs médecins. Les deux accès peuvent être séparés par une intermission apyrétique; le plus souvent le deuxième accès anticipe sur le premier. Nous avons vu des fièvres tierces dans lesquelles le stade de chaleur du paroxysme était interrompu par un frisson qui constituait comme le redoublement du deuxième stade. Ce frisson n'a ordinairement ni l'intensité, ni la durée du frisson initial du paroxysme. Nous avons aussi vu le stade de sueur interrompu brusquement par le frisson initial d'un deuxième accès. Lorsqu'il y a une intermission apyrétique entre ces deux accès, on peut alors considérer la fièvre intermittente comme une tierce doublée; c'est la forme la plus rare des fièvres doubles tierces. C'est d'ordinaire une fièvre symptomatique. P. Frank l'a rencontrée comme une variété de fièvre hectique. Mais une pareille maladie ne pourrait être confondue avec la fièvre intermittente légitime. Elle n'est que le symptôme pyrétique d'une affection organique continue.

La manifestation de la fièvre tierce triplée, quarte doublée et quarte triplée nous semble très-contestable. On peut supposer que les auteurs qui l'ont décrite se sont laissé aller à créer *à priori* ces formes de fièvres intermittentes. Galien dit cependant qu'il a vu une tierce triplée, c'est-à-dire une fièvre qui avait deux accès un jour et un le lendemain [1]. Cette fièvre ne serait en réalité qu'une complication de la double tierce avec la tierce simple.

55. La manifestation du paroxysme fébrile dans les différents types n'arrive pas toujours à la même heure aux jours indiqués. Assez souvent chaque accès anticipe ou retarde d'un certain temps sur l'heure d'invasion de l'accès précédent. Ce retard ou cette anticipation de l'invasion de chaque paroxysme n'en est pas moins régulier comme le retour du paroxysme lui-même. Cette succession particulière des retours des accès se

[1] *De crisib.* l. I, cap. III. *Chart.*, t. VIII, p. 378.

manifeste quelquefois comme forme constante de toutes les fièvres intermittentes de certaines épidémies. C'est ainsi que Sydenham a vu toutes les fièvres intermittentes d'un automne présenter à chaque accès une anticipation régulière. Cette circonstance ne paraît alors modifier en rien les accidents fébriles. Galien l'a fait remarquer en disant que cette anticipation des accès, quand elle est régulière, n'indique pas que la maladie soit plus grave. Il n'en est pas de même si la fièvre intermittente manifeste ses accès par anticipation avec des accidents pyrétiques de plus en plus intenses ou plus larges à mesure qu'elle se prolonge, la maladie tend alors à devenir subcontinue ou rémittente. Cette marche de la maladie est surtout évidente quand l'anticipation des accès successifs se prononce de plus en plus à chaque retour des accès par la durée décroissante de l'intermission. Elle est plus évidente encore si les accès deviennent de plus en plus longs à mesure qu'ils se succèdent.

56. La divergence des opinions sur l'existence et la nature des fièvres quotidiennes exige une discussion. La réalité du type quotidien, comme appartenant aux fièvres périodiques légitimes, a été révoquée en doute par des hommes d'une grande autorité. Hippocrate, dans les livres dont il est reconnu l'auteur, ne mentionne pas de fièvres à type binaire. Galien a décrit la fièvre quotidienne de manière à montrer qu'il confondait avec une fièvre périodique la fièvre continue exacerbante qui se manifeste comme symptôme de certaines lésions viscérales profondes [1]. La description que Celse a donnée de cette maladie prouve aussi qu'il confondait les pyrexies symptomatiques à exacerbation quotidienne et les vraies doubles tierces [2]. Mercurialis, qui reconnaissait cette confusion dans les écrits des anciens, rejetait l'existence de la fièvre quotidienne comme fièvre

[1] *Meth. med. ad Glaucon,* lib. I, cap. VII.
[2] Lib. III, cap. III, édit. Basil., 1748, in-8°, p. 116.

intermittente légitime; en quarante années d'une pratique médicale étendue, il n'avait jamais vu de fièvre quotidienne [1]. Rivière regardait la fièvre quotidienne comme si rare qu'elle ne se présente pas une fois sur six cents cas de fièvre intermittente; et encore ne peut-on douter, d'après la description qu'il en a donnée, qu'il n'ait confondu avec la fièvre intermittente la fièvre continue à exacerbations journalières [2]. Fernel a signalé l'extrême rareté de la fièvre quotidienne et la confusion qui a été souvent faite de cette fièvre avec la double tierce ou la triple quarte. Senac nie formellement l'existence de la fièvre quotidienne comme fièvre intermittente légitime. L'opinion de ces auteurs a d'autant plus de poids qu'ils l'ont exposée de manière à témoigner du soin qu'ils avaient de distinguer les vraies fièvres périodiques des fièvres exacerbantes symptomatiques.

57. Il est cependant impossible de méconnaître que de vraies fièvres intermittentes légitimes se montrent quelquefois sous le type quotidien avec une telle similitude dans toutes les circonstances des accès successifs, qu'on ne peut les confondre avec les accès des fièvres doubles tierces ou continues exacerbantes. P. Frank qui reconnaît aussi « qu'un grand nombre de quotidiennes ne se rapportent pas à la famille des intermittentes, en a cependant rencontré dont la nature n'était pas douteuse et dont les paroxysmes, semblables tous les jours, n'offraient point le caractère de le double tierce [3]. » Strack, Pinel, Baumes admettent aussi l'existence de ces fièvres.

58. Nous n'avons jamais rencontré de véritable fièvre intermittente quotidienne légitime, développée sous l'influence des causes ordinaires des fièvres intermittentes. Nous n'avons jamais vu, et nous n'avons pu trouver dans les auteurs dignes de foi, d'exemple d'une fièvre intermittente à paroxysmes

[1] *Med. pract.*, lib. II. In-folio, 1602, p. 428.
[2] *Praxeos med.* lib. XVII, sect. II, cap. IV.
[3] *Epit. de curandis hom. morb.*, ord. 1, § 26.

quotidiens bien évidents qui ait été le résultat de la transformation d'une fièvre tierce ou quarte, ou qui se soit, plus tard, transformée en une fièvre de cette espèce. Dans les cas de fièvres intermittentes véritablement quotidiennes qui se sont présentés à nous, nous avons vu ces fièvres marcher sans changer de type et sans manifester de symptômes qui établissent avec les fièvres tierces et quartes d'autre analogie que la périodicité des accès. Nous avons presque toujours vu ces fièvres précédées, accompagnées et suivies des symptômes d'un état morbide continu aigu ou chronique, au point que nous avons été amené à ne voir dans cette maladie qu'une fièvre symptomatique d'une affection morbide continue qui n'a rien de commun avec la fièvre intermittente légitime. Nous admettons donc que la fièvre quotidienne ne se montre qu'accidentellement et comme maladie à part dans les épidémies de fièvres périodiques, et qu'elle n'est même, encore dans ce cas, qu'une fièvre symptomatique d'un état morbide inflammatoire ou diacritique des viscères thoraciques ou abdominaux, influencé dans le développement de ses symptômes par une cause épidémique accessoire. La plupart des fièvres qui paraissent quotidiennes dans ces épidémies sont de vraies doubles tierces ou des maladies continues à exacerbation fébrile symptomatique, qui peuvent, à la vérité, être l'effet de fièvres véritablement intermittentes elles-mêmes, mais qui sont bien plus souvent dues à des lésions viscérales primitives, comme des suppurations profondes, des tubercules, etc.

59. Les considérations qui précèdent nous conduisent à séparer les fièvres intermittentes quotidiennes des autres fièvres périodiques. Elles ne se voient que comme des cas exceptionnels tout à fait sporadiques. Baumes a déterminé avec justesse, au moins pour la plupart des cas, les particularités seméiologiques et étiologiques qui leur sont propres. « Les fièvres quotidiennes, dit-il, attaquent de préférence les enfants, les femmes, les sujets qui ont la fibre molle et le tempérament lymphatique. Elles règnent le plus souvent à la fin de l'hiver, durant les temps pluvieux et les saisons froides, mais humides. Les accès ne débutent point avec fougue, ne marchent pas avec tumulte, et ne se terminent pas nettement. Une faible horripilation ou un froid d'abord partiel occupe les extrémités, comme le bout des doigts et celui du nez, et se répandant ensuite, tantôt inégalement, tantôt imparfaitement, sur le corps, en forment le premier temps. Dans le second temps, c'est une chaleur dont l'obscure âcreté n'est sensible qu'après une assez longue application de la main sur la peau, qui paraît souvent halitueuse ou presque douce au toucher. Dans le troisième temps, au lieu de sueurs, ce sont ordinairement des déjections muqueuses ou chargées de glaires, etc.[1] »

60. Au mois de mars 1834, une demoiselle de vingt-deux ans, blonde, à peau lisse et à couleurs vermeilles, avait depuis deux ou trois jours de la courbature, un sentiment général de faiblesse et de l'anorexie. Un furoncle s'était développé à l'aisselle droite. Sur les huit heures du soir, cette jeune fille fut prise d'un malaise général avec froid des extrémités et sentiment de défaillance. Bientôt elle éprouva quelques nausées, et même un vomissement de mucosités. Après une demi-heure d'horripilation, la fièvre chaude s'établit, et persista toute la nuit. Vers le matin, il y eut une sueur peu marquée et une selle diarrhéique muqueuse. La fièvre était modérée, la peau à peine plus chaude que dans l'état sain, la langue légèrement saburrale. La malade se plaignait surtout d'une grande courbature générale. Au milieu du jour, l'apyrexie était complète. Le soir, à la même heure que la veille, le frisson reparut et s'accompagna de légers spasmes cloniques des membres. Il en arriva de même le lendemain. Le cinquième jour, la langue était devenue chaque jour plus saburrale; la muqueuse pharyngienne était injectée, et les amygdales gonflées; l'inges-

[1] *Traité de fièv. rémittentes*, t. I, p. 105.

tion des boissons était suivie de pesanteurs à l'estomac et d'envies de vomir; le furoncle axillaire droit avait pris un accroissement et s'était converti en un petit anthrax; lorsque la malade s'asseyait sur son lit, elle était menacée de défaillance. Nous prescrivîmes de provoquer des évacuations par le tartre stibié. Il en résulta cinq ou six vomissements et deux selles liquides. Le soir, le paroxysme arriva comme d'ordinaire. Le frisson fut moins prononcé; la chaleur fébrile plus modérée. Une sueur abondante survint au déclin de la nuit; nous ne trouvâmes plus de fièvre le sixième jour au matin. La douleur et la chaleur de la gorge avaient diminué : l'accès revint le soir à l'heure ordinaire et continua à se reproduire ainsi tous les jours. Le stade de froid était assez vif, surtout aux pieds, et se prolongeait pendant environ une heure, la fièvre était modérée, accompagnée d'une céphalalgie gravative. La malade éprouvait une agitation générale qui durait encore une heure et demie après la fin du froid aux pieds. Lorsque cette agitation décroissait, la peau devenait moite, et la malade s'endormait jusqu'au lendemain; il ne restait dans l'intermission d'autres accidents qu'une courbature générale, une pâleur et une tristesse qui n'étaient point habituelles à la malade. Elle avait de l'anorexie. Une infusion de germandrée fut administrée sans résultat pendant quelques jours. L'anorexie ayant ensuite augmenté, et les symptômes de l'état saburral se reproduisant, nous prescrivîmes, pendant trois jours de suite, du sulfate de soude comme purgatif, qui provoqua chaque jour des évacuations muqueuses. Les paroxysmes cessèrent le douzième jour et ne se reproduisirent plus. La convalescence fut favorisée par l'usage d'une infusion de petite centaurée; l'appétit et les forces se réparèrent complétement.

A bien apprécier les phénomènes de cette fièvre quotidienne, on voit qu'elle a plutôt présenté les caractères d'une fièvre dyspeptique nidoreuse, que ceux d'une vraie fièvre intermittente.

61. Si l'on ne rencontre que rarement des fièvres quotidiennes présentant une marche et des paroxysmes aussi tranchés, et paraissant aussi complétement indépendants de toute phlegmasie viscérale, on voit assez souvent, surtout pendant les épidémies de fièvres intermittentes, des maladies caractérisées par des accidents de phlegmasie profonde, aiguë ou chronique, et bien plus fréquemment encore des affections saburrales très-évidentes, qui ont des exacerbations quotidiennes avec frisson, chaleur et sueur. L'on ne reconnaît sans doute pas dans ces cas tous les caractères d'une fièvre périodique, puisque le point de départ des accidents pyrétiques est évident, et que la lésion locale profonde reste manifeste, même dans l'intervalle des paroxysmes, et les précède toujours, on n'en est pas moins forcé de reconnaître qu'il ne s'agit plus là d'une simple fièvre symptomatique exacerbante, mais bien d'une fièvre symptomatique qui participe de la nature des fièvres intermittentes. Cette remarque devient d'un grand poids lorsqu'on voit régner en même temps des fièvres rémittentes très-graves dans lesquelles on distingue à la fois des paroxysmes très-intenses à type ternaire, et des paroxysmes quotidiens plus modérés, et les signes évidents d'un état saburral grave, ordinairement joints à ceux d'une phlegmasie gastro-intestinale ou pulmonaire.

62. Ces considérations rendent d'une grande importance l'histoire de la fièvre intermittente quotidienne considérée à part, fût-elle même liée à une lésion viscérale phlegmasique ou diacritique profonde. Nous ne pouvons la tracer plus clairement qu'en donnant l'analyse de ce qu'a écrit sur cette maladie F. Hoffmann, celui de tous les praticiens qui nous semble avoir le mieux compris les éléments propres de cette maladie, qu'il avait eu d'ailleurs beaucoup d'occasions d'étudier après les vives chaleurs des étés de 1727 et 1728, où elle régna épidémiquement en même temps que des diarrhées, des dysenteries et aussi des fièvres intermittentes de divers autres types[1]. « C'est ordinairement le matin que débute cette fièvre, vers quatre ou cinq heures, par le froid, avec horripilation, mais sans tremblement. Le malade a en même temps de la cardialgie, des nausées et de la tension dans le ventre. Quelques-uns ont de la douleur de tête, d'autres des défaillances; plusieurs ont des vomissements ou des évacuations alvines, ou l'un et l'autre de ces accidents. La chaleur se manifeste ensuite; elle est plutôt lente que mordicante. La soif est peu intense; le pouls, irrégulier et faible dans le premier stade, devient plus fréquent; l'urine n'est point ardente, elle est crue et trouble, de couleur citrine. Beaucoup ont une propension invincible au sommeil. Enfin le paroxysme se termine, au bout de dix heures et même plus, par une sueur peu abondante. Le malade reste accablé et lourd jusqu'au paroxysme suivant, qui revient le lendemain à la même heure. »

63. Hoffmann distingue cette fièvre périodique des fièvres quotidiennes irrégulières qui reviennent à des heures indéterminées; il la distingue des fièvres continues exacerbantes qui n'ont de quotidien que le frisson, tandis que la chaleur, la fréquence du pouls et parfois les sueurs colliquatives durent tout le reste du temps. Il la distingue des fièvres catarrhales, dans lesquelles l'affection des membranes muqueuses est évidente. Il dit enfin qu'il ne faut pas la confondre avec les autres fièvres intermittentes. Enfin, ce qui assigne à cette maladie un caractère spécial, d'après Hoffmann, c'est la prédominance des symptômes de saburres gastro-intestinales : « Les premières voies, l'estomac, le duodénum et le jejunum sont le siége où se dépose la matière altérée de la maladie.... et il est bien des raisons pour démontrer que dans la fièvre quotidienne, les premières voies sont engouées de sucs visqueux, corrompus, acido-bilieux; de là proviennent les éructations, les nausées, l'inappétence, la tension épigastrique, la constriction du pré-

[1] *Med. rat. systema*, t. IV, cap. III, p. 33. Éd. de Genève, 1761.

cœur et de la base de la poitrine, et quelquefois une douleur tensive, pungitive et mordicante qui s'étend jusque dans le dos. Le malade a par suite à la bouche une saveur tantôt amère, tantôt fade et nauséeuse, tantôt nidoreuse; enfin la fièvre se juge souvent spontanément par de fréquentes déjections alvines. »

64. Les causes antécédentes et occasionnelles de cette fièvre fournissent elles-mêmes des indications sur sa nature, puisqu'elles ont toutes pour effet de troubler les sécrétions intra-intestinales. Ainsi « cette maladie attaque plus spécialement les hommes oisifs, qui vivent d'une manière irrégulière et avec des aliments de mauvaise qualité, qui font des excès de boisson, qui s'abandonnent aux chagrins et aux affections tristes, et chez qui les fonctions digestives sont affaiblies à cause de maladies ou de pertes de sang antécédentes. Le plus fréquemment cette maladie se déclare en hiver ou sous le ciel brumeux et orageux de l'automne. Elle affecte de préférence les vieillards et les enfants, les femmes plus que les hommes, et les sujets pituiteux, phlegmatiques et sanguins plutôt que les bilieux et les mélancoliques. »

65. « La fièvre quotidienne est moins dangereuse lorsque ses intermissions sont complètes. Mais celle qui tend à devenir continue et dans laquelle après le paroxysme on voit persister la langueur des forces, la faiblesse et la fréquence du pouls en même temps qu'il survient des sueurs abondantes, si elle se prolonge pendant plusieurs mois, épuise les forces et fait souvent périr le malade. » C'est à cette fièvre ainsi prolongée que se rattache la dégénérescence signalée par Hoffmann de la fièvre quotidienne en une véritable fièvre secondaire de la nature des fièvres hectiques, dégénérescence qui ne se montre pas, au moins de cette manière, dans les autres fièvres intermittentes, et qui prouve seule que dans les fièvres quotidiennes les lésions viscérales, qui peuvent d'abord n'être qu'un élément important de la maladie, finissent facilement par devenir plus graves au point de constituer enfin la maladie et le point de départ de tous les accidents.

66. Les observations d'Hoffmann sur les phénomènes que présente la maladie, confirment encore les remarques que nous venons de présenter : « Lorsqu'il se manifeste dans le début de l'accès des vomissements ou des selles bilieuses et pituiteuses, il faut en déduire un heureux présage. La sueur facile au déclin des accès et les urines abondantes et sédimenteuses après les paroxysmes, diminuent l'intensité des accès et annoncent l'heureuse terminaison de la maladie. Lorsqu'au contraire il ne survient aucune excrétion, la fièvre a une plus longue durée, et enfin les viscères s'affectent et les cachexies, les fièvres lentes et hectiques, la phthisie, chez ceux qui sont disposés à cette maladie, succèdent. Les mêmes résultats arrivent très-facilement si l'on a recours sans précaution aux fébrifuges, aux astringents et aux alexipharmaques. »

67. F. Hoffmann a rapporté plusieurs observations cliniques sur les fièvres quotidiennes. Dans ces faits, comme dans tous ceux que nous lisons dans les auteurs, comme dans celui même que nous avons rapporté (**60**) on reconnaît que les troubles des fonctions digestives prédominent et constituent le caractère principal, l'élément le plus important de la maladie. Nous retrouverons cet élément dans les autres fièvres intermittentes et principalement dans les fièvres tierces et quartes épidémiques d'automne, mais nous ne le retrouverons plus avec la même importance. Il se présentera le plus souvent plutôt comme l'effet ou la complication de la fièvre intermittente, que comme son élément constituant principal.

68. S'il nous était permis de rectifier par nos propres observations cliniques l'opinion d'Hoffmann qui rapporte la forme quotidienne de la fièvre presque exclusivement à la fièvre saburrale, nous dirions que les fièvres catarrhales ont souvent aussi le type quotidien et pourraient simuler des fièvres intermittentes idiopathiques, si l'on ne tenait pas compte des phlogoses gutturales ou bronchiques ou même broncho-pneumoniques qui se manifestent simultanément avec les paroxysmes fébriles, sous l'influence des causes épidémiques qui multiplient les exemples de ces fièvres aux époques de transition des saisons et par l'effet des brusques variations atmosphériques.

69. Galien a assigné des symptômes spéciaux aux fièvres intermittentes de différents types. « Celui-là, disait-il, n'est pas médecin, qui ne sait pas, dès le premier jour, distinguer une fièvre tierce d'une fièvre quarte[1]. » La fièvre tierce, suivant lui, débute toujours par un frisson avec tremblement ; tandis que dans la fièvre quarte, l'accès ne commence le plus souvent que par un simple refroidissement. S'il y a tremblement, il est accompagné de douleurs contusives dans les os qui ne se rencontrent que dans la fièvre tierce. Dans l'accès de fièvre à type ternaire, le pouls est moins fréquent que dans les paroxysmes de fièvre quarte, où il est inégal, irrégulier. La chaleur n'est ni mordicante, ni lancinante dans les fièvres quartes, comme dans les fièvres tierces. Les urines sont crues au début et, à mesure que la maladie avance, elles deviennent d'une couleur foncée et donnent ensuite une hypostase plus épaisse, blanche et non briquetée[2].

70. Tous ces signes assignés par Galien aux diverses fièvres périodiques généralement admis sur son autorité, surtout par les médecins arabes, sont plutôt déduits des doctrines humorales que de l'observation clinique. Strack en a fait la remarque. Galien rapportait la fièvre tierce à l'exubérance de la bile et la fièvre quarte à l'atrabile. Les phénomènes séméiologiques qu'il décrit, sont ceux qu'il rattache à ces cacochymies spéciales. Les différences réelles que présentent les fièvres intermittentes de types divers, que tous les auteurs ont signalées, proviennent surtout des conditions étiologiques dans lesquelles elles se manifestent et du caractère d'acuité ou de chronicité qui

[1] *De crisibus*, lib. II, cap. IV.
[2] *Meth. med ad Glaucon.*, lib. I, cap. VII, et *De crisibus*, lib. II, cap. V.

s'ensuit. Les fièvres tierces ont dans leurs symptômes une forme aiguë et intense qui se rapporte à la vivacité d'action de leur cause procatarctique, dans les chaleurs de la fin de l'été et du commencement de l'automne. Les fièvres quartes qui apparaissent d'ordinaire à la fin de l'automne, lorsque la température est déjà froide et humide, au moins pendant une partie du jour et pendant la nuit, ont une forme chronique. Nous n'admettons cependant aussi cette observation générale qu'avec des restrictions.

Les conditions constitutionnelles particulières aux individus atteints par la maladie, apportent souvent des modifications à l'influence procatarctique de la cause sur la forme et l'intensité de ses symptômes. Chez de jeunes sujets très-irritables, on voit des fièvres quartes avec des symptômes aussi aigus que des fièvres tierces, tandis que dans des conditions contraires, des fièvres tierces se manifestent avec une sorte de langueur de leurs symptômes, ce qui donne dès le début une forme chronique à la maladie. Cette observation nous conduit à admettre que les caractères spéciaux d'une fièvre intermittente ne doivent pas se tirer, comme beaucoup d'auteurs l'ont voulu faire, des seuls phénomènes paroxystiques. La fièvre intermittente est un acte morbide qu'il faut embrasser dans son ensemble et dont il faut tracer l'histoire à ses diverses périodes, en tenant compte des phénomènes morbides continus, autant que des phénomènes paroxystiques. Considérées à ce point de vue, ces maladies se présentent sous la forme 1° de *fièvres périodiques aiguës ;* 2° de *fièvres intermittentes chroniques ;* 3° de *fièvres périodiques suraiguës* ou *subintrantes ;* 4° de *fièvres intermittentes pernicieuses ;* et 5° enfin de *fièvres intermittentes larvées.*

CHAPITRE II

DESCRIPTION DES FIÈVRES INTERMITTENTES AIGUES

71. Le caractère des fièvres intermittentes aiguës se trouve dans ce fait clinique que la maladie, quels que soient son type et l'intensité de ses accidents essentiels ou épigénétiques, tend à se terminer après avoir parcouru certaines périodes successives d'augment, d'état et de déclin par les seuls efforts de l'organisme et comme par l'élimination de la cause.

72. La fièvre intermittente aiguë par excellence est la fièvre tierce, cette fièvre que Stahl décrivait comme le type de toutes les fièvres. Après elle vient la fièvre double tierce; c'est le type principal des fièvres qui menacent de devenir subintrantes et rémittentes. La fièvre quarte est rarement aiguë et ne se montre ainsi que dans un petit nombre de cas au début de la maladie.

73. Toutes les fièvres intermittentes aiguës sont précédées de prodromes qui n'ont pas de caractère spécial. C'est un état général de malaise, d'anxiété, de faiblesse, d'inappétence au travail, une douleur céphalalgique obtuse, de l'inertie des mouvements, de l'anorexie, des symptômes de dyspepsie nidoreuse, etc., etc. Ces prodromes sont le plus souvent éphémères et ne diffèrent guère de ceux des fièvres synoques simples. Quelquefois cependant ils se produisent dès leur apparition avec le caractère intermittent, soit par des recrudescences, soit par des frissons périodiques.

74. La fièvre intermittente aiguë, abandonnée à elle-même, parcourt toujours trois périodes successives, ordinairement sans épiphénomènes, ni apparence de complications : 1° période d'invasion et de développement ; 2° période d'état ; 3° période de terminaison.

75. La première période débute et se développe avec rapidité sans présenter d'abord les caractères de la fièvre périodique, ou se montre immédiatement avec les symptômes intermittents. Dans le premier cas, l'invasion est subite et se manifeste par un frisson peu marqué. Immédiatement après, la fréquence du pouls et la chaleur fébrile surviennent avec une vive intensité comme dans la fièvre synoque intense. L'état pyrétique persiste ainsi pendant un, deux et même trois jours, chaque jour avec des exacerbations irrégulières, ordinairement marquées par un frisson le plus souvent fugace qui succède parfois à une rémission indiquée elle-même par de la sueur ou seulement par de la moiteur. Ces exacerbations sont souvent soumises au type double ternaire. A cet état fébrile se joignent, à des degrés variables, des désordres des fonctions digestives, des sécrétions hépatiques, des sécrétions des reins et même parfois de la muqueuse pharyngo-bronchique.

76. Dans cette première période des fièvres intermittentes, les désordres de certaines fonctions ne sont pas toujours en rapport avec l'état pyrétique. Produits souvent par des causes accessoires auxquelles le malade se trouve soumis, seul ou avec les populations dont il fait partie, ces épiphénomènes peuvent devenir des complications qui modifient la maladie elle-même. C'est ainsi que l'on voit souvent dans les épidémies d'automne, où les lésions diacritiques gastro-intestinales sont si fréquentes, la fièvre intermittente compliquée par ces états morbides. L'intensité dominante de ces lésions épigénétiques suffit pour imprimer à la maladie un caractère qu'elle n'a pas d'ordinaire à d'autres époques de l'année. Ainsi se trouve justifiée la distinction des fièvres intermittentes en fièvres de printemps et fièvres d'automne, distinction due surtout à Sydenham et admise généralement depuis lui.

77. Les complications que nous venons de décrire comme appartenant plus spécialement aux fièvres automnales, apparaissent dès le debut de la maladie et rendent même le diagnostic incertain. « Il n'est pas facile, a dit Sydenham, dans la première période des fièvres intermittentes épidémiques, et surtout pour celles qui surviennent en automne, de bien distinguer le type; car ces fièvres commencent par être continues, et, avec toute l'attention qu'on y peut apporter, on ne trouve que des rémissions, qui cependant deviennent peu à peu de complètes intermissions qui caractérisent enfin le type régulier des fièvres régnantes[1]. »

78. Si la maladie débute immédiatement avec ses caractères de fièvre intermittente, elle ne présente encore que rarement, dès les premiers accès, tous les symptômes qui caractériseront son développement achevé. Les premiers paroxysmes se manifestent tantôt avec une extrême intensité et se succèdent à de plus courts intervalles, et parfois même sont subintrants; tantôt, au contraire, les accès initiaux sont plus légers, moins longs, et même se succèdent à des intervalles plus écartés qu'après le développement ultime de la maladie. Ainsi, dans ce dernier cas, après des prodromes de quelques jours, le malade est pris d'un frisson peu intense, suivi de chaleur modérée et de moiteur ou de sueur légère. Ce paroxysme, qui dure à peine quelques heures, laisse dans l'intermission un état de malaise et d'aggravation des symptômes précurseurs qui l'ont précédé. Un nouvel accès se manifeste bientôt ; il est plus intense que le précédent, et après lui l'état de maladie est encore aggravé. Ce n'est ainsi qu'après trois, quatre, cinq accès, qui même parfois ne se renouvellent pas périodiquement, au moins d'une manière régulière, que la maladie est tout à fait développée. Ce qui ca-

[1] *Op. med.* t. I, cap. v. Edit. Genevæ, 1769.

ractérise surtout la première période de la fièvre intermittente, lorsqu'elle a ce mode de développement, c'est la manifestation progressive, croissante à chaque accès, des phénomènes de la maladie, et la délimitation aussi de plus en plus évidente des stades paroxystiques. Cette marche de la fièvre à son début appartient particulièrement aux fièvres de printemps. Il ne faut pas lui attacher un caractère de bénignité trop absolu, car il n'est pas rare de voir des fièvres sur-aiguës pernicieuses se manifester ainsi.

79. Le développement rapide de la maladie appartient aux formes graves des fièvres intermittentes. Dans ce cas, les prodromes sont légers et mal dessinés ; quelquefois même ils sont nuls. La fièvre débute alors subitement, avec intensité, par un frisson des plus violents, souvent accompagné d'une oppression suffocante qui s'affaiblit à l'invasion de la chaleur pyrétique du second stade, ordinairement alors plus prolongé et cependant souvent moins violent qu'il ne le deviendra dans le cours de la maladie. Quant au troisième stade, il est rare, dans ce cas, qu'il soit très-marqué ; souvent même il n'est qu'indiqué par une diaphorèse, qui s'établit difficilement et qui se prolonge pendant un temps plus ou moins long, quelquefois même jusqu'à l'invasion d'un nouveau paroxysme. L'intervalle des paroxysmes dans la première période de la maladie est le plus souvent moins long qu'il ne le sera lorsque le développement de la maladie sera complet. Souvent même cet intervalle est abrégé par un accès intercalaire qui double le type de la fièvre. C'est ainsi que la fièvre qui sera tierce peut être double tierce dans sa première période. Vers le troisième ou quatrième accès, la fièvre intermittente est mieux caractérisée ; à mesure qu'elle se prolonge, les paroxysmes deviennent plus prononcés, leurs deuxième et troisième stades plus évidents et mieux circonscrits, et enfin leurs intervalles apyrétiques plus ranchés.

80. La période d'état des fièvres intermittentes se caractérise par la succession régulière et alternative des paroxysmes et des intervalles apyrétiques; la maladie manifeste alors tous les symptômes qui la constituent suivant les sujets malades, suivant la nature des causes morbigènes et selon l'épidémie régnante, et suivant aussi que la maladie tend à une terminaison facile, ou qu'elle menace de passer à l'état chronique, ou enfin à devenir rémittente ou subintrante ou à se convertir en une autre maladie pyrétique.

81. Lorsque la fièvre intermittente est abandonnée à elle-même et que le malade est soustrait à l'influence des causes qui ont produit la maladie ou qui peuvent l'entretenir ou même l'aggraver, la période d'état est à peine établie que les efforts curatifs de l'organisme deviennent évidents et souvent efficaces; les paroxysmes se circonscrivent chaque jour davantage par la cessation plus complète des accidents à la fin du dernier stade, par la limitation aussi de plus en plus tranchée des stades paroxystiques, et surtout de la sueur et de la chaleur qui la précède et l'accompagne. Il est rare qu'au bout de deux ou trois accès s'il s'agit d'une fièvre tierce, et de cinq ou six accès si l'on a affaire à une fièvre quarte, l'on ne voie pas se manifester à la fin des accès un flux d'urines hypostatiques abondant. Dans ces cas heureux, l'anorexie qui persistait pendant les intermissions, ainsi que l'amertume de la bouche, la céphalalgie, la courbature excessive, cessent avec la sueur, souvent après qu'il s'est manifesté des selles diarrhéiques. Dans quelques cas aussi, lorsque surtout l'accès s'accompagnait d'une vive céphalalgie, de pesanteur de tête, il se manifeste soit des hémorrhagies nasales, soit un flux hémorrhoïdal; la maladie, dès ce moment, prend une marche décroissante qui ne permet pas de douter que les flux qui se sont établis spontanément n'aient eu un véritable caractère critique.

82. Le type des fièvres intermittentes se modifie souvent dans la période d'état, surtout si le malade n'est plus soumis aux causes de la maladie. Si la fièvre est double tierce, l'accès intermédiaire, le petit accès, diminue d'abord de longueur; il est rare qu'il ne cesse pas ou au moins qu'il ne soit pas réduit à un malaise, avec un vestige de frisson annonçant sa présence, dès le quatrième ou cinquième jour. Pendant que le petit accès diminue ainsi, ou même s'efface, le grand accès conserve ordinairement sa forme normale et même ne s'atténue pas; mais bientôt le type double ternaire est devenu simple; l'intermission, alors plus longue, place le malade dans un état plus rapproché de la santé.

83. Nous avons plusieurs fois porté notre attention sur les excrétions qui s'établissent dans ces fièvres, et auxquelles les anciens attachaient une si grande importance. Jamais les urines ne fournissent de sédiment briqueté, tant que, soit par suite de la présence d'un accès intermédiaire, soit par la prolongation insolite des accès, il n'y a pas au moins vingt-quatre heures d'intervalle de la fin d'un accès au commencement du suivant. L'accès intermédiaire se termine quelquefois par une diarrhée peu abondante et par la manifestation des urines à hypostase briquetée. L'accès en tierce est ordinairement alors très-raccourci, et presque toujours l'anorexie et le malaise qui existaient dans l'intermission s'effacent.

84. Il n'est donc pas douteux que la manifestation de modifications dans la composition des urines, à certaines époques de la durée des fièvres intermittentes, ne puisse indiquer la marche ultérieure de la maladie, non à cause de la nature de ces urines ou des changements que leur excrétion peut produire dans l'économie; mais parce que leur manifestation est liée à des modifications de la sécrétion rénale par suite de l'atténuation de l'état morbide. Conservons donc la doctrine des anciens comme expression fidèle des faits. Houillier l'a résumée en décrivant la fièvre tierce. « Plus violente à son début, cette maladie va en s'atténuant peu à peu. Si dès le commencement il se manifeste dans l'urine une énéorème, la maladie ne passera pas le quatrième accès. Si après le premier ou le second accès l'urine donne un sédiment blanc léger et égal, la fièvre se terminera au troisième accès. Mais si rien de semblable ne se manifeste, il faut attendre le septième accès[1]. »

85. Lorsque la fièvre intermittente est quarte, il n'est pas rare de voir le type changer vers la fin de la période d'état de la maladie, pourvu cependant que le malade se trouve éloigné des lieux où il a contracté la fièvre par l'influence des conditions du sol ou de l'atmosphère. Nous avons recueilli des notes sur six fièvres quartes automnales que nous avons abandonnées à elles-mêmes, bien que d'eux d'entre elles dépendissent d'une récidive de fièvre survenue après deux mois d'intermission. Dans quatre cas le type s'est modifié dans la période d'état, du huitième au douzième accès.

86. Si la fièvre périodique suit sa marche intermittente avec régularité et sans complication, elle arrive toujours et naturellement à la période de terminaison. Tous les auteurs depuis Hippocrate ont signalé cette heureuse issue du mal accomplie sous la seule influence d'une médication expectante. Nous ne doutons pas qu'elle n'ait servi à accréditer bien des médications le plus souvent étrangères à la guérison.

Il est rare que la fièvre tierce ait dans la période d'état moins de quatre accès et plus de neuf. Nous avons fixé ce nombre sur vingt observations prises dans Rivière, Forestus, Hoffmann et Van Swieten, et sur huit recueillies par nous-même. « La fièvre tierce légitime se juge en sept accès au plus, dit Hippocrate[2]. — Elle se juge en cinq ou en sept, ou au plus en neuf accès, disait-il, dans les Prénotions de Cos. »

La fièvre quarte semble accomplir sa période d'état en douze ou quatorze accès; au moins est-ce là le nombre moyen des accès relevé dans trente-neuf faits consignés dans les auteurs, et dans six que nous avons recueillis.

87. Dans une fièvre intermittente aiguë à sa période d'état,

[1] Hollerii *in Concis Hipp.*, p. 306.
[2] *Lib. aph.*, sect. 4, aph. 59.

dont on peut abandonner la marche à la nature, le frisson commence rapidement; il acquiert quelquefois un assez haut degré d'intensité, mais il n'a point une durée de plus d'une heure à une heure et demie. Chez les sujets d'âge moyen, il est facilement remplacé par la chaleur fébrile, dont l'invasion ne détermine pas de douleur locale vers la tête ou dans l'abdomen. La chaleur est franche et fléchit aussi facilement à mesure que la sueur s'établit, au bout de trois ou quatre heures au plus. La sueur commence au corps et devient générale; elle ne survient pas subitement en quantité excessive, comme dans les fièvres chroniques; mais elle se prolonge pendant deux ou trois heures, augmentant et diminuant de quantité par instants plus ou moins courts. Enfin, dans ces fièvres, l'intermission est assez complète pour se rapprocher de plus en plus de l'état de santé. Il n'arrive dans sa durée aucun accident qui puisse se lier à la lésion sérieuse d'un organe profond. Il n'est cependant pas rare de reconnaître, dans les cas les plus bénins, un certain degré de tuméfaction de la rate et même du foie. Le viscère tuméfié est même dans quelques cas légèrement douloureux à la pression, dans l'accès et même dans l'intermission. C'est cependant dépasser la conséquence des faits cliniques que de signaler cet accident comme constant.

88. La terminaison des fièvres intermittentes est rapide ou progressive. Dans le premier cas, la maladie cesse subitement, après avoir diminué d'intensité pendant un ou deux accès. Dans le deuxième mode de terminaison, la maladie s'atténue à chaque accès, qui devient plus court et moins intense; de manière que la fièvre finit en quelque sorte par s'éteindre après trois ou quatre paroxysmes de décroissance progressive.

89. La terminaison des fièvres intermittentes ne s'accomplit jamais sans la manifestation, soit dans les paroxysmes, soit dans leurs intervalles, de phénomènes morbides qui ont été considérés comme critiques et qui sont liés en effet à la terminaison de la maladie. Cette observation, qui résulte aussi de nos études cliniques, montre combien Fracastor était fondé à dire qu'il n'est aucune maladie qui soit plus que la fièvre intermittente propre à démontrer la vérité des observations des anciens sur les crises. H. Albertini était aussi arrivé par l'observation clinique à reconnaître que jamais une fièvre intermittente ne se termine complétement qu'il n'y ait des évacuations critiques, même lorsque cette terminaison est le résultat de l'action fébrifuge du quinquina[1]. Nous regardons par conséquent comme un fait bien établi que la terminaison des fièvres intermittentes est toujours précédée et constamment suivie d'évacuations critiques, soit de sueurs abondantes, soit d'excrétions diarrhéiques ou urinaires, soit de suppurations superficielles ou profondes. La manifestation de ces phénomènes est liée, quoique à des degrés divers pour chacun d'eux, à la terminaison facile et définitive de la maladie.

90. Les sueurs qui terminent les paroxysmes sont plus abondantes ou plus prolongées à mesure que les accès diminuent d'intensité, soit qu'elles persistent d'une manière continue, soit, et c'est ce qui est le plus ordinaire, qu'elles se renouvellent plusieurs fois dans l'apyrexie. Le caractère le plus saillant de ces sueurs de bonne nature, qui se lient à la terminaison du mal et qui ne jugent pas seulement le paroxysme, mais la fièvre elle-même, consiste dans la vive injection turgide des téguments, qui contraste avec la couleur blafarde du teint et la flaccidité des tissus qui se remarquent dans les fièvres intermittentes chroniques, où les malades ont habituellement des sueurs abondantes, comme passives, dont ils ne retirent aucun avantage. Au déclin de la maladie, les sueurs critiques deviennent plus abondantes dans les accès, en même temps que les frissons perdent de leur intensité et de leur durée et que la chaleur pyrétique elle-même s'affaiblit. Elles persistent à un

[1] *Act. Bonon. acad.*, 1731.

certain degré pendant plusieurs jours après le dernier paroxysme, soit par reprises irrégulières, soit par des retours réguliers, soumis au type de la maladie périodique.

91. Les urines hypostatiques apparaissent le plus souvent avant les sueurs terminales de la fièvre ; elles coïncident toujours avec elles et elles persistent encore pendant plusieurs jours après la maladie, surtout dans les cas où la fièvre a été subitement interrompue, que cette suppression ait été spontanée ou provoquée par les fébrifuges. L'acide urique qui se trouve en excès dans les urines, est dû à la présence d'une quantité exubérante d'urée qui se produit dans le foie congestionné, dans le stade de chaleur de l'accès fébrile.

Il faut aussi considérer comme liées à la terminaison des fièvres intermittentes, les urines abondantes, jaunes, avec énéorème, qui surviennent presque toujours quelques jours après la fin de la maladie, surtout lorsque la fièvre a eu une longue durée sous le type quaternaire. Jusqu'à leur manifestation, les malades restent faibles, dans une sorte d'abattement cachectique, conservant parfois les jambes œdématiées et portant sur le visage l'empreinte blafarde de la maladie. Torti a signalé cette diurèse[1] augmentée du déclin des fièvres intermittentes prolongées ; il lui attribue le caractère critique. Elle est due en effet à l'expulsion de l'excédant de sérum du sang qui marque le commencement d'anasarque si fréquent chez les malades affaiblis par les fièvres chroniques.

92. Des selles molles ou liquides plus ou moins fréquentes, souvent liées à des douleurs tormineuses, se manifestent assez souvent dans le cours des fièvres intermittentes. Elles sont souvent suivies de la cessation de la maladie, surtout lorsqu'elles se montrent dans l'intermission ; elles surviennent quelquefois, mais assez rarement, après la terminaison de la maladie déjà accomplie. Leur présence semble dans ces cas se

[1] *Therapeut. speci.*, lib. I, cap. VI, p. 3.

lier à un état saburral qui a persisté après la fièvre, bien moins qu'à la fièvre elle-même comme crise ; nous les rattachons aussi à l'imperfection des sécrétions hépatiques qui persiste souvent dans les intermissions et même après la cessation des accès des fièvres intermittentes chroniques.

Chez le sujet de l'observation suivante, la diarrhée séreuse a semblé évidemment liée à la terminaison de la maladie.

Un charretier, âgé de trente-huit ans, entra à l'hôpital pour une fièvre intermittente qu'il avait depuis trois mois et qui s'était déclarée et qui persistait sous l'influence des miasmes paludéens, dans un moulin où il était employé. Cette fièvre était quarte. Le frisson était peu prononcé et durait environ une heure. La chaleur était modérée pendant quatre à cinq heures. Une sueur peu abondante achevait le paroxysme. Cet homme était dans un état de cachexie manifeste ; sa face était décolorée et ses jambes œdémateuses. La langue était nette et blanche ; la soif assez vive. Il avait de l'appétit dans les intervalles des paroxysmes. La rate avait augmenté de volume. Une boisson diurétique amère, l'infusion d'aunée, fut prescrite et continuée sans autre médication. Au cinquième accès à l'hôpital, cet homme eut des coliques sourdes, la sueur terminale de l'accès cessa ; mais il survint une diarrhée abondante qui provoqua de huit à dix selles dans la journée. Quatre jours se passèrent ensuite sans évacuation et sans fièvre. Le cinquième jour, la diarrhée séreuse provoqua encore dix à douze évacuations. Dès ce moment la convalescence commença. Le lendemain, les urines étaient rougeâtres, sédimenteuses et très-abondantes. Le foie faiblement augmenté de volume et légèrement sensible sous la pression et la rate tuméfiée ne revinrent cependant à leur volume normal qu'au bout de trois semaines environ, à mesure que l'état général cachectique du malade s'effaçait sous la seule influence d'un régime analeptique tempérant.

93. Les phlogoses eczémateuses, qui se manifestent fréquemment dans les fièvres intermittentes autour des lèvres, sur les ailes du nez, quelquefois sur la langue, sur la muqueuse buccale ou à l'isthme du gosier et que nous avons aussi vues au pourtour de la vulve et de l'anus, ont été considérées comme des crises de la maladie. Hippocrate rattachait ces éruptions au caractère périodique probable de la fièvre et à sa terminaison facile[1]. Elles se manifestent à différentes périodes de la maladie, sans que la marche des accidents fébriles en soit modifiée; mais comme elles adviennent le plus souvent à la fin des paroxysmes, et très-fréquemment après la cessation de la fièvre soit spontanée, soit obtenue par l'art, on a été naturellement porté à les considérer comme critiques. Il faut bien reconnaître qu'il y a une connexion entre leur cause déterminante et l'accomplissement des phénomènes constitutifs de la fièvre périodique, d'autant plus que, comme le remarque Pechlin, « cet érythème qui survient dans les fièvres tierces autour du nez et de la bouche, est presque exclusivement propre à ces maladies; il est souvent, ajoute le même auteur, aux yeux des médecins et des malades, un grand acheminement à la guérison, mais nous avons vu souvent ces espérances trompées; l'exanthème disparaissait lentement, un autre se reproduisait[2]. » Strack a considéré ces éruptions comme constituant des crises imparfaites, et le fait suivant qu'il a rapporté est de nature à leur faire attribuer ce caractère.

Une femme de quarante-trois ans eut une fièvre intermittente à la fin d'avril 1755. A la fin du troisième accès elle eut une éruption autour des lèvres; la fièvre diminua d'intensité, elle cessa tout à fait après le septième accès; cependant le 25 mai, jour où le paroxysme fébrile serait revenu si la maladie eût continué, la fièvre reparut sans cause évidente[3].

[1] *Febres, in quibus exulcerantur labra, fere intermittunt, et tertianis perfrigerationes adsunt. Decurrentes vero statim ad manus contactum semper solutæ apparent* (*De morb. vulg.*, lib. VI, sect. VII).

[2] *Obs. méd.*, p. 255.

[3] *Obs. méd. de feb. int.*, cap. IV, p. 46, obs. V.

L'éruption labiale dans ce cas a indiqué le commencement de la période de décroissement de la maladie. C'est en effet à ce moment que paraissent d'ordinaire ces érythèmes.

94. Hippocrate a regardé aussi comme crise des fièvres intermittentes la manifestation de phlyctènes aux mains et aux pieds[1]. Cette éruption s'est présentée trois fois à Strack. Dans un cas, la fièvre est immédiatement devenue moins intense[2]; dans les deux autres cas, la fièvre a cessé dès que le développement de l'hydroa a été achevé[3]. Il n'est donc pas douteux que ces éruptions aient quelquefois un vrai caractère critique. Guideti a fait à cet égard une distinction. Les éruptions labiales qui surviennent dans les fièvres du printemps lui semblent l'indice d'une prompte guérison. En automne, il croit au contraire que leur apparition ne fait qu'indiquer que la fièvre devient plus aiguë ou au moins plus prolongée. Il applique la même remarque aux sueurs et aux autres excrétions qui terminent les accès[4].

Dans l'épidémie de fièvres intermittentes et rémittentes de Groningue en 1826 la fièvre se terminait quelquefois par une éruption d'aphthes sur la langue et dans la gorge. Quelques malades avaient aussi autour des poignets, sur les mains et sur diverses parties du corps, une éruption de nature indéterminée, qui durait longtemps, le plus souvent sans prurit, mais cependant toujours sans douleurs. L'auteur ne dit pas si cette éruption se liait en quelque manière à la terminaison de la maladie[5].

95. Ces éruptions qui constituent l'hydroa febrilis sont

[1] *Amburentes statim ad manum solvuntur semper* (*De morb.*, lib. VI, sect. VIII) *at amburentes ad manum torpidæ, siticulosæ, in his alvo suppressa gravati exsolvuntur. Quandoque vero et rubicundæ in pedibus ambustiones eadem significant* (*Prænotiones*, sect. I).

[2] *Loco cit.*, obs. VII.

[3] *Loco cit.*, obs. VIII.

[4] J. Th. Guideti. *Dissert. med. de Bilio. febribus*, dissert. Ire, § 4.

[5] Backer, prof. à Groningue. *Description de l'épidémie qui a régné dans cette ville en* 1826 (*Journal gén. de méd.*, t. XCIX, p. 52, an. 1827).

souvent légères et n'attirent pas beaucoup l'attention, mais elles sont quelquefois très-étendues. Elles consistent dans la manifestation tant aux lèvres, au pourtour de l'anus et de la vulve, que sur la peau des mains et des pieds, de petites ampoules vésiculeuses jaunes, ayant beaucoup de similitude avec les phlyctènes de la première période du zona. Aussitôt que ces petites phlyctènes souvent confluentes sont développées, la peau rougit à leur base, les petites phlyctènes jaunissent et se rompent ; le tissu muqueux de la peau, mis à nu, fournit une suppuration séreuse, âcre et devient quelquefois le siége de fissures ulcéreuses qui produisent une vive cuisson. Enfin, au bout de quatre à cinq jours de la manifestation des phlyctènes, de petites croûtes ambrées, molles, sont formées ; la rougeur s'efface, et le prurit succède au sentiment de chaleur et de cuisson que le malade ressentait. L'éruption est ordinairement terminée du sixième au huitième jour.

96. La tuméfaction inflammatoire des parotides se manifeste quelquefois pendant le cours des fièvres intermittentes ; elle est même fréquente dans certaines épidémies. Ramazzini l'a observée à Mantoue en 1690. Lorsque les fièvres intermittentes s'étaient longtemps prolongées, les parotides enflammées suppuraient pour la plupart. On ne remarqua point qu'elles aient eu quelque influence sur la terminaison de la maladie [1], Strack les a aussi vues se développer sans que la fièvre intermittente parût en être modifiée [2].

97. La manifestation de phlogoses extérieures pendant le cours des fièvres intermittentes semble souvent liée plutôt aux accidents épiphénoméniques de la fièvre qu'à la fièvre elle-même. Ainsi dans les fièvres intermittentes bilieuses, où la diacrise hépatique est dominante, où se manifeste même de l'ictère à des degrés variables, l'on voit survenir des furoncles, des

[1] *Diss. de const. epid. mantuana anno* 1690, in *Syden., op.*, t. II, p. 7.
[2] *Op. cit.*, p. 48.

anthrax, des taches érythémoïdes à la peau, tout comme il s'en produit dans les maladies saburrales sans fièvre intermittente.

98. Nous venons d'exposer les phénomènes essentiels des périodes que parcourent successivement les fièvres intermittentes abandonnées à elles-mêmes, sans autre soin que d'éloigner les causes de la maladie et de soumettre les malades à la seule influence du repos et de la diète bien comprise. Cette marche vers la guérison des fièvres intermittentes simples était bien connue des pères de l'art; on n'en tient point assez compte aujourd'hui. L'on s'empresse d'opposer à la maladie une médication perturbatrice qui supprime les accidents périodiques, mais qui a souvent pour résultat final de déterminer une métastase de grave conséquence. « Dans la constitution épidémique de 1571, dit Baillou, nous eûmes beaucoup de fièvres quartes. Celle que l'on abandonna à la nature, sans donner de remèdes, guérirent presque toutes. Celles qu'on voulut combattre par des remèdes furent presque toutes mortelles, surtout si les malades étaient amaigris et bilieux [1]. »

99. La fièvre intermittente est une des maladies dont la récidive est des plus fréquentes. Elle arrive le plus souvent si le malade abandonne trop vite les soins diététiques qui ont favorisé l'issue ou l'interruption du cours de sa maladie. Si les fonctions restent troublées, même à un léger degré, si même, bien que faciles en apparence, elles ne s'accomplissent encore qu'avec une certaine langueur; si le malade ne reprend rapidement les forces qu'il a perdues et ne sort pas de l'état d'émaciation ou comme de cachexie dans lequel il est toujours assez promptement amené par ces maladies, la récidive est presque certaine. Si la fièvre périodique a cédé à un traitement perturbateur, la récidive est longtemps imminente; aussi tous les médecins conseillent-ils de continuer la médication au moins expectante

[1] Lib. I, *Epid. et Ephem. const.*, secund. ann., 1571.

pendant un certain temps, jusqu'à la convalescence bien établie. Il suffit le plus souvent d'un léger écart de régime, ou de l'influence même modérée d'une cause perturbatrice de l'organisme physique ou morale, pour déterminer le retour de la maladie.

100. Les récidives des fièvres intermittentes éclatent ordinairement, suivant plusieurs médecins dignes de confiance, selon Sydenham en particulier, au jour où l'accès serait arrivé si la maladie n'eût été interrompue. Cette coïncidence est certaine si la récidive se produit après peu de jours, et aussi si la fièvre intermittente a été très-prolongée. Strack admettait néanmoins que ce rapport se remarque encore pour la récidive qui survient après un temps prolongé, durant lequel la santé a paru très-bonne et même consolidée [1]. C'était d'ailleurs la doctrine des anciens, que nous trouvons résumée dans ce passage de Celse : « Après la cessation de la fièvre quarte, il faut se souvenir longtemps du jour paroxystique. Ce jour-là il faut éviter le froid, la chaleur, l'usage des crudités, la fatigue : car la maladie revient facilement, à moins que, la santé étant rétablie, on ne se mette en garde contre elle pendant un certain temps [2]. »

Werlhof enseignait que les fièvres quartes et les quotidiennes, qui pour lui sont identiques, récidivent ordinairement dans la troisième semaine à compter de la terminaison. Jakson a remarqué dans les fièvres intermittentes de la Jamaïque que les récidives survenaient le plus souvent les septième, quatorzième et vingt et unième jour [3]. On ne regarde plus aujourd'hui, avec raison, comme l'expression d'une observation rigoureuse cet aphorisme d'Hippocrate : « Si la fièvre n'a pas été terminée un jour impair, elle récidive ordinairement [4]. »

[1] Strack, *loc. cit.*, cap. VII, p. 93.
[2] Lib. III, cap. XVI, p. 147.
[3] *Treatise on the fevers of Jamaica*, 1791, in-8°.
[4] *Aph.*, sect. VI, n° 61.

101. On pourrait réunir dans les auteurs un très-grand nombre d'exemples de récidives de fièvres intermittentes survenues après un temps très-long. Van Svieten en a vu une après cinq mois de guérison [1]. Nous en avons vu arriver plusieurs fois à de plus longs intervalles encore ; mais toujours dans ces cas, si les malades n'avaient pas été exposés de nouveau aux causes de maladie, il était resté par suite de la fièvre précédente une santé vacillante ou des altérations organiques. Nous admettons cependant comme un fait d'observation que les fièvres périodiques qui ont eu une certaine durée laissent dans l'organisme une prédisposition très-marquée aux récidives. Cette prédisposition est parfois si grande et si profondément empreinte dans la constitution, que les maladies qui peuvent survenir ultérieurement revêtent souvent dans leurs symptômes pyrétiques la forme intermittente. Nous reviendrons sur ce fait en traitant de l'étiologie des fièvres périodiques. Il a une grande importance pour les conditions pathologiques où il se manifeste.

102. Les fièvres intermittentes qui surviennent par récidive après un certain intervalle, sont ordinairement moins durables et moins intenses surtout si cet intervalle a été assez prolongé pour modifier la condition étiologique d'où la maladie a tiré son origine. « Ainsi, dit Strack, si une fièvre intermittente d'automne cesse spontanément et qu'elle revienne ensuite dans le printemps, elle se termine entièrement d'habitude en cinq accès après lesquels elle ne reparaît plus [2]. » Cette observation n'est fondée que si la récidive n'est pas survenue par l'influence de causes nouvelles de la maladie, car dans ce cas les récidives sont ordinairement plus graves que la maladie initiale. Il arrive même souvent que la fièvre en récidivant change de forme et de type.

[1] *Comment. in aph.*, 757.
[2] *Loc. cit.*, p. 94.

103. Nous devons maintenant considérer les formes diverses que les fièvres intermittentes peuvent devoir à des symptômes généraux ou fonctionnels spéciaux, et exprimer à ce point de vue la doctrine des pyrétologistes.

104. Pinel, considérant dans les fièvres intermittentes la forme saillante de leurs symptômes ou des lésions fonctionnelles qui s'y produisent par épigénèse, a divisé ces pyrexies en fièvres périodiques, inflammatoires, gastriques, muqueuses, ataxiques, adynamiques, etc. Elles ne diffèrent, selon lui, des fièvres continues que par leur marche intermittente ou rémittente ; elles sont identiques dans leur essence. Nous avons déjà exprimé notre opinion sur cette doctrine adoptée par Pinel (**6**). Elle nous paraît erronée. Les fièvres continues sont des maladies très-différentes, même essentiellement, des fièvres intermittentes, et toutes les fièvres périodiques, quelques formes qu'elles présentent, sont une même maladie. Les modifications qu'elles subissent par des causes accessoires originelles ou épigénétiques n'en changent pas la nature essentielle. Il importe toutefois de les signaler pour en faire ressortir toute la valeur clinique, valeur effectivement très-grande comme principe d'indications thérapeutiques. Le meilleur tableau que nous en puissions tracer est de rappeler les faits présentés par Pinel lui-même.

105. Lorsque la surexcitation du système vasculaire, qui existe dans tous les paroxysmes de fièvre intermittente, est prédominante, comme dans les fièvres synoques inflammatoires, la fièvre intermittente est dite inflammatoire. Elle présente alors dans les paroxysmes les symptômes d'hyperstimulation vasculaire de la synoque inflammatoire. Voici d'après Pinel un exemple de cette fièvre périodique :

« Un homme de cinquante-trois ans, d'une constitution athlétique et d'un tempérament sanguin, en proie à de profonds chagrins et livré par intervalles à des travaux excessifs, éprouva le 20 juin 1808 un sentiment de malaise. Le lendemain, pouls dur et plein, physionomie animée, céphalalgie légère, urine très-colorée, constipation, lassitudes générales et douleurs non constantes dans la région lombaire. Le jour suivant, modération de ces symptômes, qu'un exercice trop prolongé rend bientôt plus intenses. Le troisième jour, soif ardente, langue aride et blanchâtre, vomissement spontané de tout ce qui est bu pendant le paroxysme. Le quatrième jour, amendement notable le matin; l'après-midi, indigestion suivie d'une exacerbation violente. Le cinquième, augmentation de la céphalalgie; persistance des autres phénomènes. Le sixième, intensité croissante des autres phénomènes, délire. Le septième, diminution progressive de la fièvre, sommeil assez tranquille. Le huitième, apyrexie parfaite jusqu'à trois heures de l'après-midi; mais alors, horripilations suivies de chaleur, et retour de tous les phénomènes précédemment décrits, qui disparaissent de nouveau le lendemain matin. Le dixième jour, second accès semblable au premier, si ce n'est qu'il commença et cessa plus tôt. Neuf autres accès bien moins intenses eurent encore lieu, éloignés d'environ quarante-cinq heures l'un de l'autre; tous offrirent le même caractère. L'emploi du quinquina en décoction, qu'on substitua après le neuvième accès à celui des délayants et des bains tièdes, mit fin à la maladie[1]. »

Ce fait clinique est un exemple d'une fièvre périodique de la forme continue et rémittente. A sa première période, la réaction pyrétique s'est produite avec toute l'intensité des surexcitations vasculaires chez les sujets sanguins et de forte constitution, surtout si la maladie est due à l'action de causes excitantes. Cet état fébrile angioténique n'a pas empêché la maladie de prendre la forme intermittente, et tous les phénomènes de surexcitation vasculaire ont persisté en manifestant de plus en plus leurs exacerbations à tous les accès dans la deuxième période où la maladie avait pris le caractère tranché de fièvre tierce.

[1] *Nosog. philo.*, 5e éd., t. I, p. 30.

106. P. Frank, qui a aussi décrit la forme angioténique comme une forme spéciale des fièvres intermittentes, lui donne pour caractère la marche continue ou continue rémittente dans sa première période, avec le type double-ternaire. Il admet que cette maladie dégénère souvent en fièvre synoque inflammatoire et s'accompagne quelquefois d'une phlegmasie périodique, et que fréquemment elle coïncide avec les saburres des premières voies [1].

107. La forme angioténique de la fièvre intermittente a été des plus tranchées dans l'observation clinique que nous allons rapporter.

Un domestique âgé de trente et un ans entre à l'hôpital avec les symptômes suivants qui duraient depuis trois jours : céphalalgie, pesanteur de tête, étourdissements fréquents, douleurs vagues en différentes parties du corps, injection assez vive de la peau, pouls fréquent, systoles du cœur fortes et impulsives. L'invasion de la maladie avait été précédée d'étourdissements et de céphalalgie survenus depuis dix ou douze jours, après un excès de fatigue dû à un voyage à pied de douze lieues par un temps très-chaud du mois de juin. Le lendemain de son entrée, cet homme fut pris d'un frisson très-vif, qui dura peu. La fièvre devint ensuite plus intense; il ne se manifesta pas de sueur. Le jour suivant, la fièvre avait diminué après une abondante saignée. Dans la soirée, le frisson revint, fut très-court et sans tremblement; il s'accompagna de nausées et fut suivi d'une fièvre vive, qui diminua par la manifestation d'une sueur modérée et d'une épistaxis. De ce jour la fièvre se régularisa : elle était double-tierce. Un accès survenait dans la matinée, avec frisson intense, suivi d'une vive chaleur qui diminuait progressivement, presque sans sueur. Cet accès durait huit heures. L'autre accès survenait le lendemain dans la soirée, avec un frisson presque nul et une sueur assez prononcée; il durait

[1] *Epit. de curandis hom. morb.*, t. I, § 67 et sqq.

quatre ou cinq heures. Le malade avait de l'anorexie, de la soif et quelques coliques. Dans l'intervalle des accès, la peau était fraîche, le pouls conservait de la fréquence; les diastoles artérielles restaient dures. Le malade avait quelques palpitations assez rares. Les accès restèrent sans se modifier jusqu'au onzième, après lequel la fièvre devint tierce et eut cinq accès qui se terminaient par des sueurs très-abondantes et des urines sédimenteuses. Le sulfate de quinine donné à la dose d'un gramme par jour arrêta la fièvre, qui ne récidiva point.

108. La fièvre intermittente manifeste souvent sa forme inflammatoire moins par des accidents angioténiques généraux que par les symptômes d'une fluxion inflammatoire sur quelques organes, et par ainsi l'imminence d'une phlegmasie; ces symptômes persistent même parfois dans l'intermission; mais l'accroissement d'intensité qu'ils semblent acquérir à chaque accès montre leur dépendance de la maladie périodique. Le fait clinique suivant est un exemple de fièvre intermittente dont la forme inflammatoire s'annonçait surtout par des phénomènes de congestion vers la tête.

Un charretier, âgé de trente-huit ans, d'une constitution vigoureuse, fut pris le 22 août au soir, après deux ou trois jours de malaise et de courbature, d'un violent frisson qui fut suivi d'une chaleur intense, et ensuite d'une sueur très-abondante. Cet accès se renouvela le 24 et le 26 août; il se terminait vers le milieu de la nuit. Le 27 août, le malade se plaignait d'une céphalalgie gravative continue, avec des exacerbations de douleurs lancinantes sus-orbitaires; le pouls était plein sans fréquence, la face colorée, les conjonctives très-injectées, la peau sans chaleur anomale. Une saignée de trois cents grammes fut pratiquée. Le 28 août, l'accès commença à neuf heures, par un violent frisson avec tremblement qui dura plus d'une heure. La chaleur fut très-vive de midi à deux heures. La sueur s'établit ensuite lentement et dura avec abondance jusqu'à cinq heures. La céphalalgie fut moins vive dans cet accès que dans les précédents; elle persista cependant encore dans l'apyrexie, mais avec peu d'intensité. Le 30 août, l'accès fut moins long et plus faible. Le 1er septembre, le malade eut dans la chaleur fébrile une épistaxis considérable; les urines rendues à la fin de l'accès étaient grisâtres, très-troubles; la sueur fut peu prononcée; la tête restait pesante, et la face et les conjonctives injectées. Le 2 septembre, soixante centigrammes de sulfate de quinine furent donnés en une seule dose, et ce médicament fut continué pendant cinq jours. Les accès fébriles cessèrent dès le lendemain; la céphalalgie gravative ne s'effaça qu'au bout de trois jours, après deux nuits d'une sueur assez abondante. La convalescence commença immédiatement.

109. Les fièvres intermittentes gastriques de Pinel sont celles où les symptômes immédiatement liés au trouble des sécrétions gastro-intestinales sont dominants. Si la sécrétion jécorale est modifiée en même temps que celle des follicules mucipares intestinaux, la maladie est désignée sous le nom de fièvre gastrique bilieuse intermittente. Pinel rapporte le fait suivant comme exemple de cette fièvre.

« Une femme de quarante-huit ans, d'un tempérament bilieux, éprouve tous les symptômes d'un embarras gastrique contre lequel elle n'a recours à aucun remède. Au bout de huit jours, elle est prise, vers les dix heures du matin, d'un frisson qui commence vers le dos et qui s'étend bientôt sur tout le corps. A cet état succède une chaleur âcre et vive, qui est suivie d'une sueur abondante. On combat l'embarras gastrique; néanmoins la malade conserve toujours de la céphalalgie frontale, l'amertume de la bouche et la sensibilité de l'épigastre. Les accès sont séparés par une apyrexie complète; ils reviennent régulièrement et de la même manière toutes les soixante-douze heures; leur nombre a été de quinze. On a eu recours, pendant cette affection, à l'emploi des amers indigènes[1]. » Les

[1] Pinel, *loc. cit.*, p. 71.

accidents initiaux de la maladie ont ainsi consisté dans le trouble des sécrétions abdominales, et ce désordre diacritique a persisté comme phénomène dominant, en même temps que les accidents pyrétiques intermittents, pendant toute la durée de la maladie.

110. Les fièvres intermittentes où des accidents diacritiques gastro-intestinaux dominent avec les symptômes pyrétiques proprement dits, sont en réalité des maladies complexes. La cause procatarctique de la fièvre intermittente peut produire en même temps l'état saburral, comme la diacrise gastro-intestinale peut devenir elle-même la cause au moins proégumène de la fièvre périodique, et dans un sens inverse, le trouble des sécrétions gastro-intestinales, si fréquent à des degrés variables dans les états fébriles, peut ajouter ses symptômes à ceux de la maladie pyrétique.

P. Frank a indiqué ces deux modes étiologiques de la fièvre intermittente gastrique en définissant cette fièvre : la fièvre intermittente qui vient des saburres ou avec les saburres. Il en résume ainsi les symptômes : « constitution de l'année ou tempérament du malade favorables aux saburres; anorexie, soif, désir des acides, bouche amère, langue jaune et couverte d'un mucus tenace, haleine fétide, renvois amers, sputation fréquente, nausées, tremblement de la lèvre inférieure, vomituritions, vomissements, oppression épigastrique, pincement ou ardeur de l'orifice de l'estomac, diarrhée, déjections fétides ou mêlées de vers, urines d'un rouge tirant sur le jaune, pesanteur de tête, vertiges, céphalalgie, anxiété, légère teinte jaune des yeux[1]. » Nous ajouterons cette remarque, que dans cette forme de fièvre intermittente, les symptômes saburraux persistent dans l'intermission, et l'affection diacritique d'où ils viennent ajoute souvent comme épiphénomènes, à la fièvre intermittente, des accidents spéciaux fréquents dans les affections saburrales idio-

[1] *Epit. de curandis hom. morb.*, § 55.

pathiques, tels que des éruptions d'ectymas, des furoncles, des érysipèles, l'ictère, etc., etc.

111. Pinel divisait en deux formes distinctes toutes les fièvres intermittentes où les phénomènes d'altération des sécrétions gastro-intestinales et hépatiques sont prédominants. Il séparait de la fièvre gastrique la fièvre muqueuse, où la lésion des sécrétions mucipares se montre avec une moindre acuité et semble occuper une plus grande étendue de la surface intestinale. Il a emprunté à Stahl l'exemple suivant de cette sorte de fièvre intermittente :

« Un homme de quarante-cinq ans, et d'un tempérament que Stahl appelle phlegmatico-mélancholique, passe en automne, et par un temps pluvieux, quelques heures dans son jardin après avoir mangé beaucoup de viande fumée le jour précédent, et bu du vin avec excès. Il éprouve un frisson avec un sentiment de langueur, bientôt après un froid extrême, mais sans tremblement, avec pâleur et une altération singulière des traits de la face. Rentré dans une chambre bien chauffée, il continue d'avoir froid pendant une demi-heure ; en même temps, douleur obtuse de la tête, légères nausées, sentiment de pression vers l'hypochondre gauche, puis chaleur modérée qui dure pendant quatre heures. Il ne reste plus ensuite qu'un abattement extrême, des lassitudes spontanées et une insomnie jusqu'à minuit. Les deux jours suivants, état presque naturel, si l'on en excepte une diminution de l'appétit, une lassitude générale et une certaine tension dans la région précordiale après le repas. Le quatrième jour, l'accès se renouvelle avec les mêmes symptômes[1]. »

112. Les fièvres intermittentes qui se développent lentement, avec les symptômes que Pinel attribue aux fièvres pituiteuses, se rapprochent des fièvres intermittentes chroniques dont nous parlerons bientôt. Ces fièvres prennent fréquemment le type quartenaire.

[1] Pinel, *loc. cit.*, p. 111.

113. La division des fièvres en printanières et automnales se rapporte aux espèces de fièvres que nous venons successivement d'indiquer. Les fièvres de printemps sont en général aiguës, à type ternaire ou double-ternaire; ce sont les fièvres que Pinel a désignées sous le nom d'inflammatoires gastriques. Les fièvres qui règnent durant le reste de l'année, d'août en février, lorsqu'elles se manifestent dans le commencement de la période que nous venons d'indiquer, ont les caractères assignés aux fièvres gastriques bilieuses; elles ont en général le type ternaire. Elles sont très-réfractaires. Elles ont tantôt une marche suraiguë qui s'annonce par le doublement des accès, ou par l'intervalle très-court qui les sépare, et par une propension à devenir continues. Boerhaave[1] avait insisté sur cette forme de fièvre qui tend à devenir subintrante, et qu'on voit quelquefois se terminer par la mort, terminaison qui n'arrive pas dans les fièvres du printemps, à moins de circonstances fâcheuses étrangères à la maladie.

114. Dans les cas moins graves, ces fièvres tendent à passer à l'état chronique; elles prennent fréquemment alors le type quartenaire, surtout lorsqu'elles se manifestent dans la fin de l'automne. C'est dans ces cas qu'on les voit se prolonger pendant tout l'hiver, jusqu'au printemps suivant, ou du moins se renouveler plusieurs fois pendant l'hiver, chaque fois après des intervalles peu prolongés.

Hippocrate n'attribuait pas le type quartenaire d'une manière aussi absolue que l'a fait Sydenham aux fièvres d'automne; mais il avait remarqué que « les fièvres quartes d'été étaient le plus souvent courtes, tandis que les fièvres quartes d'automne étaient longues[2]. » Ces fièvres intermittentes d'automne sont souvent suivies d'affections chroniques consécutives des viscères qui ne se voient que rarement, de l'avis de tous les auteurs, après les fièvres intermittentes hivernales.

[1] *Aph.* 748.
[2] *Aph.* 25, sect. II.

115. Les fièvres intermittentes quartes d'automne présentent, comme les fièvres tierces, mais à un degré beaucoup moins prononcé, la forme gastrique-bilieuse. Leurs symptômes, à mesure que la fièvre s'éloigne de son invasion, prennent les caractères des symptômes du catarrhe intestinal, qui sont attribués aux fièvres pituiteuses.

116. La division des fièvres intermittentes en hivernales et automnales est donc éminemment pratique; non pas en ce que cette division, comme le pensait Sydenham, dérive de la nature, de l'essence même de la fièvre, mais en ce qu'elle sépare les fièvres intermittentes aiguës franches, ordinairement bénignes, des intermittentes souvent dangereuses et ayant en général une disposition à passer à l'état chronique qui rend leur traitement curatif beaucoup plus difficile. Nous disons avec Sydenham « que, si l'on ne fait pas d'attention aux époques diverses auxquelles règnent les fièvres, on ne peut établir sur des bases certaines le pronostic et le traitement. »

117. Les caractères assignés par Sydenham aux fièvres intermittentes d'été ou d'automne sont surtout prononcés au milieu de chacune de ces saisons; c'est alors aussi que ces maladies règnent en plus grand nombre. Dans certaines années, particulièrement dans celles où l'été est très-chaud, les fièvres périodiques se montrent dès la fin de juin avec les caractères des fièvres automnales. Le nombre de ces maladies est alors considérable, et ces maladies sont graves. Telle fut l'année 1661, où Sydenham vit des fièvres quartes dès la fin de juin. Dans les années ordinaires, les fièvres d'automne ne se montrent qu'au mois d'août, et même que dans le courant de septembre.

118. Pinel a décrit des fièvres intermittentes adynamiques et ataxiques. Ces fièvres sont des pyrexies périodiques rémittentes, ou pernicieuses, ou subintrantes, ou elles constituent des formes particulières du typhus.

119. P. Frank a décrit à part une fièvre intermittente qu'il appelle nerveuse. Cette fièvre, constamment bénigne, est à son avis la fièvre intermittente normale, et c'est à elle que toutes les autres fièvres intermittentes devraient être ramenées avant l'emploi du fébrifuge. Les symptômes attribués à cette fièvre sont les seuls qu'il ait indiqués, savoir : les symptômes constitutifs des stades paroxystiques, le frisson, la chaleur, la sueur[1]. Cette fièvre intermittente simple ne se trouve jamais au lit du malade ; et bien qu'on puisse admettre que toutes les fièvres intermittentes soient une seule et même maladie, il n'en est aucune qui se réduise à une série de phénomènes simples et fugaces, comme les impressions perçues par le système nerveux.

120. Dès qu'une fièvre intermittente existe, toutes les fonctions primitives et secondaires de l'appareil circulatoire sont altérées, et par suite, se produit à un degré plus ou moins marqué, le trouble des sécrétions, des exhalations et enfin des fonctions d'absorption et d'assimilation qui sont toutes sous l'influence de l'incitation vasculaire prise dans sa plus large extension. Tous ces désordres fonctionnels constants dans les fièvres périodiques caractérisent, selon leur plus ou moins grande intensité et par leur extension limitée à telle ou telle partie, toutes les formes des fièvres intermittentes. Les médecins qui ont exagéré la doctrine de Pinel, en voulant localiser toutes les fièvres dans le tube digestif, ont attaché la plus grande importance à l'altération des exhalations et des absorptions ; et comme cette lésion fonctionnelle est prédominante sur la surface du tégument interne dans le plus grand nombre des fièvres, il ne restait plus qu'à confondre cet effet de la maladie avec sa cause, pour ne voir dans toutes les fièvres intermittentes qu'une lésion de la muqueuse intestinale.

121. Ce qui démontre surtout que les diverses formes des fièvres intermittentes ne modifient point la nature de ces maladies et ne dépendent que de la limitation ou de la plus grande

[1] *Epit. de curandis homi morb.* T. I, § 34.

intensité de la lésion en quelques parties, en quelques fonctions spéciales de l'appareil de la circulation, c'est que l'on voit souvent la maladie présenter dans son cours, soit successivement, soit simultanément, les différents désordres fonctionnels auxquels on a rattaché comme à des signes pathognomoniques les diverses espèces de fièvres intermittentes.

Une jeune femme de vingt-neuf ans se plaignait depuis plusieurs jours, le 1er mai 1834, d'une céphalalgie gravative. Elle avait de l'anorexie, un sentiment général de courbature. Le 5 mai, elle eut dans la soirée un frisson vague et dans la nuit de la chaleur à la peau, de l'agitation et de l'insomnie. Le 6, elle avait de la céphalalgie, un état général de malaise et de telles douleurs contusives dans les membres, qu'elle pouvait à peine se tenir debout. La fièvre se manifesta le 7 mai, par un frisson très-prononcé avec tremblement général, des nausées et un vomissement de liquide verdâtre. Au bout d'une heure de froid environ, la chaleur fébrile s'établit. Nous vîmes alors la malade. La peau était sèche, chaude et âcre au toucher; les carotides et les temporales battaient avec force ; la peau de la face, du col et de la poitrine était injectée ; le pouls était large, plein, résistant. La malade se plaignait de pesanteur de tête, d'étourdissements continus, de vertiges. La soif était vive, avec appétence de boissons fraîches. La respiration était libre, large ; le ventre légèrement tendu, indolent à la pression. Une saignée du bras fut pratiquée. La fièvre persista avec une intensité moindre le 8 et le 9 ; seulement il survint dans la matinée du 9 deux frissons vagues, qui parurent à la malade suivis immédiatement d'une augmentation de la céphalalgie gravative. Dans la nuit suivante, il se manifesta une sueur abondante, après laquelle la malade dormit paisiblement pendant plusieurs heures. Le 10 au matin, la fièvre persistait, mais elle était faible; la chaleur de la peau était à peine élevée. La malade avait la bouche pâteuse, de l'anorexie et quelques nausées après l'ingestion des boissons. Le ventre était indolent. Il était survenu depuis la veille une épistaxis assez abondante et deux évacuations alvines faciles et molles. Sur les onze heures, invasion d'un frisson très-prononcé avec tremblements, douleurs lombaires intenses, vomissements répétés. Ce frisson dura une heure environ et fut immédiatement suivi de fièvre chaude très-vive. La malade avait les yeux brillants, les pommettes très-colorées, le pouls très-vite et dur ; elle tint même des propos incohérents. Vers quatre heures du soir, la sueur commença. Elle fut générale, très-abondante, dura jusqu'à dix heures du soir et fut suivie d'un sommeil calme qui persista presque toute la nuit. Le 11 au matin, la malade était apyrétique. La tête était encore légèrement embarrassée ; l'anorexie et le dégoût pour les boissons persistaient. Cinq accès survinrent avec la même forme les 12, 14, 16, 18 et 20 mai. Nous remarquâmes qu'après chaque accès la langue restait enduite d'une couche muqueuse de plus en plus épaisse ; les vomissements dans les accès étaient aussi de plus en plus prononcés et amenaient l'expulsion de matières verdâtres abondantes. L'épigastre était tendu ; la malade y éprouvait une sensation de constriction et de pesanteur qui même persistait dans l'intervalle des paroxysmes et augmentait par l'ingestion des boissons. La face avait pris une teinte généralement jaune, surtout au pourtour de la bouche et des ailes du nez. A partir du 18, le frisson cessa d'être avec tremblement et fut beaucoup plus court ; la chaleur fébrile fut aussi beaucoup moins intense ; mais la sueur se produisait au même degré, au point que la malade mouillait ses matelas. Les urines rendues dans l'intermission étaient grisâtres, troubles, avec un énéorème très-marqué. Celles qui étaient rendues dans l'accès étaient rouges, sans hypostase. La médication se bornait, depuis le 10 mai, à l'ingestion, pendant l'accès, d'une infusion légère de fleurs de guimauve ou de tilleul. On mettait aux pieds, pendant le frisson, des cataplasmes sinapisés. Le 19 mai, l'état saburral étant très-prononcé dans l'intermission, les évacuations alvines étant supprimées depuis deux jours, l'ingestion de la poudre d'ipécacuana détermina quatre vomissements bilieux et trois ou quatre évacuations alvines abondantes. Les symptômes saburraux continuèrent; l'ardeur épigastrique seule disparut. Le 21, le vomitif fut réitéré. Le 22, l'accès retarda d'une heure et fut beaucoup plus court. Le frisson fut assez marqué, mais dura un quart d'heure seulement. Au moment où la chaleur commença, il survint deux larges évacuations alvines bilieuses. La sueur fut courte et assez abondante. Les urines, depuis la veille, déposaient un sédiment briqueté très-considérable. Le 23, la malade mangea avec appétit un œuf avec un peu de pain. Le 24, l'accès retarda encore d'une heure et fut marqué seulement par une horripilation légère, suivie d'une chaleur fébrile qui dura une heure environ et cessa progressivement par une moiteur marquée. Ce fut le dernier accès. Les urines étaient très-abondantes, rouges, et fournissaient un sédiment briqueté; elles restèrent ainsi pendant cinq à six jours de convalescence.

Le fait clinique que nous venons d'exposer nous montre le tableau d'une fièvre tierce aiguë, intense, qui a présenté successivement les symptômes caractéristiques des diverses formes assignées comme pathognomoniques aux différentes maladies pyrétiques.

1° Les prodromes ont été ceux des fièvres synoques angioténiques. Les symptômes inflammatoires ont été dominants pendant les premiers accès. Pinel n'eût pas hésité à considérer cette fièvre comme inflammatoire.

2° La première période a présenté les caractères d'une fièvre rémittente irrégulière angioténique, qui cependant prenait, à mesure qu'elle se prolongeait, de la régularité dans ses redoublements dont le premier stade par frisson devenait de plus en plus évident.

3° Le trouble des sécrétions abdominales se manifestait de plus en plus chaque jour. La fièvre perdait son aspect inflammatoire, pendant que les symptômes gastriques-bilieux se prononçaient davantage. Au début, ces derniers symptômes étaient aussi faibles qu'ils peuvent l'être dans une fièvre où ils ne manquent jamais tout à fait, parce qu'il y a toujours un certain degré de trouble dans les sécrétions gastro-intestinales.

4° La première période de la maladie s'acheva par la conversion progressive des paroxysmes rémittents irréguliers en paroxysmes réguliers intermittents, qui constituèrent la deuxième période ou la période d'état de la maladie.

5° Dans la période d'état, qui s'est prolongée du 10 au 18, la maladie a consisté en cinq accès en tierce caractérisés par les symptômes paroxystiques les plus tranchés. A mesure que ces accès se succédaient, les symptômes gastriques-bilieux croissaient : cependant les évacuations alvines restaient faciles, les urines étaient hypostatiques et les sueurs abondantes ; aucun organe ne devenait le siége de lésion sérieuse ; tout nous démontrait que la maladie se terminerait facilement par les seuls efforts de la nature. Nous restâmes dans l'expectation. Mais l'état saburral ayant encore augmenté et les évacuations alvines s'étant supprimées, nous regardâmes enfin comme indiqué d'agir sur les sécrétions intestinales. C'est dans ce but qu'un émétique fut administré et réitéré deux jours après. De ce moment la marche décroissante de la maladie commença sans hésitation et la période de terminaison fut confirmée.

Le décroissement fut très-évident le 22 mai, par le retard de l'heure d'invasion du paroxysme, par la diminution de la durée et de l'intensité du frisson, et surtout par la manifestation spontanée des évacuations alvines et des urines sédimenteuses coïncidant avec la diminution d'intensité et de durée de tous les stades de l'accès. Tous ces phénomènes devinrent de plus en plus prononcés jusqu'à la terminaison de la maladie sans médication spécifique.

122. Les fièvres intermittentes aiguës, abandonnées à elles-mêmes loin des lieux où des causes spécifiques pourraient les entretenir, se terminent par la santé, à moins de conditions morbides spéciales des malades, qui ne peuvent supporter les paroxysmes mêmes d'une fièvre simple, comme sont des vieillards et des enfants cacochymes qu'on a vus mourir dans le frisson; et encore, s'il faut s'en rapporter à des praticiens qui ont beaucoup et bien vu, cette terminaison funeste des fièvres intermittentes n'arrive-t-elle même jamais, dans ces cas, que lorsque la maladie est pernicieuse. Forestus disait que, dans une pratique de quarante ans, il n'avait pas vu périr un seul malade de fièvre intermittente à moins qu'elle ne se fût changée en fièvre continue; et P. Frank, invoquant aussi sa longue expérience, a écrit qu'il n'avait vu mourir personne même dans le frisson, pas même des vieillards, à moins que la fièvre ne fût pernicieuse. Qu'il nous soit permis d'invoquer dans le même sens le témoignage d'une pratique de cinquante ans. Ce pronostic heureux des fièvres intermittentes aiguës est aujourd'hui trop méconnu. Il prévient l'abus fréquent et parfois si funeste des spécifiques fébrifuges.

123. Le pronostic des fièvres intermittentes simples devient encore plus heureux si ces fièvres adviennent dans le cours de maladies anciennes dont elles peuvent favoriser l'issue par les modifications critiques qu'elles produisent dans l'organisme, pourvu cependant que la constitution du malade ne soit pas altérée à un trop haut degré. Boerhaave a signalé cette heureuse influence des fièvres intermittentes, et son commentateur Van Swieten a joint sur ce point son autorité à la sienne. Il ne rapporte pas cependant de faits bien probants : car, à part une observation clinique sur un homme qui avait une douleur chronique de l'épaule alternant avec plusieurs récidives d'une fièvre quarte, ses remarques portent plutôt sur des accidents chroniques qui se montrent après la guérison imprudente des fièvres intermittentes. P. Frank a aussi envisagé la question sous ce point de vue, tout en posant en fait « que la fièvre dépuratoire n'est pas une expression sans fondement; que des cachexies, des engorgements des viscères, l'inertie du système absorbant, des dispositions à la phthisie, s'atténuent sous l'influence d'une fièvre intermittente[1].

124. Si les fièvres intermittentes ont dans certains cas une influence heureuse sur des maladies chroniques antécédentes, il est toujours indiqué de se rendre compte de la nature et du mode de cette influence pour instituer une médication rationnelle. Loin de se borner à laisser aller la fièvre, qui pourrait par elle-même devenir grave, on doit toujours s'attacher à en régulariser les périodes de manière à les conduire à une terminaison facile et suivie du résultat salutaire qu'on pouvait en attendre.

Un enfant de huit ans avait une ophthalmie chronique scrofuleuse, avec engorgement des glandes sous-maxillaires du côté du col et une fistule de même nature derrière l'omoplate droite. Nous avions opposé avec quelque avantage à l'ophthalmie une médication topique depuis une année; mais l'engorgement glanduleux persistait, lorsque cet enfant, qui prenait des bains dans une eau stagnante, contracta une fièvre intermittente dans laquelle les phénomènes saburraux étaient dominants. La fièvre était tierce ; le frisson était peu marqué et assez court ; la chaleur durait six ou sept heures ; elle était peu vive et la sueur était à peine marquée. L'intensité des symptômes saburraux, qui s'accroissait à chaque accès et qui amenait une répulsion absolue des aliments, ne permettant pas de laisser marcher la maladie, nous prescrivîmes itérativement l'ingestion du tartre stibié comme vomitif après le septième et le huitième accès. Les paroxysmes devinrent plus courts et le stade de sueur plus prononcé. La tumeur glanduleuse du col commença alors à diminuer avec une telle rapidité qu'elle disparut en six ou huit jours ; l'ophthalmie cessa aussi. Les accès étaient d'une intensité modérée; mais la maladie tendait à devenir chronique ; la peau prenait une teinte jaune, les forces diminuaient, l'amai-

[1] *Epit. de curandis hom. morbis.*, t. I, § 27.

grissement croissait. Le vin fébrifuge préparé avec le quinquina fut alors donné : la fièvre fut coupée. Cependant l'usage du vin amer fut continué pendant deux mois. L'enfant soumis d'ailleurs à un régime analeptique reprit de l'embonpoint et la fistule sous-scapulaire se cicatrisa. Toutes les apparences de la maladie scrofuleuse s'effacèrent.

Nous avons dirigé la curation de cette maladie dans la vue de faire concourir à la guérison de la cachexie scrofuleuse et la fièvre et les moyens thérapeutiques. On ne saurait dire si l'un a plus que l'autre concouru à la guérison. Nous devons cependant remarquer que les amers et les stimulants diffusibles avaient été employés avec persévérance et sans grande utilité pendant plusieurs mois, sous l'influence d'une diététique tonique et réparatrice habituelle parfaitement instituée.

125. Les fièvres intermittentes aiguës régulières, quoiqu'elles se terminent le plus souvent par la guérison sous la seule influence d'une diététique expectante, n'en sont pas moins des maladies graves. Elles laissent souvent un état de faiblesse générale qui rend la convalescence longue et pénible, surtout chez les personnes débiles par constitution, par l'âge ou par des causes accidentelles. La santé reste incertaine, et les récidives de la fièvre sont faciles dès qu'on s'écarte des précautions d'une hygiène bien instituée.

126. Les déperditions diacritiques sudorales que les paroxysmes fébriles déterminent parfois à un degré excessif persistent, dans quelques cas, pendant la convalescence, au point de produire un état de faiblesse et d'épuisement colliquatif. Ces sueurs sont visqueuses et apparaissent le plus souvent à l'issue du sommeil, sans chaleur insolite de la peau, et même parfois avec une pénible sensation de froid général. On les voit surtout se produire dans la convalescence des fièvres intermittentes des vieillards, si la maladie a été longue ou si elle a eu plusieurs récidives, principalement dans les lieux où les fièvres intermittentes sont endémiques, et chez ceux dont la constitution est débilitée par l'influence continue des émanations humides et délétères du sol des marécages.

127. Les exhalations interstitielles ou les fonctions des émonctoires restent parfois imparfaites même après la cessation des accès fébriles. Il en résulte la persistance de l'œdème des extrémités pendant plusieurs semaines, quelquefois même sans que la maladie ait eu une longue durée, pourvu cependant qu'elle ait été intense. Sydenham regardait cet œdème comme d'un heureux augure, parce qu'en effet il ne se produit guère dans les fièvres intermittentes chroniques que lorsque la maladie approche de sa terminaison. Il est ordinairement lié à un état de sécheresse et de flaccidité de la peau opposé à la turgescence diaphorétique qui l'a précédé et dont il marque la dépression. Il peut être produit ou du moins favorisé par certaines médications perturbatrices. Nous l'avons vu survenir dès le lendemain de la suppression de la sueur par des ablutions avec l'oxycrat froid pendant la période de diaphorèse finale du paroxysme.

128. L'anasarque ou au moins l'œdème des extrémités se montre quelquefois dans certaines épidémies, dans la convalescence de toutes les fièvres intermittentes, comme un état morbide critique qui peut même avoir une certaine gravité comme pronostic. Ainsi Senac rapporte qu'il a vu dans une épidémie se produire comme accident très-fréquent, au terme de la fièvre intermittente, une anasarque si générale, qu'elle occupait tous les membres et s'étendait même aux poumons[1].

La cause immédiate de l'anasarque ainsi commune et intense dans les fièvres intermittentes peut se trouver dans l'albuminurie, qui n'est pas rare, lorsque la maladie est devenue chronique chez ceux qui ont été plusieurs fois repris de ces fièvres; toutefois cette grave complication n'est pas constante dans ces cas; nous avons conservé des notes sur quatre cas d'anasarque

[1] *De recondita febrium intermittentium natura*, lib. I, cap. XII, p. 121.

très-prononcée, survenue après des fièvres intermittentes paludéennes contractées sur les bords de la rivière de Bièvre. L'albumine n'a été reconnue dans les urines que chez une seule nourrice malade, épuisée aussi par une lactation prolongée.

129. C'est dans le tube digestif que se produisent pendant le cours des fièvres intermittentes, les plus graves altérations des sécrétions et des exhalations soit par les vaisseaux exhalants, soit par l'appareil crypteux, soit par les glandes annexes; aussi est-ce dans l'appareil gastro-intestinal que se remarquent les plus fréquentes lésions fonctionnelles de cette nature. C'est ainsi que surviennent les dyspepsies nidoreuses, les états saburraux, les ictères, les catarrhes intestinaux, les diarrhées muqueuses et stercorales, etc. Dans certaines épidémies, les désordres diacritiques et inflammatoires intestinaux arrivent au terme de la plupart des fièvres intermittentes aiguës ou chroniques. Telle fut l'épidémie de 1727 où Van Swieten en signala la fréquence[1].

130. Le trouble des sécrétions rénales, si prononcé pendant le cours et souvent à toutes les périodes des fièvres intermittentes, persiste quelquefois après elles ou se produit à la terminaison et même dans la convalescence de la fièvre par un flux d'urine colliquatif qui retient déprimées les forces du malade.

Nous avons donné des soins à une dame qui contracta dans le Médoc, un mois après un accouchement qui n'avait laissé aucun dérangement de santé, une fièvre tierce qu'elle rapporta à Paris, l'ayant inutilement combattue par les fébrifuges pendant six semaines. Cette maladie se termina après deux éméto-cathartiques donnés à trois jours d'intervalle, et une médication fébrifuge instituée pendant six jours par le sulfate de quinime. La convalescence s'établit avec une polyurie intense. La quantité des urines de chaque jour était de deux à trois litres; les urines étaient aqueuses et incolores et ne conte-

[1] *Comment. in aph.* 753.

naient ni glucose ni albumine. La malade n'éprouvait pas de soif et restait dans un état de débilité prononcé. Le rétablissement de la santé et le retour des forces furent obtenus avec lenteur sous l'influence d'un régime analeptique et d'une médication instituée par les sucs des plantes crucifères.

131. La tuméfaction de la rate à un degré modéré, même avec sensibilité à la pression, est fréquente dans les fièvres intermittentes même peu intenses; Hippocrate, Galien et depuis eux la plupart des auteurs l'ont signalée. Elle se produit d'abord pendant les paroxysmes, et diminue et parfois même disparaît dans l'intermission; mais si la fièvre se prolonge, la tumeur splénique persiste dans l'intervalle des accès. Elle finit même par rester évidente après la terminaison de la maladie, surtout si la fièvre intermittente a eu des récidives. Elle est souvent liée comme coïncidence à un état général de cachexie chloro-anémique fréquent chez ceux qui ont eu des fièvres intermittentes prolongées, surtout dans les régions insalubres paludéennes.

132. L'organisme est si fortement pénétré par la condition morbide essentielle des fièvres intermittentes, qu'il en manifeste l'empreinte, même malgré l'influence d'un état morbide accessoire intense. Van Swieten rapporte à l'appui de cette remarque clinique, qu'un homme qui fut pris d'une violente pleurésie pendant le cours d'une fièvre quarte conservait, indépendamment de l'état fébrile continu symptomatique de l'affection thoracique, les paroxysmes périodiques avec leur type et leur marche régulière. Ni la présence de la phlegmasie profonde, ni les saignées réitérées qu'elle exigea, ni les autres moyens thérapeutiques auxquels il fallut recourir, ne troublèrent la succession des accès [1].

Un blanchisseur de Gentilly, habitant les bords marécageux de la rivière de Bièvre, avait une fièvre tierce depuis plusieurs semaines, quand il fut pris du choléra morbus épidémique

[1] *Comment. in aph.* 738.

en 1849. Il nous fut apporté à l'hôpital dans un état de cyanose très-prononcé. Nous le soumîmes à la pratique des petites saignées réitérées, moyen principal de curation que nous avions adopté contre le choléra morbus épidémique. La réaction s'établit et dura jusqu'au lendemain. Elle fut interrompue vers le soir par un violent frisson avec tremblement. Au bout d'une heure la réaction advint et fut ensuite suivie d'une chaleur pyrétique qui se termina dans la nuit par un stade de sueur abondante. Le troisième jour se passa avec la fièvre modérée de réaction ordinaire du choléra épidémique. Le quatrième jour au matin, l'accès de fièvre intermittente revint avec ses stades habituels; la sueur fut abondante et fut suivie d'une intermission apyrétique complète. Nous laissâmes ainsi se produire trois ou quatre accès de fièvre tierce; la maladie fut ensuite arrêtée par le fébrifuge.

Nous avons vidé par la ponction un énorme kyste ovarique, chez une femme affectée d'une fièvre intermittente quarte. Cette opération, qui amena un état de faiblesse alarmant, n'eut d'autre résultat, quant à la fièvre, que de faire manquer un accès.

133. Les faits cliniques nous autorisent à admettre que s'il se manifeste dans le cours d'une fièvre intermittente une maladie même intense, les accès périodiques ne sont pas effacés. La fièvre périodique devient même une fièvre rémittente, si la maladie accessoire est pyrétique. Il faut cependant reconnaître aussi que si la fièvre intermittente a peu d'intensité, et surtout si elle est parvenue à sa période décroissante, la maladie secondaire peut l'enrayer. C'est ainsi que nous avons vu une fièvre intermittente tierce à accès peu prolongés, apportée à Paris d'un séjour automnal dans une maison de campagne sur les bords de la Marne, cesser immédiatement et sans retour après une violente attaque de douleurs néphrétiques due à des calculs rénaux.

CHAPITRE III

DESCRIPTION DES FIÈVRES INTERMITTENTES CHRONIQUES

134. Les fièvres intermittentes aiguës se terminent naturellement après une succession de périodes régulières; les fièvres intermittentes chroniques tendent au contraire à s'établir et à persister dans l'organisme comme une sorte de fonction anomale. Leurs phénomènes essentiels ou accessoires se modifient souvent dans leurs successions et même dans leurs formes; mais la maladie persiste jusqu'à ce que l'influence souvent appréciable d'une cause accidentelle extérieure, ou d'une mutation dans les conditions physiologiques du malade, ou d'un moyen thérapeutique, la modifie dans son essence ou la ramène à l'état aigu.

135. La fièvre intermittente peut être chronique dès son début; le plus souvent elle commence par la forme aiguë et ne devient chronique que par suite d'un état constitutionnel du malade ou d'une médication mal instituée ou, ce qui est le plus ordinaire, par l'influence persévérante des causes morbigènes. Elle ne prend même le plus souvent, dans ce dernier cas surtout, les caractères de la fièvre chronique que par des récidives répétées.

136. Si la fièvre intermittente aiguë arrivée à sa période d'état, se montre sans aucun changement dans ses symptômes paroxystiques quant à leur succession, quant à leur intensité, quant à la manifestation des phénomènes critiques qui indiquent le jugement prochain de l'état morbide, le passage à l'état chronique est imminent. Il existe déjà si les accès se succèdent avec une durée et des symptômes invariables et identiques et se terminent par des sueurs excessives ou par uu flux d'urines limpides et aqueuses, ou si, l'accès étant à peine terminé, le malade se croit rétabli, ne conservant guère de l'accès qu'un sentiment modéré de débilité qui lui donne l'impression décevante de la guérison et n'éprouvant d'ailleurs ni soif, ni anorexie, ni dérangement prononcé des fonctions digestives.

137. Les symptômes des fièvres intermittentes chroniques n'ont point de formes distinctives pathognomoniques de la chronicité de la maladie; mais les accès présentent en général une durée plus grande de leurs stades et le plus souvent une sorte de langueur et d'évolution incertaine des symptômes pyrétiques. Le frisson initial, ordinairement modéré, n'est parfois qu'un état d'horripilation avec une sensation générale d'une grande débilité et de lassitude douloureuse des membres. Il est plus long que dans les fièvres aiguës. Il n'a souvent pas moins d'une ou deux heures et même plus encore de durée. Grant l'a vu persister pendant quinze heures dans une fièvre quarte chronique. Le stade de chaleur s'établit lentement. La chaleur est le plus souvent modérée et parfois la température des extrémités ne s'élève pas au delà de l'état apyrétique et même conserve un reste du refroidissement du premier stade du paroxysme. Le stade de chaleur est d'ordinaire de peu de durée et à peine est-il établi que souvent la sueur apparaît au col, sur les côtés de la face et aux aisselles. Elle s'accroît rapidement et devient abondante et plus prolongée que dans les fièvres intermittentes aiguës. Aux symptômes pyrétiques se joint presque toujours une dyspepsie nidoreuse qui se décèle par l'anorexie, l'état saburral de la langue, la perception d'une saveur amère à la bouche, des éructations flatulentes et même des nausées.

Tous ces symptômes indiquent bien que l'organisme du malade est profondément atteint par la cause morbigène, mais seuls ils ne peuvent caractériser la chronicité de la fièvre, puisqu'on les voit se produire souvent dans les premiers accès de fièvre intermittente aiguë qui s'affaiblissent ensuite progressivement sous la seule influence d'une médication expectante pour se terminer après cinq à six accès réguliers.

138. Les symptômes véritablement pathognomoniques de la chronicité de la fièvre intermittente ne deviennent bien évidents qu'après deux ou trois accès et même plus tard encore. C'est en premier lieu un état général cachectique qui ne tarde pas à se manifester par la teinte jaune terne et comme paillée de la peau et la bouffissure et la flaccidité de toutes les régions du corps où le tissu cellulaire sous-cutané est très-lâche. Le pouls est peu développé et facilement dépressible; il est assez souvent faiblement accéléré, mais sans chaleur insolite de la peau dans les intervalles des accès. Si le malade perd du sang soit par des hémorrhagies accidentelles, comme les épistaxis, fréquentes dans cet état morbide, soit par le flux cataménial, ce liquide est peu coloré et contient une grande proportion de sérosité; même après un petit nombre de paroxysmes, la proportion normale de l'hémoglobuline est affaiblie. L'appétit est irrégulier : les uns ont de l'appétence pour les acides ou pour les boissons amères, d'autres ont un état d'anorexie complet; la soif est souvent vive; la langue est blafarde ou saburrale; le ventre est à demi tendu et comme élastique et souvent douloureux à la pression, au moins d'une manière obtuse sous le bord des hypochondres. Les uns sont constipés; d'autres ont des selles molles, stercorales ou diarrhéiques et bilieuses. Tous les malades en cet état ont des douleurs obtuses de lassitude ou de courbature; la plupart ne peuvent se livrer à aucune occupation sans éprouver une céphalalgie gravative. Cette céphalalgie est même souvent continue et accompagnée d'étourdissements ou de vertiges qui se produisent ou s'aggravent par les efforts de la marche ou des mouvements étendus ou même par la seule station verticale. Le sommeil est court, agité et non réparateur.

139. Avec les progrès du mal et par la répétition des accès, l'état général de cachexie s'aggrave. Lorsqu'il est arrivé à un haut degré, comme on le voit souvent chez des habitants des contrées marécageuses atteints de fièvres depuis des semaines, la respiration est anxieuse et s'accélère même par les seuls efforts musculaires de la marche ; une sensation d'angoisse thoracique porte les malades à rechercher le grand air. Les mouvements étendus, les émotions morales, amènent de l'anxiété précordiale, souvent même de la dyspnée et des palpitations et même des lypothimies.

140. L'exploration de l'abdomen, parfois même dès après les deux ou trois premiers accès, révèle la présence d'une tuméfaction de la rate et bien souvent du foie. La pression médiate sur ces viscères tuméfiés, mais non déformés, est même douloureuse. Le ventre est à demi tendu et faiblement météorisé, opposant parfois à la main une résistance qui rend difficile à reconnaître et à limiter la tuméfaction des viscères.

141. Au degré extrême de la cachexie dialéipyrique où conduit la fièvre intermittente chronique prolongée, la face du malade est décolorée et bouffie ; les paupières sont œdématiées, et l'infiltration se montre même aux extrémités abdominales, au moins après la station quotidienne ; les systoles du cœur sont peu impulsives et les diastoles artérielles courtes et dépressibles comme chez les individus épuisés par de grandes hémorrhagies. Il est alors facile de reconnaître que la maladie a amené un état général de cachexie séreuse et ainsi un épuisement des éléments coagulables constitutifs du sang.

142. La cachexie dialéipyrique est parfois déjà très-évidente, dans les fièvres intermittentes chroniques dès le troisième ou quatrième accès de fièvre tierce et plus encore de fièvre quarte, surtout dans les fièvres intermittentes d'automne et des lieux marécageux, où la cause morbigène agit d'une manière continue, avec une grande intensité. P. Frank a reconnu cette circonstance de la manifestation de la cachexie fébrile dès le début de la fièvre intermittente. En rappelant ce qu'il a écrit à cet égard, nous lui emprunterons une indication exacte des principaux phénomènes de cette cachexie. « L'habitude cachectique des fébricitants, la langueur des digestions et des forces, la faiblesse générale, l'inertie de l'absorption, l'extravasation, la stase des humeurs qui s'altèrent dans le tissu cellulaire et dans les cavités, les engorgements, les obstructions rebelles des viscères et des organes glanduleux; l'ictère, l'asthme, les affections nerveuses, les tremblements, les paralysies, l'oblitération des sens, l'atrophie, la consomption, une fièvre continue ou hectique : tels sont les accidents qui en partie accompagnent les fièvres intermittentes dès leur commencement, mais surtout qui succèdent à cette fièvre négligée[1]. »

143. A mesure que la fièvre intermittente se prolonge, la cachexie devient plus marquée. Lorsqu'elle est parvenue à un certain degré, les accès intermittents perdent de leur intensité et de leur durée, au moins quant à la vivacité de l'état fébrile, mais la sueur du dernier stade des paroxysmes est considérable ; il survient un abondant flux d'urines limpides. L'intervalle des accès ne peut plus être considéré comme une véritable intermission, car l'apyrexie n'y est plus complète : les malades sont dans une vraie fièvre hectique continue ; des infiltrations séreuses s'opèrent dans le tissu cellulaire et dans les cavités; des ecchymoses se forment sur les extrémités et même sur le tronc, comme dans le scorbut confirmé. Van Swieten « a vu chez une jeune fille, après une fièvre quarte intense et prolongée, le sang coulant en grande quantité des gencives et des ecchymoses dans les paupières, survenues sans cause externe[2]. » La mort vient enfin terminer cet état chronique, lorsque des accidents intercurrents, des exacerbations perni-

[1] *Epit. de curandis hom. morb.*, t. I, § 27.
[2] *Comment. in aph.* 753, t. II, p. 473.

cieuses qui résultent souvent même de la cause de la fièvre intermittente, ne l'ont pas subitement abrégé d'une manière funeste.

144. Van Swieten a indiqué les formes les plus prononcées des accidents épiphénoméniques des fièvres intermittentes chroniques, lorsqu'elles se terminent par la mort, en retraçant les symptômes principaux des fièvres intermittentes épidémiques qui régnèrent dans une grande partie de l'Europe pendant l'automne de 1719. « J'ai vu, dit-il alors, sur moi-même et sur beaucoup d'autres, les yeux prendre une teinte subictérique. Les urines avaient la même couleur. Les malades avaient aux précœurs une douleur gravative et anxieuse; ils avaient des nausées, du dégoût, et quelques-uns ressentaient une douleur obtuse à l'hypochondre droit.... Chez beaucoup de ces malades, l'abdomen se tuméfiait; la face devenait d'une teinte de cire. Ils restèrent pendant l'hiver suivant dans un état de langueur. Plusieurs périrent au printemps par la diarrhée ou la dysenterie putride. Quelques-uns moururent rapidement d'une manière inopinée, en rendant, soit par en haut, soit par en bas, une grande quantité de sang, qui paraissait provenir du foie tombant en dissolution[1]. »

145. L'observation clinique fera mieux connaître qu'une description dogmatique l'une des formes les plus ordinaires et en même temps les plus accentuées de la fièvre intermittente chronique et de l'état cachectique qui la caractérise.

Isidore fit, en qualité de tambour, partie de l'expédition française en Afrique en 1830. Il y contracta la fièvre intermittente qu'il conserva d'abord deux mois. Il eut ensuite trois rechutes qui le ramenèrent à l'hôpital, chacune pour plusieurs semaines. Le type de cette fièvre fut plusieurs fois ternaire et quaternaire. Le malade fut réformé. Rentré dans sa famille, cet homme y resta valétudinaire pendant une année; il était parfois un mois sans fièvre; puis la fièvre revenait et durait plusieurs semai-

[1] *Comment. in aph. Boerh*, 707, t. II, p. 515. Édit. de Paris, in-4°, 1747.

nes, tantôt tierce, tantôt quarte ; tantôt légère, tantôt intense. Enfin, après quatre mois passés sans fièvre, il vint exercer à Paris son métier de cordonnier. En avril 1832, il y était depuis un mois, quand il fut pris de la fièvre quarte, qui persistait encore au mois de juin, lorsqu'il entra à l'hôpital. L'émaciation était très-grande, la peau était sèche, flasque au toucher, d'une teinte jaune pâle ; les conjonctives étaient légèrement ictériques, la langue saburrale. Le malade se plaignait d'une soif très-vive ; la faim persistait et il prenait, sans en être incommodé, la portion d'aliments ordinaire des convalescents. Le ventre était tendu, mais indolent à la pression. Les urines étaient abondantes et aqueuses ; les jambes étaient œdématiées le soir jusqu'aux genoux. Le malade avait deux ou trois évacuations stercorales demi-liquides chaque jour. Il avait de temps en temps des épistaxis. Le pouls était mol, vite et battait 70 fois par minute. On percevait à l'auscultation un souffle très-marqué sur les artères carotides et sous-clavières. Le malade se plaignait d'une douleur de tête qui augmentait le soir et empêchait le sommeil de la nuit. La fièvre revenait tous les trois jours par un frisson avec horripilation, d'abord d'une demi-heure environ, et ensuite avec tremblement pendant un quart d'heure. Le malade avait des nausées et vomissait la plus petite quantité de liquide ingérée dans l'estomac. La chaleur fébrile qui succédait au frisson était modérée ; le pouls n'en prenait pas moins une grande fréquence, jusqu'à 120 pulsations par minute. Le malade avait une vive agitation, une pénible anxiété précordiale et des palpitations de cœur. La sueur s'établissait finalement au bout de deux à trois heures ; elle était très-abondante. Le lendemain matin, le pouls avait encore une fréquence insolite, qui diminuait progressivement à mesure que l'intermission s'établissait. Cet homme avait pris, sans succès, disait-il, jusqu'à deux grammes de sulfate de quinine dans l'intervalle des accès et, pendant huit jours avant son entrée à l'hôpital, et avec aussi peu de succès, du poivre infusé dans l'eau-de-vie. En présence d'une maladie chronique aussi réfractaire, chez un homme qui nous parut exténué autant par des essais infructueux de médications empiriques que par la maladie, nous jugeâmes prudent de nous en tenir, au moins pour quelque temps, à une médication expectante. Cinq accès survinrent régulièrement. Les symptômes paroxystiques perdaient de leur intensité et les deux derniers accès avaient été aussi plus courts. Le malade paraissait reprendre des forces. Le 18 juillet, il se plaignait depuis la veille de coliques sourdes; le ventre était tendu, sans douleur à la pression, mais une fluctuation obscure s'y percevait; l'œdème des jambes faisait du progrès. Une infusion diurétique fut prescrite. L'accès revint le jour même. Le frisson fut très-fort, une chaleur intense lui succéda. Le malade tomba dès la fin du frisson dans un état de somnolence d'où il ne sortait que difficilement. L'élève de garde fit faire une application de sangsues derrière les oreilles. L'état comateux continua, la respiration devint embarrassée et le lendemain matin elle était stertoreuse; les yeux étaient fixes, les pupilles dilatées et immobiles; le pouls assez plein présentait quelques irrégularités. La mort arriva quelques heures après la visite.

A l'ouverture du cadavre nous trouvâmes une grande quantisé de sérosité infiltrée dans les mailles de la pie-mère, les ventricules cérébraux étaient pleins de sérosité, mais non distendus, le tissu cérébral, sain dans toutes ses parties, était ferme et très-légèrement ponctué. Les poumons étaient infiltrés dans la moitié inférieure de leur masse. Les plèvres contenaient chacune un verre environ de sérosité rougeâtre limpide, le péricarde un demi-verre et le péritoine plus de deux litres. La rate était doublée de volume; son tissu était mol, friable, d'une teinte violâtre, et tout à fait ramolli et comme malaxé avec un sang noir à demi coagulé, dans un foyer d'environ le volume d'un œuf près de la convexité du viscère. Le foie était d'un jaune-brun; son tissu était en général mol. Le cœur avait son tissu mol et d'une teinte faiblement violâtre. Les gros vaisseaux et les cavités du cœur contenaient en petite quantité du sang à peine coagulé qui avait teint en couleur foncée la surface interne des vaisseaux.

Ce fait est un exemple de fièvre intermittente chronique, et de la cachexie qui appartient à cette fièvre portée au plus haut degré. L'accès soporeux qui a terminé la maladie d'une manière inopinée a montré que la manifestation d'accès pernicieux arrive aussi bien dans le cours des fièvres intermittentes les plus chroniques que dans les intermittentes aiguës, bien qu'en réalité cette terminaison ne soit pas l'issue la plus fréquente de cette maladie. Aucun viscère n'a présenté de lésion qui pût motiver la mort par état soporeux. Le sang seul, dont l'altération était déjà manifeste avant la mort, s'est montré différent de l'état auquel on le trouve ordinairement sur les cadavres : 1° par sa liquidité ; 2° par la transsudation de sa partie séreuse dans les cavités à parois exhalantes ; 3° par la teinte de la surface interne des vaisseaux, autre effet de la séparation de ses éléments constituants.

146. La fièvre intermittente chronique subit, comme toutes les maladies longues et plus peut-être que toutes les autres affections chroniques, l'influence des constitutions atmosphériques ; aussi trouve-t-on comme opinion vulgaire, dans les lieux où les fièvres sont endémiques, que ceux qui conservent la maladie pendant l'hiver se rétablissent à l'arrivée du printemps ou même par suite des brusques variations météorologiques, comme après les orages violents.

147. L'influence des conditions saisonnières et des variations atmosphériques, et même on peut dire de toutes les causes qui modifient heureusement les fièvres intermittentes chroniques, se manifeste le plus souvent par le retour de la maladie à l'état aigu. Les stades de l'accès, et surtout celui de chaleur, se prononcent davantage ; la sueur est moins abondante, plus chaude ; les urines déposent un sédiment grisâtre ou rougeâtre ; la peau perd sa teinte jaune ou blafarde et commence à s'injecter ; les selles sont plus régulières ; le pouls devient large et souple ; la respiration moins anxieuse ; les intermissions des accès changent ordinairement de type ; la fièvre quarte devient tierce, et, si elle est tierce, devient souvent double-tierce. Il suffit souvent d'un petit nombre d'accès d'une acuité insolite et même d'une vive intensité pour terminer la fièvre chronique, en faisant disparaître jusqu'aux dernières traces de l'état cachectique où les malades avaient été amenés par la prolongation du mal. Il faut dire cependant que si la transformation de la fièvre intermittente chronique en une fièvre aiguë est le mode de terminaison le plus sûr et le plus prompt, il ne suffit pas souvent pour éteindre complétement les traces des désordres profonds que la fièvre chronique a laissées dans l'organisme ; on le verra tout à l'heure, quand nous ferons connaître les altérations viscérales qui persistent après les fièvres intermittentes chroniques.

148. Le fait clinique le plus saillant relatif à la marche des fièvres intermittentes chroniques, c'est que la durée de ces maladies n'est pas limitée par la condition morbide qui constitue leur essence. Il faut, pour les faire cesser, l'influence secondaire, soit des causes agissant sur le malade, comme les changements de saison, le changement de lieu, l'influence de médications actives, soit des modifications de l'organisme par un autre état physiologique ou pathologique tel qu'une phlegmasie, tel que des hémorrhagies, comme les hémorrhagies hémorrhoïdales, signalées par Senac comme jugeant souvent les fièvres intermittentes réfractaires [1]. Il arrive aussi que ces fièvres, qui semblent être devenues une fonction anomale de l'organisme, cèdent subitement par une commotion morale vive. C'est ainsi qu'au rapport de Pline, Q. Fabius Maximus fut guéri d'une fièvre quarte chronique dans le combat qu'il livra aux Allobroges [2].

149. Les fièvres intermittentes chroniques sont cependant

[1] Senac, *loc. cit.*, p. 60.
[2] C. Plin secund. *Nat. hist.*, lib. VII, cap. L.

parfois si réfractaires qu'elles persistent nonobstant toutes les causes qui peuvent modifier l'organisme, et qu'elles restent chez le malade comme une sorte d'état physiologique anomal. C'est ainsi qu'on voit des fièvres durer des années, comme les auteurs, et en particulier Wier [1] et Truka [2], en ont cité des exemples, et comme Senac l'a observé [3]. H. Augenius vit une fièvre quarte qui dura trois ans, et son père en avait observé une qui se prolongea pendant neuf années [4]. La durée de ces fièvres chroniques n'est pourtant pas toujours, absolument parlant, sans quelques interruptions. Mais le retour brusque et imprévu de la maladie, la durée variable de ses récidives, leur manifestation sans causes appréciables, montrent bien que si l'état morbide essentiel a des variations d'intensité, s'il devient latent par intervalles et même peu régulier dans la succession et la durée des stades paroxystiques, il n'en subsiste pas moins. Nous avons vu quelques exemples de ces fièvres prises dans des lieux marécageux, persister ainsi à Paris loin des causes fébrigènes et nonobstant toute curation, ne cessant que par intervalles plus ou moins courts et tout à fait irréguliers.

150. Si l'on ne peut rationnellement rattacher les fièvres intermittentes chroniques comme des formes spéciales aux fièvres continues, leurs accidents paroxystiques n'excluent pas cependant les symptômes de réaction inflammatoire, ni les symptômes diacritiques gastro-intestinaux ou gastro-hépatiques que les auteurs ont assignés aux différentes formes de fièvres inflammatoires, bilieuses, gastriques, gastriques muqueuses ; mais ces phénomènes, souvent épigénétiques, ne sont jamais assez persistants pour dominer tous les accidents morbides dans tout le cours de la maladie, bien qu'ils aient parfois une assez grande intensité, surtout lorsque la fièvre chronique

[1] *Medicarum obs. rararum*, 1557, obs. XXXVI.
[2] *Hist. feb. intermit.*, p. 289.
[3] *De recond. feb. interm. nat.*, lib. I, cap. x, p. 59.
[4] *Augment. de feb.*, lib. VII, cap. XLI, p. 207.

n'est autre chose qu'une série de fièvres aiguës intermittentes, se succédant par récidives, à intervalles rapprochés.

Pinel, qui attachait la plus grande importance à ces phénomènes, puisqu'il les considérait comme des caractères spéciaux distinctifs des diverses espèces de fièvre, a restreint la chronicité des fièvres intermittentes aux fièvres muqueuses, qui ont le plus souvent le type quaternaire, effectivement le type le plus ordinaire des fièvres chroniques.

151. La fièvre intermittente aiguë passe à l'état chronique par ses récidives multipliées, qui semblent d'abord des retours de fièvre aiguë; mais si elles se renouvellent, ou si elles se prolongent, les accidents pyrétiques se rapprochent de plus en plus de la forme chronique, et le malade finit par arriver à la cachexie dialéipyrique. Dès lors, quand même les accès viendraient à cesser, il faut compter sur une très-grande facilité de récidives. C'est ainsi que les malades chez qui des fièvres chroniques de l'automne ont été suspendues, passent l'hiver dans la langueur et la faiblesse de la cachexie, parfois avec des accès erratiques de fièvre mal déterminés, jusqu'à l'arrivée du printemps, qui amène le retour de paroxysmes fébriles réguliers.

152. Chez les jeunes sujets d'une vigoureuse constitution, l'état général de diathèse qui résulte de la durée prolongée ou des récidives des fièvres intermittentes n'exclut pas cependant toujours une certaine activité des fonctions organiques. Il arrive même que cette activité impose la nécessité d'associer une médication déplétive à la curation fébrifuge spécifique. En voici un exemple.

Un jeune homme de vingt et un ans fut pris, en juillet 1832, après un mois de séjour au camp, en Algérie, dans une plaine marécageuse, d'une fièvre quarte qui fut d'abord combattue avec succès par les fébrifuges. A peine était-il de retour au camp, au bout de quinze jours, qu'il reprit la fièvre, qui cette fois fut tierce. Quatre fois cette fièvre fut traitée avec un succès apparent, et quatre fois elle récidiva.

Renvoyé en France, il vint dans sa famille, à Gentilly, sur les bords marécageux de la Bièvre. Deux mois après son arrivée, il fut repris de la fièvre sous le type ternaire. Il la conserva deux mois ; puis il entra à l'hôpital de la Pitié, où la fièvre fut coupée. Quinze jours après, il sortit de l'hôpital : ses accès fébriles avaient disparu ; mais il conservait un malaise général, un état de courbature qui le rendaient incapable de se livrer au travail. Un mois après, retour de la fièvre, avec un accès tous les jours, survenant le soir, presque sans frisson. Il rentra à l'hôpital. Cette fois, le traitement, continué pendant un mois, n'amena aucune amélioration, quoique les fébrifuges eussent été donnés à haute dose, au moins au dire du malade. Enfin, la maladie continuant, cet homme vint à notre service d'hôpital, le 23 septembre 1833. La peau était d'une teinte jaune-paille, habituellement sèche. La tête devenait par instants le siége d'une assez vive douleur susorbitaire, comme gravative. Les systoles du cœur étaient assez fortement impulsives. La langue était nette, l'appétit bien conservé. Les gencives étaient gonflées, livides et saignantes. L'abdomen était souple et indolent dans toute son étendue. Ni le foie, ni la rate n'étaient tuméfiés. Les urines étaient aqueuses et assez abondantes. Les accès de fièvre venaient un jour vers quatre heures du soir, l'autre jour vers six heures. L'accès de quatre heures commençait par une courte horripilation suivie d'une chaleur qui devenait progressivement fort intense, et coïncidait avec une vive céphalalgie avec pesanteur de tête et grande anxiété précordiale. Cet accès, que Pinel eût qualifié d'angioténique, ne cessait qu'à la nuit suivante. La sueur qui succédait était peu abondante. Une épistaxis survint deux fois au commencement du stade de sueur. L'accès du lendemain, à six heures du soir, n'était marqué que par une assez vive chaleur avec un sentiment de malaise général, et ne durait pas plus d'une à deux heures. Deux saignées du bras furent faites, l'une dans le grand accès du 26 septembre, et l'autre dans celui du 28, sans autre résultat que de diminuer l'intensité des symptômes pyrétiques, qui persistèrent à se manifester sous le même type. Nous soumîmes alors le malade à des affusions d'eau froide, de deux minutes de durée, sur tout le corps et les membres, tous les matins; après cinq jours de cette médication, les petits accès avaient cessé, et les grands accès étaient réduits à deux heures de durée. Tel était l'état du malade le 10 octobre. Le sentiment général de malaise et de courbature diminuait, la peau perdait sa teinte cachectique. Les accès continuaient à revenir tous les deux jours; mais la rate augmentait de volume et l'appétit était faible; la digestion provoquait quelques coliques obtuses; les évacuations alvines étaient molles et répétées trois ou quatre fois par jour; les pieds étaient le soir faiblement œdématiés. Le 16 et le 20, nous fîmes donner, trois heures avant l'invasion de l'accès, un vomitif par l'ipécacuanha. Le 22 et le 24, il ne survint pas d'accès. Le 26, l'accès qui devait venir à quatre heures parut à deux. Il débuta par un frisson marqué, et se termina par une sueur assez abondante, surtout aux extrémités. Trente grammes de poudre d'écorce de quinquina furent ingérés le lendemain, en trois doses, et quinze grammes dans la matinée du 28. L'accès, avancé de deux heures environ, fut à peine marqué; ce fut le dernier. Le quinquina fut continué à la même dose pendant huit jours. Alors la rate avait perdu son volume insolite; la digestion était facile et régulière. Cet homme sortit de l'hôpital. Nous l'engageâmes à prendre tous les jours du vin de quinquina. Son rétablissement ne se démentit pas; nous le revîmes le 15 janvier suivant.

153. Sydenham a dit: « Si les enfants ont depuis longtemps les fièvres d'automne, il n'y a aucun espoir de les en délivrer, jusqu'à ce que la région splénique ait commencé à se durcir et à se tuméfier; car, à mesure que ce symptôme se développe, la fièvre s'en va. Il n'est peut-être pas de meilleur signe pour présager sa prochaine terminaison, que de reconnaître le développement de ce symptôme par une attentive observation. Il en est de même de l'œdème des jambes chez les adultes [1]. » Le fait clinique que nous venons de rapporter montrerait que l'observation de Sydenham s'applique quelquefois aux adultes; car la tuméfaction de la rate a été évidemment, ici, comme l'œdème des extrémités, le prélude de la terminaison de la fièvre chronique. Cette fièvre a suivi le type double-ternaire : circonstance rare dans les fièvres chroniques, mais qui s'est trouvée chez cet homme tout à fait en rapport avec un état subinflammatoire assez prononcé qui motiva l'indication de deux émissions sanguines.

154. La cachexie qui se produit dans les fièvres intermittentes chroniques est un état tellement grave qu'on ne saurait trop insister sur les faits qui peuvent le faire connaître.

Lambert Simon, manouvrier, âgé de trente-sept ans, fut embarqué comme soldat pour la Martinique. Il y était depuis sept mois, sans y avoir éprouvé de maladie, lorsqu'il fut atteint d'une fièvre intermittente qui se caractérisait surtout par l'intensité du frisson paroxystique, et par des vomissements et des évacuations diarrhéiques très-considérables dans chaque accès. Il séjourna pour cette maladie près de trois mois à l'hôpital. Il conserva un état valétudinaire jusqu'à l'hivernage suivant; il retomba alors dans la même maladie, qui, cette fois, fut beaucoup plus intense et s'accompagna d'ictère. Traité à l'hôpital militaire, son état s'améliora. Cependant il conserva la fièvre avec des accès tous les deux jours, et ensuite tous les trois jours, avec une faiblesse extrême et le ventre très-tendu. Un habitant lui donna une tisane amère qui rétablit son appétit et lui rendit des forces. Il partit un mois après pour revenir en France, en 1825. Il se porta très-bien pendant la traversée; mais à son retour en France, il fut repris de coliques avec des selles diarrhéiques et sanguinolentes, et il eut tous les ans des fièvres

[1] Sect. I, cap. v, p. 121.

tantôt tierces, tantôt quartes, pour lesquelles il restait plusieurs mois chaque année à l'hôpital. Enfin, au mois de décembre 1833, il avait la fièvre depuis quatre mois, quand il fut réformé. La maladie persista en changeant de type, tantôt tierce, tantôt quarte, s'interrompant quelquefois pendant plusieurs semaines. Il entra enfin à l'hôpital le 26 avril 1834. La peau était jaune blafarde sur tout le corps. Les conjonctives avaient une teinte subictérique. La langue était large, humide, légèrement muqueuse; la soif était assez intense. L'abdomen était indolent et à demi distendu; on percevait dans toute son étendue une fluctuation profonde. Les hypochondres étaient soulevés et tuméfiés; on percevait au-dessous du bord des fausses côtes droites une tumeur arrondie, sans bosselures, qui les dépassait de plus de trois travers de doigt. La matité de l'hypochondre droit remontait jusqu'au niveau du mamelon, et montrait que le foie n'était pas moins tuméfié par sa partie convexe que par sa concavité. La tumeur formée inférieurement par le foie s'étendait sous l'appendice xyphiode. L'hypochondre gauche était tout à fait mat, jusqu'au niveau du mamelon gauche et dans toute la partie latérale gauche. Au-dessous des côtes asternales gauches, on percevait une tumeur arrondie, lisse, indolente, manifestement formée par la rate hypertrophiée. Il survenait tous les jours deux ou trois selles liquides sans coliques, l'appétit était presque nul, mais les digestions se faisaient sans douleur. Les accès revenaient tous les jours par un frisson peu prononcé; la chaleur pyrétique se manifestait au bout de trois quarts d'heure environ; elle était modérée et bientôt suivie de la sueur, qui était très-abondante et durait une grande partie de la nuit. Le 1er mai, le sulfate de quinine fut donné à la dose d'un gramme et continué ainsi pendant dix jours. Dès le troisième jour, les accès de fièvre avaient cessé. Le 16 mai, la diarrhée était guérie. Le ventre était devenu souple; les urines étaient abondantes. Le malade fut soumis à l'ingestion quotidienne de cent vingt grammes de vin de quinquina mêlé à moitié avec du sirop antiscorbutique. Cette médication fut continuée jusqu'au 15 juin. Dès le 30 mai, la peau avait perdu en grande partie sa teinte blafarde, et le ventre ne donnait plus de signe de la présence de liquide dans sa cavité; la tumeur splénique avait diminué d'un quart au moins; le bord inférieur du foie ne se percevait plus sous l'hypochondre. La convalescence se consolida progressivement. Le malade quitta l'hôpital complétement rétabli, le 20 juin.

155. On trouve rarement dans les fièvres intermittentes chroniques la tuméfaction des viscères abdominaux portée au degré où nous l'avons rencontrée dans le cas que nous venons de décrire, où la gravité des désordres organiques a été due à l'intensité des accidents pyrétiques. Cependant les auteurs ont rapporté beaucoup de faits semblables. Aetius a vu la rate s'étendre dans le ventre en largeur au point de comprimer le foie, et en longueur au point de descendre jusque dans la partie inférieure de l'abdomen[1]. Diemerbroeck a vu la rate augmentée de volume, après une fièvre intermittente chronique, jusqu'à peser vingt-trois livres[2]. Nos observations, considérées sous le point de vue de la tumeur splénique et hépatique, nous offrent des différences qui suffisent pour établir qu'il n'y a pas de rapport nécessaire entre la présence de ces tumeurs et celle de la fièvre chronique, ni entre l'intensité de cette dernière et le volume de ces tumeurs, comme entre l'époque de leur invasion et la marche de leur développement et l'époque de l'invasion et les progrès de la maladie.

156. Les tumeurs de la rate, ou du foie dans les fièvres chroniques et surtout dans les récidives de fièvres, peuvent devenir la cause de terminaisons funestes et souvent inopinées de la maladie. Leur persistance montre que l'empreinte que la cause de ces fièvres, ou la présence de ces maladies elles-

[1] *Aetii*, op., lib. VII, cap. x.
[2] *Anat.*, lib. I, cap. xvi.

mêmes, ont faite sur l'organisme, n'est pas éteinte. Elles motivent l'imminence des récidives de la maladie pour la moindre cause, et leur présence est d'ailleurs une cause toute spéciale d'accidents morbides. Ces diverses circonstances exigent que nous ne séparions par l'histoire de ces tumeurs de celle des fièvres intermittentes chroniques. Mais ce serait considérer les effets de la maladie sous un point de vue trop étroit que de nous arrêter aux seuls désordres qui se montrent dans la rate ou dans le foie. Dans les fièvres intermittentes, tous les organes abdominaux sont constamment, soit dans les accès de ces fièvres, soit dans leurs intervalles, troublés dans leurs fonctions.

Galien rapporte que dans une fièvre tierce opiniâtre, qui commença à l'automne et ne se termina qu'au printemps suivant, la rate acquit un volume considérable et les précœurs furent distendus par des flatuosités [1], distension qui indiquait nécessairement un désordre dans les fonctions digestives. C'est qu'en effet ces fonctions sont toujours troublées dans les fièvres intermittentes, au moins dans les accès seulement, et le plus ordinairement aussi dans les intermissions.

157. On peut souvent signaler, en quelque sorte par l'observation clinique, dans les fièvres périodiques, tous les degrés d'évolution des désordres viscéraux, depuis l'état aigu jusqu'à l'état chronique. L'on reconnaît presque toujours dans l'accès même de la fièvre intermittente aiguë, la douleur à l'épigastre ou sous les bords des côtes asternales, une distension plus ou moins marquée des flancs et quelquefois de tout l'abdomen, des nausées, des vomissements, des selles diarrhéiques ; dans quelques cas, un certain degré d'ictère, des coliques plus ou moins vives. Si tous ces symptômes ne sont pas toujours réunis, il s'en trouve toujours assez pour que la présence d'une altération dans les fonctions des viscères abdominaux ne soit pas douteuse. A mesure que la sueur s'établit,

[1] *Method. med. ad glaucon.*, lib. I, cap. IX. *Chart.*, t. X, p. 352.

les accidents abdominaux, survenus dans l'accès, diminuent et d'ordinaire ne persistent au moins qu'imparfaitement au paroxysme. C'est ainsi que chez des sujets affectés de fièvre intermittente tierce à accès de dix à douze heures de durée, la rate et le foie commencent à se tuméfier vers le commencement de l'accès, et acquièrent un volume assez grand pour que le bord libre du foie et l'extrémité inférieure de la rate se perçoivent à deux ou trois travers de doigt sous les bords des hypochondres. Cette tuméfaction s'accompagne souvent d'une douleur gravative. La sueur paroxystique s'établit; cette douleur s'efface, la tuméfaction splénique et hépatique diminue; le ventre, ordinairement gonflé vers les flancs et l'ombilic, s'affaisse, et, lorsqu'on arrive dans l'intermission, il ne reste plus vestiges de ces désordres abdominaux.

158. Ce décroissement progressif de la lésion des viscères abdominaux après les fièvres périodiques aiguës, et surtout immédiatement après l'accès pyrétique, ne se rencontre plus après les fièvres intermittentes chroniques. A mesure que la fièvre se prolonge, si elle tend à devenir chronique, la disparition des accidents paroxystiques n'est plus complète; le foie et surtout la rate restent d'abord gonflés pendant quelques heures après les premiers accès, puis ils conservent une certaine tuméfaction dans l'intermission; le ventre est bouffi, tendu, et les déjections alvines sont le plus souvent exagérées dans la fin du paroxysme, et ensuite pendant l'intermission et l'accès suivant vient encore ajouter aux désordres des viscères. Ainsi la congestion veineuse, d'abord passagère, qui se reproduit à chaque accès dans le foie, la rate et tous les vaisseaux mésentériques, finit par devenir continue. Toutefois ces lésions s'effacent par résolution après la fièvre terminée; mais après les fièvres intermittentes chroniques, la résolution n'arrive que lentement; elle s'accomplit cependant surtout chez les malades peu âgés. Nous l'avons vu chez deux sœurs, nées toutes deux et élevées dans un pays de marécages, et âgées, l'une de vingt-trois ans, et l'autre de vingt. Elles eurent une fièvre intermittente chronique qui se renouvela pendant trois automnes, en 1831, 1832 et 1833. Elles avaient, au mois de janvier 1834, la rate d'un volume tel qu'elle descendait jusqu'au voisinage de l'ombilic. Chez l'une, le foie était aussi augmenté de volume, et chez l'autre il y avait une diarrhée chronique avec ballonnement de l'abdomen très-marqué et coliques sourdes. Les extrémités étaient légèrement œdématiées. On avait donné à hautes doses et avec opiniâtreté le quinquina et le sulfate de quinine, qui avaient plusieurs fois interrompu les fièvres sans en prévenir les récidives. Arrivées à Paris, loin du foyer des miasmes fébrigènes, ces jeunes filles ne nous présentaient que les lésions abdominales dues aux fièvres antécédentes. Nous fûmes obligé, à cause de la susceptibilité des organes digestifs, de les tenir d'abord à un régime adoucissant, à l'usage de bains alcalins et des boissons émollientes. Nous ne pûmes arriver sans accident qu'avec une extrême lenteur à la médication résolutive, instituée surtout par les sucs des crucifères. Les fièvres ne se reproduisirent pas; la cachexie dialéipyrique n'en persista pas moins fort longtemps. Ce ne fut qu'après plus d'une année que nous pûmes obtenir la consolidation de la santé et la disparition des lésions abdominales.

159. La tuméfaction des viscères abdominaux devient par elle-même la cause d'accidents très-graves. L'histoire de la médecine nous en conserve un exemple recueilli sur un homme qui en fut une des gloires. Fernel avait depuis plusieurs années une tumeur splénique considérable, suite d'une fièvre quarte prolongée. La rate tuméfiée s'enflamma, une fièvre intense s'ensuivit, et la rate devint le siége d'un apostème qui se termina par la mort le dix-huitième jour[1]. Senac a vu des abcès se former dans le foie tuméfié après la fièvre double-tierce[2]. Hamilton a observé dans les fièvres intermittentes de

[1] Plantius, in *Vita Fernelii.*
[2] *De recond. feb. nat.*, lib. I, cap. XIII.

Walcheren des inflammations se développant dans le tissu péritonéal[1] autour de la rate engorgée. Ces faits cependant sont très-rares. L'engorgement de la rate se trouve comme endémique sur des populations entières, dans les pays d'étangs et de marais, sans autre accident que le retour fréquent des fièvres, chez ces malheureux habitants, qui finissent par succomber à ces maladies. Fanton pensait « que ceux qui portent ainsi des engorgements spléniques, suites de fièvres intermittentes prolongées, sont très-exposés à contracter des pneumonies[2]. » Cette assertion ne nous semble pas suffisamment justifiée. Nous ne regardons comme démontré que ce fait, que tous les praticiens connaissent, que la tuméfaction chronique de la rate dispose aux fièvres intermittentes, à tel point qu'on les contracte pour la plus légère cause, et que presque toutes les maladies incidentes chez ces sujets, même les plus légères, participent toujours à un certain degré de la forme périodique.

160. La manifestation d'une fièvre intermittente, chez ceux qui sont affectés d'un gonflement chronique de la rate, peut amener assez rapidement un ramollissement et une rupture de ce viscère ; et même le ramollissement de la rate peut se manifester dans les paroxysmes de l'intermittente aiguë, même sans tuméfaction préalable de cet organe. Morgagni a établi ce fait[3], qui a été aussi constaté à Walcheren par Hamilton et par Bailly à Rome[4]. Krause a publié à Berlin, en 1826, une observation sur une rupture de la rate déterminée, au quatrième accès d'une fièvre aiguë pernicieuse chez un homme de trente-deux ans. « Le parenchyme splénique déchiré était noir et friable et l'abdomen était plein de sang[5]. »

161. C'est surtout lorsque la rate est tuméfiée par la pro-

[1] *Med. and phys. Journal*, t. XXV.
[2] *Schol. ad patris obs. anat. med.*, 27.
[3] *Epist. anat.* IV, art. 9.
[4] *Traité anat. path. des fièvres intermitt. simples et pernicieuses*, lib. III, p. 155.
[5] *Journ. der Prakt. heilkunde*, avril 1826, p. 72.

longation de la fièvre intermittente que se produit son ramollissement et qu'on peut craindre sa rupture, qui a pour résultat un épanchement du sang dans l'abdomen, rapidement suivi de la mort.

Une femme de trente-huit ans était atteinte, pour la quatrième fois, de fièvre tierce. Elle périt subitement dans l'accès. Eysel trouva le ventre plein de sang liquide ; la rate était rompue[1]. Diemerbreeck, rapprochant ces ruptures de la cause qu'il leur attribuait, établissait que « la rate était si souvent tellement gorgée de sang, que ses membranes se rompaient et que le sang s'extravasait dans l'abdomen[2]. » Senac rapporte « qu'une femme, atteinte d'une fièvre intermittente négligée, tomba subitement morte. On reconnut, à l'ouverture de son cadavre, la rate ramollie et déchirée et du sang extravasé dans l'abdomen[3]. »

« Une fille de trente ans avait, depuis quelque temps, une fièvre intermittente. Le 3 octobre on la vit se traînant avec peine sur le chemin, pour aller se mettre dans un fossé à l'abri d'un buisson. Le 4 octobre on la trouva morte au même lieu. La surface du corps était entièrement décolorée. A l'ouverture de l'abdomen, il s'échappa une grande quantité de sang noir, dont une partie, prise en caillot, était recouverte par l'épiploon. Cette membrane et la surface externe des intestins étaient pâles ; les ramifications artérielles et veineuses étaient vides de sang. On put suivre le caillot jusque dans l'hypochondre gauche, où se trouvait la rate plus volumineuse que dans l'état normal et déchirée transversalement dans la moitié de son épaisseur, depuis le bord postérieur jusqu'à la scissure splénique. Le caillot pénétrait dans la déchirure et adhérait au tissu de la rate. Le foie était sain, pâle, exsangue[4]. » On pour-

[1] *De ruptura lienis*. Erfurt, 1686.
[2] *Anat.*, lib. I, p. 115.
[3] *De recond. feb. intern. nat.*, lib. I, cap. XXIII, p. 130.
[4] Obs. de Duret, d. m. à Nuits. *Journal génér. de méd.*, t. XCIX, 2e de la Ire série, p. 136.

rait réunir aisément un assez grand nombre d'exemples de ces accidents funestes, dus à des fièvres intermittentes chroniques.

162. Les congestions vasculaires abdominales, qui produisent surtout dans les fièvres intermittentes chroniques la tuméfaction des viscères des hypochondres, ne sont pas limitées à ces viscères ; elles s'étendent à tout l'appareil de la veine porte, et c'est sans aucun doute à cette congestion, qui se reproduit à chaque accès, que sont dus les symptômes de troubles des fonctions du tube digestif que nous avons signalés.

Motin, né et élevé dans les marécages de la Sologne, y exerçait le métier de jardinier. Il avait eu plusieurs fois les fièvres intermittentes pendant plusieurs années. Il fut amené à Paris au printemps de 1837, par les maîtres au service desquels il était, pour y être traité d'une fièvre quarte qui durait depuis cinq mois. Cet homme, admis à l'hôpital, nous présenta au plus haut degré tous les symptômes de la cachexie pyrétique. La rate et le foie étaient tuméfiés ; le ventre était à demi tendu, indolent à la pression ; il était le siége d'une douleur gravative profonde ; il y avait deux ou trois selles liquides par jour ; la soif était assez intense. Sous l'influence d'une diète lactée la fièvre quarte perdit de son intensité et même cessa en quinze à vingt jours, mais la cachexie persista ; l'œdème devint général et des symptômes d'une pleuro-péricardite qui fut attribuée à un refroidissement pris dans la cour de l'hôpital amenèrent la mort en deux jours. A l'ouverture du cadavre, nous trouvâmes un épanchement de sérosité jaune rougeâtre assez abondant dans les deux côtés du thorax et peu prononcé dans la péricarde ; la plèvre était revêtue d'une couche pseudo-membraneuse ; le péritoine était sain, mais on était frappé de l'injection du réseau veineux du mésentère et des parois intestinales sous la membrane séreuse. Les tuniques intestinales étaient généralement minces, très-pâles et comme macérées. Les villosités étaient assez évidentes et peut-être un peu plus injectées que dans l'état normal dans le duodénum et le jéjunum ; du reste, le tube digestif ne présentait aucune lésion. Le foie avait un volume de moitié plus grand que dans l'état normal. Son tissu était peut-être plus ferme et moins fragile ; les rameaux de la veine porte, qui se distribuent dans son épaisseur, étaient d'un volume double de l'état normal. Les vaisseaux bilifères contenaient une bile aqueuse en petite quantité. La vésicule du fiel était à demi remplie d'un liquide semblable. Le tronc de la veine porte, très-distendu par du sang demi-coagulé, avait un volume presque égal à celui de la veine cave. Cette dilatation avec réplétion se trouvait dans toutes les parties de la veine porte, dans les veines gastriques et mésaraïques, dans la veine splénique. Toutes ces veines étaient, du reste, saines dans leurs parois. La rate avait une densité moindre que celle de l'état sain ; son tissu était d'un rouge violâtre pâle, assez semblable pour l'aspect au tissu du foie. Elle avait le volume de la tête d'un enfant naissant ; elle était aplatie et fort allongée. Le cœur, les artères et les veines et en particulier les veines sushépatiques ne présentaient aucune lésion.

163. La congestion, dans les fièvres intermittentes, peut donc être étendue autant à toutes les parties où se ramifie la veine porte, qu'à un seul viscère comme la rate, qui appartient, comme plexus veineux, à cet appareil vasculaire. L'obstacle à la circulation dans les veines peut déterminer une hémorrhagie dans le tube digestif, de même qu'il produit, dans d'autres cas, la rupture de la rate.

« Fusée Aublet vint à Paris en 1772 d'un voyage dans lequel il avait eu des fièvres de mauvais caractère. Il jouit d'une meilleure santé pendant quelque temps. Cependant il avait le teint jaune et livide, de la gêne dans la respiration et quelquefois dans la parole. Il eut de nouveaux accès de fièvre ; son ventre se gonfla à diverses reprises, il rendit par les selles et par la bouche une matière noire que l'on crut être seulement de la bile. Le ventre se tuméfia de plus en plus ; les pieds s'enflèrent ainsi que les extrémités inférieures et le scrotum ; un épanchement survint dans le ventre. Se croyant sans ressources, le malade partit pour la Provence, où il se guérit en apparence en exposant son ventre au soleil et en prenant des bains de sable chaud. A son retour, l'enflure avait disparu; il urinait abondamment; mais son teint était d'un jaune un peu noir et il rendait assez abondamment par la bouche et par le fondement des matières noirâtres. Portal trouva la rate très-volumineuse et fort dure et conseilla un traitement que le malade négligea. Les excrétions et les vomissements de matières noires continuèrent. Le malade se livra un jour à un violent accès de colère, après lequel il rendit par la bouche et par l'anus une très grande quantité de sang. Cet accident le jeta dans une telle faiblesse qu'on le crut mort. L'engorgement de la rate, qui avait paru à Portal si considérable quelque temps auparavant, avait tellement diminué après l'hémorrhagie qu'il était à peine sensible au tact. Des sangsues appliquées au fondement tous les quatre ou six mois, ou à l'occasion de déjections de nouvelles matières noires, prévinrent de nouveaux accidents pendant deux ans; mais un nouvel accès de colère amena une nouvelle hémorrhagie, qui fit périr le malade à l'âge de cinquante-quatre ans. Le foie, d'un volume ordinaire, était endurci dans son petit lobe. La rate, beaucoup plus grosse que dans l'état naturel, était telment molle, qu'on la déchirait avec les doigts, comme si elle eût été en putréfaction; elle contenait du sang noirâtre. Les veines, qui vont de la convexité ou de la grosse extrémité de l'estomac à la concavité de la rate, pour s'anastomoser avec les veines spléniques, étaient gorgées d'un sang noir pareil à celui de la rate. Les veines coronaires supérieures, les inférieures, les pyloriques, toutes les veines qui communiquent les unes avec les autres, étaient également dilatées et remplies d'un sang noir, dont la teinte paraissait d'autant plus profonde que les membranes de l'estomac et des intestins étaient d'une blancheur singulière. Les troncs des veines spléniques, stomachiques et hépatiques étaient pleins de sang. On trouva dans l'estomac une grande quantité du même liquide, qui était filandreux et très-noir, même plus que celui qui se trouvait dans les veines et dans les cellules de la rate. Il y avait aussi une petite quantité de cette même matière noire dans le duodénum. Les parois internes de l'estomac étaient noires en divers endroits, et à la grosse tubérosité, dans le lieu où l'estomac, contigu à la rate, est pourvu de veines qui forment la plus grande partie des vaisseaux courts, et même le long de la grande courbure de l'estomac et autour du pylore. Les parois de l'estomac, dans ces endroits noircis, avaient plus d'épaisseur qu'ailleurs; leur membrane interne était plus molle, et comme détachée des autres tuniques par un tissu cellulaire, infiltré d'un sang également noirâtre. En pressant les parois de ce viscère, dans ces divers endroits, on en faisait aisément sortir une matière noirâtre, semblable à celle qui se trouvait épanchée dans sa cavité, et qui ne pouvait être que du sang. On remarqua dans le duodénum une grande tache noire avec un gonflement et un relâchement considérables[1]. »

164. L'hémorrhagie, qui résulte de l'obstacle à la circulation dû à la congestion des veines abdominales, suite des fièvres intermittentes chroniques, peut n'être pas mortelle; elle peut même amener la terminaison de ces fièvres et des désordres qu'elles produisent. Ainsi Marcellus Donatus rapporte que deux hommes qui avaient une tuméfaction considérable de la rate, par suite de fièvres prolongées et répétées, furent rapidement guéris par les évacuations survenues par haut et par bas d'une grande quantité de sang[2]. Latour a recueilli plusieurs exemples d'hémorrhagies intestinales, par lesquelles se sont terminées des obstructions chroniques des viscères abdominaux, survenues après des fièvres intermittentes prolongées[3]. Ces terminaisons heureuses se conçoivent très-bien ; elles font cesser la congestion chronique de l'appareil de la veine porte

[1] Portal, *Obs. sur la nat. du melana. Mém. de la Société d'émulation*, t. II, p. 107.
[2] *Hist. med. univers.*, lib. IV, cap. IX.
[3] Voyez notamment l'obs. 556 du tome II, p. 124, de son *Histoire des hémorrhagies*.

qui se décèle, dans ces fièvres, par les phénomènes morbides évidents pendant la vie, et par les désordres trouvés après la mort. C'est ainsi que l'on doit se rendre compte de la cessation des fièvres chroniques par les hémorrhagies hémorrhoïdales indiquée par Senac.

165. Lorsque les malades sont heureusement sortis d'une fièvre intermittente chronique, ils conservent longtemps un état général de faiblesse qui exige les plus grands soins et qui même est quelquefois lié à une débilité des facultés intellectuelles, que Sydenham a signalée comme une sorte de manie, dont les auteurs n'avaient point parlé et qui peut aller jusqu'à la véritable démençe[1]. Cet état a été observé, en 1826, dans l'épidémie de fièvre intermittente de Groningue. La démence coïncidait avec une faiblesse excessive et une véritable perte de la mémoire. Sydenham ne regarde cette manie comme incurable que lorsqu'elle est mal traitée. A Groningue, tous ceux qui ont eu cet accident se sont rétablis assez promptement par les seules forces de la nature.

166. Longtemps encore après que la fièvre intermittente chronique a cessé, lors même que la diathèse qu'elle avait déterminée semble éteinte, l'organisme porte l'empreinte de sa présence. La face reste décolorée ; la peau est habituellement sèche et transpire difficilement, ou se trouve au contraire trop perméable et toujours couverte d'une sueur visqueuse ; les urines restent très-abondantes ; la faiblesse musculaire est telle, que les moindres mouvements sont fatigants ; les digestions sont faciles, mais la soif est habituelle et le goût émoussé et dépravé fait rechercher les aliments âcres, salés et épicés, les fruits acides et non parvenus à maturité.

167. Comment une maladie qui, lors même qu'elle s'est terminée le plus heureusement, laisse au moins dans l'organisme une débilité, une imperfection des fonctions plastiques

[1] *Op. omn. de feb. interm.*, 1761, t. I, cap. v, p. 60. Éd. de Genève, in-4°, 1769.

qui ne s'effacent qu'avec lenteur et qui persistent même comme état cachectique, surtout chez les vieillards, a-t-elle été considérée comme pouvant rétablir ou fortifier une santé chancelante et qu'il convient ainsi d'abandonner à elle-même? Une fièvre intermittente peu prolongée peut sans doute faire disparaître quelques affections chroniques comme des engorgements glanduleux, des douleurs rhumatismales; mais, comme le dit Senac, « si la fièvre se prolonge, non-seulement elle ne sera pas salutaire, mais elle sera nuisible; le mal qu'elle fera sera d'autant plus grand que les parties du corps seront plus faibles ou qu'elles seront plus affectées de certains états morbides. Ainsi surviendront des ictères ou des toux ou toute autre affection des poumons: il ne faut rien attendre de bon des fièvres[1]. »

L'opinion, qui fait chercher dans les fièvres intermittentes chroniques une source de bonne santé, un moyen de guérison pour des maux anciens, malgré toute l'autorité des hommes qui l'ont adoptée, n'est point conforme à l'expérience. Il faut la rejeter avec les doctrines humorales du galenisme qui lui ont donné naissance.

[1] *De recond. feb. int. nat.*, lib. I, cap. XXIII, p. 132.

CHAPITRE IV

DESCRIPTION DES FIÈVRES PÉRIODIQUES, ATAXIQUES OU PERNICIEUSES

168. La dénomination de fièvres *pernicieuses* ou *ataxiques* s'applique aux fièvres périodiques intermittentes ou rémittentes qui mettent immédiatement en péril la vie du malade par l'intensité excessive des paroxysmes, par la violence insolite de quelques-uns de leurs symptômes ou par des accidents épigénétiques, liés comme complication aux stades paroxystiques. Cette dernière cause de la gravité insolite des fièvres périodiques a été signalée dans les temps anciens. Cœlius Aurelianus nous apprend que Praxagoras a parlé de fièvres périodiques qui deviennent mortelles par des accidents apoplectiques ou cataleptiques survenus dans leurs accès[1].

169. Dans les fièvres intermittentes ordinaires, les accès se succèdent régulièrement suivant leurs types, et les stades des paroxysmes se lient les uns aux autres dans un ordre déterminé ; tous les phénomènes morbides simultanés ou successifs ont en général une certaine parité de violence au moins dans chaque stade des accès. Dans les fièvres pernicieuses, les phénomènes morbides n'ont plus la même régularité dans leur succession, au moins dans les accès successifs, ni les mêmes rapports de forme et d'intensité ; tous les accidents, ou bien seulement certains

[1] Cœlius Aurelianus, *De morb. acut.*, lib. II, cap. x, p. 97.

accidents des stades fébriles, acquièrent une si grande intensité ou prennent une forme épiphénoménique si grave, qu'ils mettent directement en péril la vie du malade, ou bien encore l'on voit dominer dans l'ensemble des phénomènes morbides et dans leurs rapports de succession et d'intensité, une telle irrégularité et une telle tendance à la dépression des forces, que l'impuissance de l'organisme, pour résister à de si grands désordres fonctionnels, éclate dans tous les instants de la maladie.

Ces formes ataxiques des fièvres périodiques constituent les fièvres pernicieuses. A les considérer en elles-mêmes, il est facile de voir que, malgré leur singularité apparente, elles ne sont que des déviations des phénomènes ordinaires et spéciaux des fièvres périodiques simples. Nous en tirons cette conséquence qu'il faut classer les fièvres pernicieuses, en rattachant leurs symptômes pathognomoniques aux stades des paroxysmes normaux des fièvres périodiques.

170. Le premier stade paroxystique est celui où se manifestent le plus souvent les symptômes pathognomoniques des fièvres pernicieuses. Si le frisson devient excessif par sa durée et son intensité, la fièvre est *algide*. Si les évacuations alvines séro-muqueuses ou mucoso-bilieuses, si fréquentes d'ailleurs dans le premier stade des accès, deviennent excessives au point d'épuiser l'organisme en peu de temps et de déprimer l'action du cœur jusqu'à la lipothymie, on a la fièvre *cholérique*. Si les nausées et les vomissements se produisent avec intensité et avec ces douleurs gastriques excessives, qui ont pour effet immédiat de briser les forces et de jeter le malade dans la lipothymie ou même dans les spasmes cloniques, on a la fièvre pernicieuse *cardialgique*. Si les fonctions de la circulation, de la respiration, de l'innervation qui sont toujours déprimées dans le stade de frisson tombent en une telle débilité que le malade soit jeté en lipothymie, c'est la fièvre pernicieuse *anesthésique* qui comprend, selon que l'adynamie porte plus spécialement sur l'une des trois grandes fonctions, les fièvres pernicieuses *syncopales*, *lipothymiques* ou *léthargiques* des auteurs. Si les mouvements respiratoires habituellement gênés, anxieux, précipités dans le frisson, sont si pénibles que la respiration est imparfaite et que même adviennent les premiers symptômes de l'asphyxie, on a alors la fièvre pernicieuse dyspnéique, que nous préférons dénommer fièvre pernicieuse *asphyxique*, d'autant mieux que dans cette fièvre il y a une autre cause de l'imperfection de l'hématose que l'imperfection des mouvements respiratoires.

171. La transition du premier au deuxième stade du paroxysme se fait avec facilité, si le frisson a été modéré, et surtout s'il a été peu prolongé et s'il n'a été compliqué d'aucun accident insolite; mais il n'en est plus de même dans le cas contraire, ou si la maladie sévit sur un sujet qui se trouve dans de mauvaises conditions constitutionnelles. Le stade de chaleur survient alors avec lenteur; les accidents dépassent les limites de cet état d'accablement semi-somnolent qui se produit d'ordinaire à la transition du premier au second stade du paroxysme fébrile ordinaire; ils sont accablés sous le malaise excessif de cet état intermédiaire au frisson et à la chaleur réactionnelle; ils tombent dans un état lipothymique qui va jusqu'à la suspension des fonctions de relation et qui ne permet qu'à grand'peine l'interruption de l'état soporeux. C'est la fièvre *soporeuse* des auteurs, fièvre où les accidents pernicieux apparaissent toujours après le premier stade paroxystique et s'accroissent dans le deuxième.

172. Lorsque le stade de chaleur pyrétique est développé, la réaction peut atteindre une excessive intensité; le malade éprouve une ardente chaleur pyrétique et conserve un sentiment de froid aux extrémités, qui restent pâles et glacées. On peut même vérifier les différences de température par le thermomètre. L'excitation fébrile dans cette forme de fièvre pernicieuse est si intense, qu'elle s'accompagne de fluxions sanguines congestives sur les organes internes thoraciques et abdominaux et même encéphaliques. Ainsi se produisent les fièvres pernicieuses que nous comprenons sous la dénomination générale de fièvres *lipyriques*. Dans toutes ces fièvres, l'irritation pyrétique réactionnelle est portée au point de produire une subinflammation ou au moins une congestion sanguine excessive, dans un ou dans plusieurs organes importants. La fièvre lipyrique comprend ainsi les fièvres pernicieuses *cérébrales*, *apoplectiques*, *hémoptoïques*, *pneumoniques*, *entéritiques*, etc., fièvres pernicieuses d'autant plus graves que les lésions viscérales secondaires persistent dans la rémission et produisent comme complication les congestions et les phlogoses des viscères où s'accomplissent les grandes fonctions de l'organisme.

173. Le troisième stade de l'accès peut aussi, par ses symptômes propres, imprimer à la fièvre un caractère ataxique. Ainsi, si la sueur devient excessive, on a la fièvre ataxique intermittente *hélode* ou *diaphorétique*.

174. La fièvre intermittente *algide* est une des formes pernicieuses les plus fréquentes. Elle n'a été décrite par aucun auteur avec plus d'exactitude que par P. Salius Diversus. « On voyait, dit-il, au début de quelques fièvres intermittentes, le frisson étant à peine développé, une telle abolition de la chaleur animale que la peau devenait comme glacée; la face ressemblait à celle des mourants, le pouls s'affaiblissait au point de devenir insensible. Il se relevait cependant un peu lorsque quelque chaleur succédait à cet état, mais il restait petit, inégal, fréquent et faible. La soif était insatiable; l'anxiété excessive; les malades étaient frappés de terreur; ils se plaignaient d'une chaleur brûlante, tandis que tout leur corps était froid ou à peine chaud; il survenait des lipothymies, des sueurs froides, des palpitations et des tressaillements de cœur. Tous ces accidents redoutables cessaient avec l'accès. Le déclin du paroxysme s'annonçait par l'élévation du pouls et le retour de la chaleur. J'ai vu ces accès de fièvre durer de seize à dix-huit heures. J'ai remarqué cette particularité, que les malades passaient la nuit qui précédait l'accès dans des inquiétudes incroyables, bien qu'ils fussent sans fièvre[1]. »

175. La fièvre périodique ne prend ordinairement la forme algide tranchée qu'au troisième ou quatrième accès. Mais déjà, dans les deux ou trois accès qui précèdent, la persistance du froid et son intensité sont remarquables aux extrémités abdominales. Le corps est déjà réchauffé depuis plusieurs heures que les malades se plaignent encore du froid des pieds et des jambes. Ces malades restent à la fin des accès dans un état d'accablement, d'adynamie extrêmes; quelquefois même cette prostration des forces cesse à peine pendant l'intermission.

176. La mort arrive ordinairement dans la fièvre algide vers le quatrième ou cinquième accès, décidément algide. Le malade dans l'état général de refroidissement tombe dans le coma, se couvre d'une sueur visqueuse qui croît à mesure que le pouls s'affaiblit et que la respiration devient de plus en plus lente et incomplète. La face et les extrémités sont livides et la vie s'éteint comme progressivement des membres au tronc, de la circonférence au centre.

Nous avons vu deux fois la fièvre algide se caractériser dès le deuxième accès et se terminer par la mort. Dans l'un et l'autre de ces cas exceptionnels par leur intensité, le refroidissement général s'est manifesté d'une manière progressive avec une continuité remarquable de tremblement presque spasmodique des membres. Des efforts incomplets de réaction, provoqués par des applications de synapismes presque continues sur les membres, nous ont fait espérer pendant quelques instants d'obtenir la terminaison du paroxysme. Les malades sont arrivés à l'état de coma et ont succombé, dans un cas, au bout de douze heures, et dans l'autre au bout de vingt heures de durée de l'accès.

177. On trouve dans les auteurs un assez grand nombre

[1] Cité par Senac, *De recond. feb. int. nat.*, lib. I, cap. XIV, p. 79.

d'exemples de fièvres algides. Mercatus, Morton, Torti, Pinel, Alibert en ont rapporté. Cette fièvre pernicieuse a presque toujours le type ternaire ou double-ternaire. Nous ne connaissons qu'un exemple de fièvre algide quarte qui fut mortelle et que Hollier nous a conservé[1].

178. La fièvre intermittente pernicieuse algide se voit le plus souvent chez des personnes avancées en âge. C'est peut-être la forme pernicieuse la plus fréquente chez ceux qui ont déjà eu plusieurs fois des fièvres intermittentes et surtout chez ceux qui ont été épuisés par ces fièvres prolongées à l'état chronique. Aussi est-elle la plus fréquente dans les contrées marécageuses.

179. La forme algide peut se manifester dans la fièvre à type double-ternaire aux accès alternatifs seulement. Nous en avons recueilli un exemple remarquable dans un cas de récidive d'une fièvre tierce légitime, survenue après un intervalle d'apyrexie de cinq semaines. Un accès seul présentait le caractère algide, l'accès intermédiaire était très-court et n'avait qu'un frisson à peine marqué. L'accès fébrile algide amenait une faiblesse excessive atteignant presque un état de lipothymie continu, même lorsque le froid n'était encore intense et persistant que sur les membres. La chaleur fébrile se développait lentement et faiblement; la sueur était presque nulle; l'intermission était cependant complète, au moins quant aux symptômes pyrétiques. Le malade ne conservait de l'accès terminé qu'une grande faiblesse et une céphalalgie gravative. Nous arrêtâmes cette fièvre par le fébrifuge après le troisième accès algide. Le caractère de cette maladie s'était montré dès le premier paroxysme; il ne fut très-prononcé qu'au troisième, le seul où le froid opiniâtre et excessif occupa tout le corps.

180. La fièvre pernicieuse *cholérique* a été ainsi décrite par Torti : « Au milieu des déjections bilieuses modérées qui se

[1] *Comment. in Hipp.*, p. 302.

manifestent habituellement au commencement des paroxysmes ordinaires de fièvres tierces, on voit survenir à la fois par en haut et par en bas de violentes déjections de matières liquides, en quantité excessive, tantôt pures, tantôt mêlées, le plus ordinairement, avec une bile verdâtre ou érugineuse. Il n'est pas rare que le hoquet se joigne à ces évacuations ; la voix devient glapissante ou rauque ; les yeux s'excavent ; des angoisses horribles se font sentir à l'estomac ; le front se couvre de gouttelettes de sueur ; le pouls s'efface ; les extrémités deviennent froides et livides ; le malade a, en un mot, tous les symptômes du choléra morbus[1]. »

181. Les accidents phlegmorrhagiques n'ont pas toujours, dans la fièvre pernicieuse cholérique, toute l'intensité qu'ils présentent dans le choléra morbus. Les malades n'éprouvent d'ordinaire que quelques envies de vomir, mais ils ont des selles liquides séro-muqueuses souvent colorées par la bile, ressemblant quelquefois à de la lavure de chair. Ces excrétions excessives arrivent souvent sans douleur, à ce point que les malades en ont à peine la conscience. Ce flux, que les anciens ont appelé *hépatique*, caractérise la fièvre pernicieuse *hépatique* de Torti. Ce flux est le même que celui du choléra morbus ; il indique seulement une moindre intensité dans la maladie. La présence des coliques et des épreintes, que l'on voit quelquefois se joindre à ces évacuations alvines bilieuses et âcres ou sanguinolentes, est un symptôme additionnel. Les malades tombent dans un état de défaillance ; ils se refroidissent sans prendre cependant, comme dans cette dernière maladie, la teinte cyanosée des téguments. Ils arrivent à l'état de somnolence lipothymique qui se prolonge dans la période d'intermission. Ils ont parfois des crampes dans les membres comme dans le choléra morbus. Dans un cas recueilli par Comparetti, les déjections cholériques ont été suivies de crampes qui se produisaient

[1] Torti, *Therap. specialis ad feb. pernic.*, lib. III, p. 275.

successivement dans presque tous les muscles et qui persistèrent dans l'intermission.

182. La fièvre intermittente cholérique ne se manifeste, ou du moins n'a été décrite qu'avec le type ternaire ou double ternaire. C'est toujours du deuxième au cinquième accès qu'apparaissent les symptômes spéciaux qui la caractérisent; elle est d'une telle gravité, suivant Torti, que, quand même les symptômes cholériques seraient modérés dans un accès, on peut s'attendre à la mort du malade à l'accès suivant. Morton rapporte un cas où la mort termina le premier accès pernicieux cholérique[1].

183. Tous les faits recueillis par des auteurs dignes de foi montrent qu'en effet les malades ont toujours, dès les premiers accès, des évacuations abondantes séreuses et bilieuses par haut et par bas; mais comme ces évacuations sont aussi fréquentes, surtout dans les fièvres tierces, on peut d'abord n'y pas attacher une assez grande importance. Toutefois leur accroissement progressif à chaque accès et la faiblesse excessive qui s'ensuit, et qui va quelquefois jusqu'à des défaillances par les seuls mouvements des malades dans le lit, comme on le voit dans un des faits recueillis par Torti, doivent mettre en garde sur le caractère ataxique de ces accidents.

184. La forme cholérique se montre plus spécialement dans les fièvres tierces et surtout double-tierces très-aiguës, où dominent les symptômes d'hypercrisie hépatique qui caractérisent les fièvres bilieuses. P. Paschec avait remarqué, dans ces cas, que la mort arrivait au deuxième ou au troisième accès de ces fièvres, dont il a recueilli un exemple où les symptômes cholériques ont été très-exactement indiqués[2].

185. La fièvre intermittente cardialgique est une des formes les plus fréquentes des fièvres pernicieuses. Aussi a-t-elle

[1] Rich. Morton *op. med. de Proteiformi febri inter. genio*, hist. I, cap. IX.

[2] *Obs. communicatæ* Laz Riviero a P. Pascheco med. Lunellensi, obs. IV, *in Riverii operibus*.

été l'objet d'un assez grand nombre d'observations cliniques rapportées par les auteurs. Forestus en a recueilli deux cas; Mercatus l'a décrite; Torti, Comparetti, Alibert, l'ont bien fait connaître. Elle a été signalée par des auteurs et même par Torti, sous le titre de choléra sec. Dans presque tous les cas, la fièvre cardialgique s'est montrée sous le type ternaire et double ternaire. Le plus souvent même elle est devenue double tierce après que les accidents ont eu pris un caractère décidément grave. Morton a cependant conservé l'histoire de deux cas de fièvres de cette espèce, mais assez modérées, qui se sont montrées sous le type quartenaire.

186. C'est le plus souvent du troisième au cinquième accès que la fièvre intermittente prend le caractère cardialgique. Les malades ont, dès le deuxième ou troisième accès, au moment du frisson, une sensation d'ardeur et de constriction épigastrique très-vive, qui se joint aux nausées et aux vomissements qui surviennent alors très-fréquemment. Ce sentiment de constriction augmente à chaque accès; il s'accompagne d'une gêne de la respiration, ou plutôt d'une angoisse thoracique des plus pénible. Le malade se plaint d'une douleur érodante ou tormineuse à l'épigastre se prolongeant dans les hypochondres avec une anxiété excessive. Les nausées et souvent les vomissements presque continuels donnent issue à une petite quantité de mucosité, quelquefois mêlée de bile jaune ou porracée. Le malade se tord sur son lit, il pousse des cris aigus; ses traits sont grippés; la face est pâle et profondément altérée; une sueur froide, visqueuse, mouille les tempes; les syncopes et les lipothymies surviennent. Pendant ce temps les membres sont tremblants; la peau est froide, pâle; le pouls est petit, serré, inégal; les urines sont supprimées. Les douleurs cardialgiques persistent presque sans aucun relâche, elles se propagent jusqu'aux flancs et s'accompagnent même souvent de vives douleurs dans les lombes et jusque sur le trajet des nerfs cruraux et sciatiques. Il est évident qu'elles se rapportent à tout l'appareil des plexus lombo-abdominaux.

187. Les atroces douleurs cardialgiques durent ordinairement deux ou trois heures. Elles s'affaiblissent ensuite soit par un décroissement continu, soit en se suspendant tout à fait par intervalles. Le pouls se relève ; l'agitation excessive du malade se calme ; la chaleur revient peu à peu ; quelquefois la sueur lui succède et termine le paroxysme, après lequel il ne reste d'ordinaire qu'une grande faiblesse.

Dans les cas très-intenses les malades conservent dans l'intermission une répugnance extrême à prendre des boissons, à cause d'une sorte de spasme du pharynx, qui ne permet pas la déglutition, ou bien encore d'une telle irritabilité de l'estomac, que l'ingestion des plus légères quantités de boissons détermine le vomissement immédiat. Plusieurs restent à cause de ces accidents qui ne cessent qu'avec lenteur dans un état d'angoisse et d'anxiété très-pénible qui se prolonge jusqu'à l'invasion du paroxysme suivant.

188. La mort n'est pas toujours le résultat de la fièvre cardialgique abandonnée à elle-même. Malgré la violence excessive de ses symptômes, c'est peut-être la forme de fièvre pernicieuse la moins redoutable. Comparetti rapporte un fait dans lequel la maladie a persisté avec sa forme spéciale jusqu'au neuvième accès. Nous l'avons vue à un très-haut degré chez une jeune femme persister jusqu'au sixième accès. Les accidents s'atténuèrent ensuite progressivement. La fièvre resta tierce avec une douleur cardialgique très-modérée dans l'accès. Ce ne fut qu'alors que le médecin osa administrer le fébrifuge qui arrêta la maladie.

189. La fièvre intermittente cardialgique se manifeste parfois avec une diacrise bilieuse très-prononcée. Nous l'avons rencontrée une fois, à un très-haut degré, sous cette forme, dans une consultation en Sologne, au mois d'août 1843. La médication évacuante éméto-cathartique, administrée franchement, ramena la maladie à l'état de fièvre intermittente simple, qui fut ensuite supprimée par les fébrifuges.

190. Le fait suivant, rapporté par Torti, est un exemple des plus saillants de fièvre intermittente pernicieuse cardialgique. La maladie fut surtout remarquable par cette circonstance que, sous le type double ternaire, elle n'eut d'accidents cardialgiques pernicieux que dans l'un des paroxysmes alternatifs.

Une veuve, qui avait eu plusieurs fois la fièvre tierce avec des vomissements bilieux abondants et une vive douleur d'estomac, fut prise, en 1707, de la même maladie, avec les mêmes accidents. Les symptômes s'aggravèrent au point qu'au troisième accès elle eut une vraie cardialgie qui dura environ deux heures. Le lendemain, un autre accès arriva et annonça le type double ternaire; il y eut, au début de cet accès, une certaine sensation de morsure à l'estomac. Le cinquième accès arriva le jour suivant. La cardialgie débuta avec le premier stade, et augmenta d'intensité au point qu'il semblait à la malade que l'orifice de l'estomac était rongé par des chiens; elle poussait des cris lamentables, fréquemment interrompus par les défaillances. On voyait alterner chez elle les cris perçants de la douleur, les soupirs profonds, les efforts violents et vains de vomissements, les défaillances. Elle était froide, son pouls était petit, fréquent; ses yeux s'obscurcissaient; ses traits affaissés, sa face altérée, mouillée d'une sueur froide, la faisaient ressembler à une agonisante. Cependant de légères rémissions dans les accidents commencèrent à se montrer et devinrent de plus en plus prononcées. Le pouls reprit quelque élévation; la malade put enfin, avec le secours des moyens indiqués par son état, sortir de cet accès. Il lui resta cependant un grand trouble des fonctions de l'estomac, des nausées à l'ingestion de tous les aliments, une faiblesse générale, une voix glapissante, une agitation extrême et une fréquente émission de soupirs. Le quinquina fut donné pendant le court intervalle de cet accès au paroxysme intermédiaire, qui fut très-léger. Un autre paroxysme plus intense survint ensuite; mais il s'accompagna à peine de quelque angoisse vers l'estomac. Le quinquina fut continué, et, le septième ou le huitième jour, la malade put se lever. Quelques jours après elle se purgea légèrement; dès la nuit suivante la fièvre revint, elle fut très-légère et cessa spontanément après deux ou trois accès [1].

191. La fièvre intermittente ataxique, anesthésique ou syncopale, ne serait pas rare, si l'on considérait comme telles toutes les fièvres que les auteurs ont ainsi désignées. Dans la plupart de ces cas, l'état anesthésique n'a été que le résultat des douleurs vives de la cardialgie, de l'asthénie de la circulation dans la fièvre algide, de l'épuisement des malades dans la fièvre cholérique. Il faut réserver l'épithète d'anesthésique aux fièvres intermittentes où les forces, et particulièrement l'action circulatoire, se dépriment sans aucun autre symptôme grave insolite, au point d'arriver jusqu'à une suspension presque complète de la circulation, de la respiration et même des fonctions sensitives et locomotrices. Nous rejetons l'épithète de syncopale, donnée à cette fièvre, parce qu'elle entraîne l'idée d'une débilité et d'une suspension primitives de l'action du cœur, lorsqu'il est évident que toutes les fonctions dynamiques sont frappées simultanément de suspension presque complète. C'est véritablement à cette fièvre qu'il faut rapporter la fièvre pernicieuse léthargique, dans laquelle aucun phénomène de lésion cérébrale ne s'est manifesté, comme cela est arrivé chez le sujet d'une des observations de Torti.

192. L'anesthésie qui caractérise la fièvre pernicieuse qui nous occupe est primitive en ce sens qu'elle n'est point le symptôme évident d'une autre lésion morbide grave, au moins appréciable. On trouve sans doute beaucoup de degrés inter-

[1] *Therapeutica special.*, lib. IV, cap. I, obs. IX, p. 415

médiaires entre ces défaillances légères, peu prolongées, de quelques-unes de ces fièvres, et cet état léthargique dans lequel les malades ne donnent même plus que des signes de vie équivoques, comme le maître de musique auprès de qui Torti fut conduit. Sa face était cadavéreuse, d'une couleur plombée; ses yeux étaient renversés et à demi fermés; sa respiration haute, à peine sensible. Ce malade était couché sur le dos et sans mouvement. Le médecin qui l'avait vu trois ou quatre heures auparavant faisait déjà remarquer qu'il n'avait pu prévoir une aussi rapide terminaison funeste. Cependant les battements artériels, inégaux, irréguliers, purent être perçus, quoique avec une grande difficulté. Torti se retira, n'osant rien prescrire, tant il était convaincu que la mort arriverait dans la soirée. Deux heures après, peut-être par suite de l'ingestion d'une certaine quantité de teinture de quinquina, l'accès et la syncope se terminèrent en même temps. Le lendemain, le quinquina fut donné en substance. Il n'y eut qu'une apparence d'accès le surlendemain; le malade était si languissant, si faible, que personne ne croyait qu'il pût se rétablir. Cependant la guérison fut rapide; mais la débilité persista longtemps et la convalescence fut pénible et traversée par de légères rechutes [1].

Dans cette terrible fièvre pernicieuse, « le malade n'éprouve aucune douleur, et cependant il est dans un tel état de faiblesse qu'il ne cesse de tomber en défaillance, sans cause évidente, ou, pour peu qu'il veuille se mouvoir, soit qu'il veuille se mettre sur le côté, soit qu'il veuille seulement lever le bras ou la main. Le pouls est vite et à peine sensible; il disparaît par instant; le col et le front sont couverts de sueur; les yeux sont excavés, éteints et languissants; toutes les forces sont si complétement déprimées, qu'on ne peut cesser de ranimer le malade par des odeurs et des aspersions qui ne font que rendre plus rares

[1] *Therap. special.*, lib. IV, cap. II, obs. IV, p. 435.

les défaillances, mais ne les empêchent pas complétement [1]. »

193. Nous n'avons rencontré qu'une fois, dans notre longue carrière, la fièvre pernicieuse portée jusqu'à la forme léthargique.

Une jeune fille fut apportée dans notre service, à l'hôpital, en 1833, par les soins du commissaire de police, qui avait été appelé pour faire ouvrir sa porte, sa voisine ayant remarqué qu'elle n'avait point paru depuis deux jours. Cette jeune fille revint à elle peu après son arrivée à l'hôpital. Nous la trouvâmes, le lendemain, dans un état de santé si parfait, que nous crûmes qu'elle n'avait eu que des accidents nerveux actuellement terminés. Le lendemain, vers le soir, elle fut prise d'un frisson violent qui fut suivi d'un état léthargique si complet, qu'on ne percevait qu'à peine les battements du cœur. La respiration qu'on ne pouvait percevoir par l'auscultation ne pouvait être vérifiée qu'en plaçant une lumière sur la bouche, où l'expiration faisait vaciller la flamme. Les extrémités et la face étaient pâles et froides. Les membres à l'état de flaccidité restaient dans la position qu'on leur donnait. Une ventouse, appliquée sur la poitrine, ne déterminait aucune injection des capillaires. Des frictions stimulantes, l'injection dans le rectum d'une solution de sulfate de quinine alcoolisée, qu'on ne put faire conserver qu'en tamponnant l'anus, le sphincter étant tout à fait relâché, n'eurent aucun effet. La malade ne revint à elle que dans la nuit suivante par une sueur d'abord froide qui devint peu à peu chaude à mesure que la circulation se rétablissait; l'intermission fut ensuite complète. Nous insistâmes alors sur les médicaments fébrifuges en potion et en lavement et la malade fut guérie après un accès à peine marqué qui vint le surlendemain. Nous apprîmes alors qu'elle avait eu deux accès de fièvre tierce modérée avant de tomber en léthargie.

[1] *Torti Therap. special.*, lib. III, cap. I, p. 279.

194. La fièvre intermittente anesthésique est le plus fréquemment tierce; elle était double tierce chez la femme qui a été le sujet de la trente-sixième observation de la centurie IV de Rivière. Les paroxysmes se manifestaient par de si complètes lipothymies, que la malade semblait sur le point d'expirer. Cette fièvre a été aussi décrite avec le type quartenaire, par Morton, sur une petite fille de trois mois. « L'accès dura huit heures; l'enfant, pendant ce temps, était couché, pâle, immobile, les yeux fermés; ses extrémités étaient froides; il semblait expirant; il ne pouvait crier, ni même respirer, quoique les muscles respiratoires ne fussent le siége d'aucun spasme [1]. »

195. Si l'on méconnaît le danger de la fièvre syncopale ou léthargique, le malade périt ordinairement, au témoignage de Torti, dans le deuxième accès, quelque complet, quelque rassurant que soit son état dans l'intermission. Le fait que nous venons de rapporter, tout en justifiant la gravité du pronostic formulé par Torti, atténue pourtant, au moins dans une certaine mesure, tout ce que ce pronostic a d'absolu.

196. La fièvre pernicieuse anesthésique a été attribuée, par des auteurs, à une congestion sur le cœur qui se ferait dans l'accès. Cette doctrine est évidemment spéculative. Ni avant l'accès, ni pendant l'état léthargique ou syncopal, ni après l'accès, l'on ne peut reconnaître aucun désordre de la circulation. Nous avons bien vu, dans la seule fièvre de cette espèce que nous ayons observée, et l'on peut reconnaître, d'après la description des auteurs, que l'asthénie frappe en même temps tous les centres nerveux, sans qu'il soit possible d'attribuer le siége spécial et primitif du mal à un organe déterminé. L'appareil de l'innervation est certainement atteint au même degré dans toutes ses parties.

197. La fièvre intermittente pernicieuse *asphyxique* paraît

[1] *De Proteiformi feb. int. genio.* Exercit. I, cap. IX, obs. XV.

avoir été décrite par des auteurs sous le nom de fièvre pernicieuse ayant la forme de l'asthme. Mercatus pensait que les fièvres décrites comme pernicieuses, dyspnéiques, orthopnéiques, ne sont que des fièvres intermittentes violentes, survenant chez des sujets déjà atteints de dyspnée par suite de maladies des organes thoraciques[1]. Il est vrai que les fièvres intermittentes graves, chez des personnes déjà affectées ou immédiatement menacées de maladies de certains organes, sont assez souvent suivies et compliquées des symptômes de ces maladies, au moins dans leurs paroxysmes, comme dans le fait suivant.

Un homme, d'une forte constitution, âgé de soixante ans, sujet à la goutte, eut cinq accès d'une fièvre intermittente ordinaire, qui revenaient tous les jours. Dans l'intermission, cet homme pouvait vaquer à ses affaires. Le sixième jour, il sortit et s'exposa à la pluie. L'invasion de l'accès fut accélérée et une dyspnée excessive survint dans ses deux premiers stades. « La face était violette et les lèvres livides ; la respiration était si pénible, que le malade ne pouvait rester couché. Cette suffocation imminente se termina par des sueurs partielles et par l'émission d'une urine rare et presque sanguinolente. » Deux jours après, pendant lesquels il était resté une grande lassitude et une gêne constante de la respiration, « l'étouffement recommença à l'heure ordinaire avec une nouvelle intensité ; un sentiment de douleur obtuse se manifesta en même temps au côté gauche de la poitrine » et motiva l'application d'un vésicatoire. Le quinquina fut administré dans l'intermission suivante. Le troisième accès ne reparut point[2].

Il est douteux que dans ce cas la forme dyspnéique ait été indépendante d'une lésion organique accessoire, car cet homme

[1] Telle était la fièvre intermittente dyspnéique sur laquelle Corghi envoya une observation à Torti (*Therapeut. special.*, lib. V, cap. ult, p. 669). Telle fut encore celle sur laquelle Galeazzi a publié deux observations (*Bonon. scient. et art. instit. atque acad. comment.*, t. V).

[2] Obs. de M. Boullon, méd. à Abbeville, rapportée par Alibert, *Trait. des fièvres pernicieuses*, art. xv, p. 81.

conserva de la toux et de l'oppression. Ses fonctions digestives ne se rétablirent point; le pouls resta faible, surtout du côté gauche; les selles et les urines furent rares; l'anasarque survint et le malade finit par succomber. Cette observation prouve néanmoins que les accidents dyspnéiques les plus intenses, même quand ils dépendraient d'une lésion organique thoracique, peuvent trouver au moins une cause occasionnelle dans la fièvre intermittente et n'apparaître que par l'influence de ses paroxysmes.

198. La fièvre intermittente pernicieuse asphyxique n'est pas, à proprement parler, dans les cas dont nous venons de rapporter un exemple, une maladie réellement primitive, puisqu'elle doit sa forme spéciale à une condition morbide antécédente. Il n'en est pas toujours ainsi; la fièvre intermittente peut prendre le caractère pernicieux en déterminant des désordres respiratoires qui menacent directement la vie, indépendamment de toute maladie antécédente ou épigénétique qui puisse motiver la perturbation fonctionnelle des organes respiratoires; en voici un exemple.

Un homme de trente-huit ans, d'une très-forte constitution et de hautes tature, nous fit appeler le 26 septembre 1833. Il avait été pris à quatre heures du matin, étant au corps de garde où il avait passé la nuit, d'un violent frisson avec une dyspnée qui avait d'abord été jointe à des secousses de toux sèche, au bout de quelques instants, il n'avait plus qu'une difficulté extrême de respirer. On fut obligé de le rapporter chez lui. A neuf heures du matin, il était à demi couché, avec la respiration anxieuse et entrecoupée par des efforts inspiratoires imparfaits. La face était turgide et violâtre, les lèvres livides, les yeux excavés, les tempes et le col couverts d'une sueur visqueuse; la peau froide, sur les extrémités; le pouls était irrégulier; le thorax était sonore et l'auscultation ne faisait entendre à chaque inspiration qu'un bruit sibilant aigu qui masquait les bruits du cœur; la voix était si faible que le malade ne put nous donner aucun renseignement. Nous apprîmes qu'il avait éprouvé l'avant-veille, vers le milieu du jour, un accès d'étouffement avec froid général, qui avait duré une heure environ et avait été suivi d'un mouvement de fièvre assez intense, terminé lui-même par une sueur abondante et une faible epistaxis. Ce renseignement ne laissait guère de doutes sur la nature de la maladie, qui devint plus tard évidente, quand le malade sorti de l'accès nous eut appris qu'il avait antérieurement éprouvé trois ou quatre accès de fièvre intermittente, dont le type ne nous parut pas régulier. Nous combattîmes l'accès par des sinapismes aux extrémités, et des frictions sur les membres; nous ouvrîmes la veine avec quelque crainte, à cause de la faiblesse du pouls et du froid général. A peine quelques cuillerées de sang étaient-elles écoulées, que le pouls devint plus large et la respiration moins gênée. Nous tirâmes ainsi douze onces de sang. Bientôt après, les inspirations devinrent plus faciles et moins précipitées, le pouls s'éleva et la chaleur de la peau ne tarda pas à s'établir. Elle fut presque immédiatement suivie de la cessation de la dyspnée et de la manifestation d'une sueur abondante qui dura jusqu'au soir et termina le paroxysme. Il resta dans l'intermission une céphalalgie assez vive avec pesanteur de tête, un pouls assez plein, et un état de fatigue considérable. Nous réitérâmes la saignée, tout en administrant du sulfate de quinine; l'accès suivant arriva dans la nuit du lendemain; il ne consista qu'en un frisson peu marqué avec beaucoup de malaise et d'agitation. La chaleur et la sueur parurent en même temps et furent modérées; ce fut le dernier accès.

Les fonctions des poumons, comme organes de l'hématose, semblaient avoir été immédiatement lésées, sans aucune autre douleur que celle qui résultait de l'anxiété respiratoire.

199. Morton a vu la fièvre intermittente ataxique avec des symptômes asphyxiques liés à une douleur et à des spasmes des plus intenses dans toute la poitrine et aux attaches du diaphragme. Ces accidents se rapprochaient à quelques égards de ceux de l'angine de poitrine. Il en a rapporté trois observations. Dans ces trois cas la fièvre fut tierce; les accidents commencèren avec le frisson; après deux ou trois heures de la plus violente dyspnée, avec froid général, face livide, respiration stertoreuse, défaillances, extinction du pouls, il y eut réaction en chaud, immédiatement suivie de la diaphorèse. Dans un de ces cas, il y eut une rechute dans laquelle les mêmes accidents se renouvelèrent. Chez ces trois malades, la fièvre présenta ses symptômes pernicieux, mais à un moindre degré, dès le premier accès[1].

200. La gêne habituelle de la respiration, dans le premier stade des fièvres intermittentes, surtout d'une certaine intensité, n'est que le premier degré de la dyspnée asphyxique qui caractérise la fièvre pernicieuse qui nous occupe. La lésion fonctionnelle, si grave dans cette fièvre et qui met si directement la vie en danger, n'est donc encore que l'exagération ataxique d'un des accidents des fièvres intermittentes légitimes d'une certaine intensité.

201. La fièvre intermittente *soporeuse* manifeste son caractère pernicieux au passage du premier au deuxième stade du paroxysme. C'est une des fièvres pernicieuses les plus fréquentes. Werlhoff a montré qu'un grand nombre d'auteurs depuis Galien l'ont signalée[2]. Aetius a fait remarquer le premier que la mort est quelquefois due dans les fièvres chroniques à la manisfestation de l'état soporeux[3]. Nous avons rapporté ci-dessus un fait qui peut appuyer cette observation. La fièvre pernicieuse soporeuse est assez fréquente chez les vieillards pour qu'on doive la redouter dès qu'on voit chez eux des paroxysmes fébriles intermittents d'une certaine intensité.

202. Les fièvres intermittentes soporeuses sont souvent, dans leurs premiers accès, si complétement semblables aux fièvres

[1] *De Proteiformi feb. interm. genio*, obs. XIII.
[2] *Obs. de feb. præcipue intermitt.* Sect. I, § I et II.
[3] *Aetius*, lib. VI, cap. III.

bénignes, qu'il est très-difficile de prévoir la manifestation des accidents ataxiques soporeux. Werlhoff, après avoir exprimé ce fait général, dit cependant que « dans tous les cas dont il a été témoin ou qu'il a pu bien connaître, on a toujours remarqué dans les paroxysmes qui précédaient celui où l'état soporeux survenait un sommeil plus profond que dans l'état naturel ; plusieurs avaient même dans l'apyrexie une sorte de stupeur des sens, qui les faisait se plaindre d'une espèce de stupidité qu'Eugalenus avait aussi remarquée[1]. Dans quelques cas, les malades sont tellement accablés par le sommeil dans les accès qui précèdent celui où se révèle le caractère ataxique, qu'on ne peut absolument les tenir éveillés avant la fin du paroxysme, ou, si l'on peut les tenir hors du sommeil, ils sont dans un état de subdélirium. L'intermission suivante n'en est pas moins complète, au point que les malades vaquent à leurs affaires. » Werlhoff a aussi remarqué que « l'accès carotique fut précédé, chez plusieurs, de douleur cardialgique, comme celle des sujets affectés d'hépatite ou d'ictère. » Il a vu deux fois des douleurs de l'hypochondre droit, revenant par intervalles chez deux sujets qui moururent de fièvre soporeuse[2].

203. Le frisson qui commence l'accès de la fièvre intermittente soporeuse confirmée est à peine établi, que le malade tombe dans une somnolence qui croît avec le développement du paroxysme ; la chaleur survient ; elle est d'une intensité ordinairement modérée ; l'état soporeux atteint son plus haut degré lorsque la chaleur a elle-même acquis tout son développement. Le malade est alors couché en supination ; ses yeux sont fermés ; la respiration est lente et quelquefois anxieuse ; le malade est insensible aux excitants ; si on lui ouvre les paupières, ses yeux sont fixes et immobiles ; si on l'excite vivement, il se réveille pour ne répondre que par des mots sans suite aux

[1] Eugalenus a traité longuement et avec beaucoup de clarté de l'état soporeux comme symptôme des fièvres intermittentes graves (*De scorbuto*, p. 66, 199).

[2] P. G. Werlhoff, *l. cit.* Sect. I, § VI.

questions qu'on lui adresse ; il ne paraît pas connaître ceux qui l'entourent. Très-fréquemment il est dans un état de subdélirium continu. Parvenue à son plus haut degré, la somnolence s'accompagne de ralentissement de la respiration et même de stertor, avec une complète insensibilité à l'action des plus forts stimulants. Quelques-uns sont si complétement étrangers à ce qui se passe autour d'eux, qu'on ne reconnaît qu'ils vivent que par les mouvements respiratoires.

204. L'intensité des accidents n'est pas toujours aussi grande, surtout dans le premier ou même dans le deuxième accès pernicieux. L'état soporeux ne consiste même le plus souvent qu'en une propension invincible au sommeil, avec rêvasserie et tendance au délire dont les malades ont quelquefois conscience. La somnolence n'est d'ordinaire portée à l'état de carus qu'au deuxième ou même au troisième accès. Lorsque l'accès arrive à son déclin, le pouls se développe, la peau s'injecte et la sueur s'établit ; la respiration devient plus large ; l'état soporeux diminue ; les fonctions de relation se rétablissent. Cependant les malades restent dans un accablement somnolent qui ressemble à la stupidité ; la mémoire est tellement déprimée, que le malade cherche péniblement les mots qui expriment ses idées. Il n'a pas la conscience de sa maladie. Cet état de stupeur des facultés intellectuelles persiste, en s'affaiblissant progressivement, pendant l'intermission.

205. Torti a rapporté trois observations sur la fièvre intermittente soporeuse ; tierce ou double tierce. Cependant il a soin d'avertir, dans la description générale de cette fièvre, qu'elle n'est pas toujours soumise au type ternaire. Ce type s'est présenté dans tous les cas recueillis par Werlhoff ; mais la fièvre intermittente a été observée avec le type quartenaire par Forestus[1], par Bianchi[2] et par Schelhammer[3].

[1] Lib. III, obs. XXXIX.
[2] *Hist. hepat.*, p. 851
[3] *De nat.*, p. 275.

206. L'état soporeux est le caractère constant et principal de la fièvre pernicieuse soporeuse; mais cette maladie n'en présente pas moins selon les cas des différences dans ses symptômes. Aussi faudrait-il réunir un grand nombre de faits pour faire connaître par des exemples toutes les formes que peut revêtir cette fièvre pernicieuse. L'état soporeux varie depuis une simple propension au sommeil jusqu'au carus le plus complet. Les facultés intellectuelles sont lésées depuis une simple rêvasserie, une légère hésitation dans l'emploi des mots qui ne se montre encore que quand on éveille le malade, jusqu'au délire le plus complet, jusqu'à l'oubli entier de la valeur des mots et des expressions qui peignent les idées les plus familières. L'état soporeux complet se trouve dans quelques cas porté à un tel degré, que la vie est presque tout à fait suspendue comme dans la forme léthargique; la respiration est la seule fonction qui persiste et qui distingue l'état soporeux de la léthargie. Tel il était chez le malade observé par Eugalenus, « lequel, plongé dans un profond sommeil carotique, immobile et tout à fait privé de sentiment, ne remuait pas même un doigt et ne différait d'un mort que par la respiration[1]. »

207. Le délire continu avec l'état soporeux se montre souvent dans la fièvre qui nous occupe. C'est sous cette forme qui la fait ressembler à la méningo-cérébrite que la maladie donne souvent lieu à de graves erreurs de diagnostic.

Un homme de trente-neuf ans, d'une forte constitution, avait depuis plusieurs jours de l'anorexie avec un sentiment de courbature, lorsqu'il fut pris, le 5 mai 1834, sur les dix heures du matin, d'un frisson léger, auquel succéda, au bout de quelques instants, un mouvement fébrile d'une intensité modérée qui se termina dans la soirée sans sueur. Sur les cinq heures du matin, il fut réveillé par un malaise général avec quelques envies de vomir et céphalalgie assez vive; une fièvre modérée se déve-

[1] *De scorbut.*, p. 366.

loppa et dura jusqu'à dix heures du matin. A cette heure, la fièvre augmenta ; le malade eut beaucoup d'agitation, se plaignit de la tête et tomba dans un sommeil pénible, dont on le faisait facilement sortir et dans lequel il était tourmenté par des idées bizarres qui ne cessaient de se présenter à son esprit. Vers les trois heures du soir, cet état commença à diminuer. Une sueur marquée s'établit à quatre heures. Nous le trouvâmes en sueur ; le pouls était encore fréquent ; la peau était légèrement chaude et humide ; la langue était saburrale, la bouche très-amère ; il ne restait de l'accès qu'une grande fatigue avec une céphalalgie gravative modérée. Le 7 mai, à 10 heures du matin, invasion d'un léger frisson, suivi d'une fièvre légère dont la présence ne se constatait que par une légère élévation du pouls. Le soir la fièvre avait cessé ; le malade ne présentait de symptôme de maladie qu'une anorexie marquée, un goût amer à la bouche et une couche muqueuse jaunâtre fort épaisse sur la langue. Le 8, sur les trois heures du matin, il fut réveillé par un frisson avec tremblement de peu de durée qui fut suivi d'une fièvre assez vive. Le malade était brûlant, avait une céphalalgie supportable, mais il était tourmenté par des idées bizarres qui revenaient à son esprit dès qu'il voulait céder au sommeil. Sur les six heures du matin, la fièvre étant toujours vive, il s'endormit très-profondément. Il ne tarda pas à rêver à haute voix ; sa respiration s'accéléra beaucoup et devint comme ronflante. Sa femme voulut le réveiller ; il ouvrit les yeux, les tint fixes, ne reconnut pas sa femme, proféra des propos incohérents et retomba immédiatement dans le sommeil le plus profond. Sur les dix heures, il délira à haute voix d'une manière continue, sans cependant sortir de l'état soporeux dans lequel il se trouvait. A onze heures, nous le trouvâmes couché en supination ; sa respiration était très-anxieuse, le pouls était plein et assez développé. Nous pratiquâmes immédiatement une large saignée et nous fîmes appliquer des sinapismes sur les extrémités. Une demi-heure après, il sortit de l'état soporeux ;

mais il resta dans un état comme de stupeur, demandant à chaque instant où il était et ce qui lui était arrivé. Sur les quatre heures du soir, il reprit entièrement ses facultés ; la fièvre n'était plus qu'à peine marquée, la bouche était amère, l'anorexie très-prononcée, la langue très-saburrale ; il n'y avait point eu de selles depuis trois jours. Nous fîmes immédiatement administrer un gramme de sulfate de quinine, en trois prises, d'heure en heure. La nuit suivante fut tranquille ; le malade dormit paisiblement et eut une sueur assez considérable. Le 9, à dix heures du matin, l'apyrexie était complète, la langue était toujours très-saburrale, la bouche très-amère, le ventre demi-tuméfié, indolent à la pression. Trente grains de poudre d'écorce de racine d'ipécacuanha amenèrent quatre vomissements de matières muqueuses et bilieuses verdâtres, et cinq ou six selles de même nature. A trois heures après midi, l'usage du sulfate de quinine uni à l'opium fut repris et continué le 10 à la dose de vingt-quatre grains par jour. Le 11, les symptômes saburraux persistant, quoique beaucoup diminués, un nouvel émétique fut donné. Le sulfate de quinine fut ensuite ingéré pendant quelques jours à doses décroissantes. Le 14 avril, cet homme fut pris, sur les dix heures du matin, d'une névralgie sus-orbitaire gauche très-intense, avec injection de la conjonctive et pesanteur de tête. Cet accident dura deux heures et se renouvela le 16 à la même heure en s'accompagnant d'un malaise général avec fréquence du pouls et légère chaleur à la peau. L'ingestion continuée du fébrifuge prévint le retour de nouveaux accès.

208. La fièvre intermittente soporeuse est ordinairement mortelle au deuxième et plus souvent au troisième accès confirmé. Les auteurs ont cependant conservé quelques exemples de ces fièvres qui ont persisté avec leurs caractères jusqu'au huitième ou neuvième accès.

Werlhoff a cité, comme des exceptions, deux cas où la maladie, abandonnée à elle-même, s'est terminée par la guérison ;

mais il a aussi signalé les suites graves, malheureusement fréquentes, de cette maladie, même lorsqu'on la combat par les moyens les mieux indiqués. Le cerveau reçoit, dans cette maladie, une si profonde atteinte, que l'on voit des malades qui, après avoir conservé dans l'intermission les restes de l'état soporeux, sont frappés, dans l'accès suivant, d'un véritable coma apoplectique, dans lequel les membres se paralysent et restent privés de mouvement et de sentiment. Chez d'autres, la céphalalgie, le délire, les mouvements convulsifs, la fièvre continue, annoncent suffisamment que la maladie a amené une congestion cérébrale plus ou moins inflammatoire le plus souvent funeste.

209. La fièvre intermittente ataxique *lipyrique* comprend toutes les fièvres intermittentes ataxiques qui se caractérisent par l'intensité excessive des accidents pyrétiques proprement dits, ordinairement compliqués des désordres fonctionnels ou des symptômes immédiats de congestions ou de phlogoses sur des organes importants.

210. Nous appliquons ici une dénomination commune à des fièvres intermittentes pernicieuses graves, très-variées dans leurs formes, mais identiques dans leur nature et par le mode de développement des phénomènes ataxiques qu'elles présentent. Nous avons adopté l'épithète de lipyrique, parce que ces fièvres présentent toutes le phénomène remarquable que la chaleur fébrile se développe avec intensité et qu'elle est perçue à un plus haut degré dans les organes profonds spécialement affectés, tandis que dans le reste du corps et dans les membres elle n'excède quelquefois pas, si même elle l'égale, la chaleur naturelle.

211. L'intensité des accidents, toujours excessive dans les fièvres lipyriques, donne ordinairement aux paroxysmes une durée insolite; elle détermine dans l'organisme un trouble si profond, qu'il ne cesse pas complétement dans l'intermission et se retrouve encore à un certain degré à l'invasion du paroxysme suivant. Il en résulte que la fièvre devient subintrante. Cette fièvre pernicieuse, que Torti appelait *subcontinue*, constitue la forme de fièvre intermittente ataxique, la plus ordinairement funeste, parce qu'elle est, de toutes les fièvres pernicieuses, la plus réfractaire à la médication antipériodique et fébrifuge.

212. L'excitation fébrile excessive, dans les fièvres lipyriques, n'apparaît parfois que lorsque le frisson est terminé et que la chaleur s'est développée. Le frisson est d'intensité variable, parfois même très-faible, et la chaleur s'établit rapidement; dès qu'elle existe, on commence à voir dominer des symptômes qui se rapportent à la souffrance d'un organe ou au trouble spécial de fonctions déterminées. Ces symptômes deviennent de plus en plus prononcés à mesure que la fièvre augmente. Ils suivent les phases de l'accès, et décroissent avec le stade de chaleur quand la sueur commence à s'établir. Il n'est cependant pas rare de voir ces accidents singuliers et dominants de la maladie persister encore dans l'intermission, quelquefois même avec toute leur intensité. Si cette persistance n'est pas très-évidente après les premiers accès, elle le devient de plus en plus à mesure que les accès se multiplient. Presque toujours, dans ce cas, l'affection d'un organe important, développée secondairement, devient un des éléments, et même l'accident dominant de la maladie.

213. Les principales formes des fièvres lipyriques pourraient se rapporter aux organes qui sont plus spécialement affectés, ou à l'intensité dominante de quelques-uns des symptômes. C'est sous ce point de vue que les auteurs les ont généralement présentées. Ils ont désigné sous les noms de fièvres pernicieuses *encéphaliques*, *cérébrales*, *délirantes*, *convulsives*, les fièvres où dominent comme accidents paroxystiques les désordres fonctionnels du cerveau ou du système nerveux. Les fièvres où des symptômes thoraciques violents se sont montrés ont été appelées fièvres *pneumoniques*, *pleurétiques*, *hémop-*

toïques, etc., de même que l'on a désigné sous le nom de fièvres *péritonitiques*, *gastriques*, *hépatiques* ou *jécorales*, les fièvres dont les accès se distinguent par des symptômes qui semblent indiquer la présence de phlogoses des viscères de l'abdomen.

214. Comme tous ces symptômes dominants, tout intenses qu'ils soient, se lient toujours à une grande violence dans les accidents pyrétiques proprement dits, comme ils varient quelquefois à chaque accès, de manière à se rattacher successivement, ou par alternatives, ou même sans régularité, à des désordres fonctionnels de divers organes ou appareils, ainsi qu'on le voit dans plusieurs des faits rapportés par Morton et par Torti; comme il arrive aussi que les symptômes dominants de lésion fonctionnelle spéciale sont multiples et appartiennent à la fois à plusieurs appareils différents de l'organisme, il vaut mieux tirer la distinction de ces fièvres pernicieuses de l'intensité extrême des accidents pyrétiques qui leur est commune à toutes, que de la déduire des symptômes graves insolites que présente la maladie, puisque ces symptômes ne sont pas constamment les mêmes et paraissent toujours sous la dépendance de l'état général, dont la violence de la fièvre chaude est le symptôme pathognomonique constant. Presque toutes les fièvres lipyriques, à tous les degrés, quels que soient les désordres fonctionnels qu'elles produisent en divers organes, présentent d'ailleurs des symptômes intenses de trouble des fonctions cérébrales, comme dans les inflammations des méninges et du cerveau : tels qu'une vive céphalalgie, le délire, les mouvements convulsifs, l'agitation extrême, le trouble des sensations, tantôt exagérées, tantôt perverties, etc., etc.

215. Un des exemples les plus remarquables de fièvre lipyrique a été rapporté par Dumas, sous le nom de fièvre pernicieuse hydrophobique, parce que, en effet, l'horreur de l'eau a été l'un des phénomènes saillants, entre les symptômes graves de surexcitation cérébrale qui existaient dans les accès.

Un homme très-irritable fut pris, le 26 août, après avoir

dormi sur un terrain humide, d'éblouissements et de vertiges, avec une céphalalgie atroce et des anxiétés universelles; il eut dans la soirée un frisson intense. Le 27, la céphalalgie continuait; il survint un vomissement de matières verdâtres. Le surlendemain au soir, deuxième accès avec chaleur très-intense, soif vive, délire peu prononcé, irritation du gosier, qui rendait la déglutition difficile. Le troisième accès présenta les mêmes symptômes, mais avec une intensité encore plus grande dans les accidents. Au quatrième accès, le malade eut d'abord des convulsions dans tous les membres, avec des soubresauts de tendons et une violente contraction des muscles abdominaux. La déglutition était impossible; le malade était dans un délire furieux; la bouche était écumante; il faisait de violents efforts pour mordre ceux qui l'entouraient; il s'agitait continuellement, malgré les liens qui le retenaient; il grinçait des dents et lançait sa salive écumeuse sur ceux qui l'entouraient. Le seul contact de l'eau fraîche lui faisait éprouver un frémissement universel; il n'en put avaler une seule goutte. Ce symptôme, comme tous les autres, croissait à mesure que la violence du paroxysme augmentait, et diminuait de même, à mesure que le paroxysme s'affaiblissait, en sorte que, vers la fin de l'accès, le malade parvint à avaler une petite quantité de liquide, mais non sans avoir été en proie aux angoisses les plus cruelles. Dans l'apyrexie qui suivit cet accès, il restait un trouble, une irrégularité dans les idées, et une prostration des forces considérable. Le quinquina fut administré; il y eut encore trois accès dans lesquels les accidents furent les mêmes, mais devinrent de moins en moins graves et prolongés[1].

Les accidents cérébraux, dans le fait que nous venons de rapporter, avaient une telle intensité, et les accidents fébriles étaient eux-mêmes si violents, qu'ils caractérisaient bien mieux la maladie pernicieuse que les symptômes hydrophobiques.

[1] Alibert, *Trait. des fièvres pernicieuses*, art. XVI, p. 85.

216. Le fait suivant, rapporté par Torti, est également remarquable par l'intensité des accidents pyrétiques proprement dits, et par les symptômes cérébraux qui dominaient sur tous les autres phénomènes morbides.

Un ouvrier avait une fièvre double tierce, dont les accès prolongés étaient subintrants; il n'éprouvait de symptôme insolite formidable que du délire, qui cessait avec les paroxysmes. Mais l'intensité de la fièvre était telle, qu'elle semblait être une fièvre ardente: tous les symptômes fébriles, la soif, la sécheresse de la langue, l'agitation, l'ardeur des précœurs, la rareté et la couleur rouge des urines, l'insomnie opiniâtre, étaient d'une très-grande intensité. L'intermission diminuait tous les jours. Le quinquina fut administré le cinquième jour, d'abord à faible dose, ensuite à dose plus considérable. La fièvre céda entièrement après le neuvième accès [1]. Le type intermittent de cette fièvre tendait à disparaître à cause de la longueur et de l'intensité, chaque jour croissantes, des paroxysmes qui étaient devenus subintrants.

217. Chez le sujet de l'observation suivante, que nous empruntons à Lautter, les poumons ont partagé avec le cerveau l'excitation fébrile dans la violence des paroxysmes. La maladie a aussi été subintrante.

Un homme de cinquante ans, s'étant exposé pendant longtemps, le 25 janvier, à un froid rigoureux, fut pris le soir d'un tremblement général suivi d'une fièvre extrêmement vive, avec chaleur très-intense, toux et accablement. Le 26 janvier au soir, paroxysme, sans frisson initial, avec chaleur, soif et toux. Une saignée fournit un sang couenneux. Le 27, accès léger le soir. Le 28, après le coucher du soleil, manifestation d'un paroxysme d'une excessive intensité : chaleur brûlante avec soif très-vive, langue blanche et sèche, tremblante; délire furieux; respiration très-anxieuse; toux très-fatigante.

[1] *Therap. special.*, lib. IV, cap. VI, obs. III, p. 567.

Le 29, mieux manifeste, fièvre et toux moindres, expectoration facile de matière épaisse, abondante, semblant avoir subi un commencement de coction, urine déposant un sédiment briqueté. Le 30, la chaleur fébrile de l'accès était à peine établie que le malade tomba dans un délire complet; il se leva de son lit, voulut sortir de sa chambre; il maltraita les personnes qui le retenaient; il se mit dans une violente colère; il frappait de côté et d'autre autour de lui et poussait des cris. Il passa dans cet état la nuit, et le jour suivant, son extérieur était celui des maniaques phrénétiques. Le pouls était faible et vite. On administra du sirop diacode à forte dose. Le délire n'en dura pas moins tout le soir et persévéra pendant toute la nuit avec une violence extrême, quoique le malade fût alors sous l'influence de l'accès intermédiaire, qui avait toujours été d'une moindre intensité. Le 1er février, il y eut une intermission de deux heures, puis le malade retomba dans un délire si intense qu'on pouvait à peine le retenir dans le lit. Nonobstant l'accès, l'on administra le quinquina combiné à l'opium. L'opium avait à peine commencé à agir que le malade devint calme et put continuer à prendre le quinquina. L'exacerbation survint et fut moindre : il toussa beaucoup, mais il expectora avec une grande facilité; il eut peu de délire, et pendant la nuit il eut quelques heures de sommeil paisible. Le 2 février, il y avait peu de fièvre; le délire fut à peine sensible, la sueur fut modérée. Le malade était très-abattu. Le quinquina fut continué. La nuit suivante, le malade dormit paisiblement; il n'eut plus de paroxysme; il conserva dans sa convalescence une grande débilité générale avec un affaiblissement de la mémoire et de la toux[1].

218. Nous pourrions multiplier les observations cliniques sur ces fièvres, que nous ne donnerions pas encore des exemples de toutes les principales formes qu'elles peuvent présenter, tant

[1] Lautter, *Hist. méd. bienn. morb. rural.* Casus XXIV.

elles sont nombreuses. Nous nous bornerons à citer encore un fait que nous avons nous-même recueilli, et dans lequel les accidents ont eu une grande intensité assez ordinaire d'ailleurs dans cette maladie.

Une femme de trente-six ans, d'un embonpoint considérable, contracta, dans l'automne de 1852, une fièvre intermittente tierce, dans une maison de campagne située sur le bord d'un étang. Cette fièvre fut coupée par l'effet du sulfate de quinine ; elle revint trois fois pendant l'hiver et fut trois fois coupée de la même manière. Cette dame passa le printemps et l'été de 1853 dans un bon état de santé. Le 28 août, elle fut prise d'un frisson très-intense accompagné d'une vive céphalalgie et de vomissements réitérés de matières verdâtres. La chaleur fébrile fut modérée et la sueur fut peu considérable. Deux accès semblables survinrent en tierce. Le médecin ordinaire remarqua, après le deuxième accès, que cette dame conservait une toux sèche et un certain degré d'oppression ; il pratiqua une large saignée du bras. Au troisième accès, la fièvre fut beaucoup plus intense ; la malade toussa beaucoup, eut une vive céphalalgie, un grand abattement et un peu de délire. Nous arrivâmes auprès de la malade : l'accès était sur son déclin ; la peau était chaude et halitueuse ; le pouls avait encore de la fréquence ; la malade sentait des douleurs lancinantes très-vives dans le trajet des nerfs sciatiques ; elle avait beaucoup d'abattement ; la langue était jaunâtre, large et tremblante ; la respiration était encore fort anxieuse ; l'auscultation faisait entendre dans toute l'étendue des deux poumons un râle muqueux fin, sibilant ; l'épigastre était indolent à la pression ; le ventre était demi-gonflé. Cet accès, qui déclinait, avait duré dix-neuf heures. Nous conseillâmes de donner immédiatement le sulfate de quinine à dose élevée en l'unissant à l'opium. La première dose de ce médicament, composée de quatre grains (vingt centigr.) avec six gouttes de laudanum de Sydenham, fut assez promptement suivie d'un vomissement. Le médecin de la malade, arrêté par cet accident et ne partageant pas d'ailleurs notre opinion sur la nature du mal, suspendit le fébrifuge et fit appliquer vingt sangsues sous les clavicules. Dès le soir, un nouvel accès se manifesta et avança de douze heures. Le frisson fut peu prononcé; il s'accompagna d'une céphalalgie assez vive, qui fit bientôt place à un état de demi-somnolence accompagné de hoquet, de vomituritions qui augmentèrent à mesure que la chaleur fébrile s'établit. La respiration devint tellement gênée que la malade ne pouvait respirer qu'à demi assise dans son lit. La céphalalgie était très-intense et la fièvre très-vive ; la malade tenait des propos incohérents qui se changèrent, au bout d'une heure, en un délire taciturne, elle ne reconnaissait pas ceux qui l'entouraient. C'est alors que nous arrivâmes de nouveau auprès d'elle. L'accès durait depuis treize heures; la malade, à demi assise dans son lit, respirait péniblement et comme convulsivement; elle promenait ses yeux sur ceux qui l'entouraient et leur adressait des interpellations brusques, déraisonnables. Ses yeux étaient ouverts et hagards; la langue était sèche, tremblante. Quelques phlyctènes d'hydroa febrilis étaient autour des ailes du nez et de la commissure des lèvres. La peau était sèche, d'une chaleur très-âcre au toucher, sur le corps, et presque froide aux extrémités; les pommettes étaient injectées; le pouls faible présentait quelques irrégularités, et une assez grande fréquence; le ventre était tendu; la malade avait eu deux selles diarrhéiques depuis le commencement de l'accès. Nous fîmes immédiatement pratiquer sur tout le corps une lotion avec l'oxycrat froid, qui dut être renouvelée toutes les deux heures. Nous donnâmes en même temps le sulfate de quinine à la dose de deux grains (dix centigrammes) toutes les heures avec six gouttes de laudanum. Après la deuxième lotion, le pouls se développa, la respiration devint moins gênée et bientôt une diaphorèse légère s'établit. De ce moment, l'agitation se calma, un sommeil réparateur survint et dura trois à quatre heures; lorsque la malade en sortit, elle était tout à fait revenue à elle, mais elle conservait une fièvre vive, de la pesanteur à la tête, des vertiges fréquents et un état de faiblesse et de courbature extrêmes. Dans la nuit suivante, il survint un redoublement, annoncé par un frisson léger qui dura très-peu de temps; la chaleur fébrile fut ensuite plus intense et s'accompagna d'une assez vive céphalalgie avec somnolence. Cet accès dura huit heures et se termina progressivement sans sueur; la malade ne conserva qu'un haut degré de faiblesse avec des vertiges aussitôt qu'on fixait son attention. Le sulfate de quinine fut continué pendant plusieurs jours; la fièvre ne revint pas, mais la convalescence fut longue, sans être cependant traversée par aucun accident.

219. La fièvre pernicieuse lipyrique est ordinairement double tierce. Si elle se manifeste sous le type ternaire simple, l'heure d'invasion de chaque accès avance, et la durée et, en quelque sorte, la netteté de l'intermission, diminuent : l'apyrexie de l'intermission tend ainsi à s'effacer complétement, comme cela arrive en effet lorsque la maladie a acquis toute son intensité. Le caractère périodique de la maladie ne se reconnaît plus alors que par les exacerbations des accidents qui ne sont même plus toujours marquées par un stade de froid.

220. Aucune fièvre n'exige, de la part du médecin, une plus grande attention, lorsqu'il est appelé à la plus haute période d'intensité de la maladie. Il rencontre des symptômes si intenses du trouble fonctionnel des grands appareils et même des symptômes si tranchés de lésion de quelque organe important, qu'il se laisse facilement aller à rapporter à de graves lésions profondes tous les accidents morbides qui ne lui donnent plus alors que des indications thérapeutiques décevantes et même funestes pour le malade. Le seul moyen d'éviter ces erreurs de diagnostic est de considérer l'invasion rapide et non motivée des accidents fébriles; le retour régulier des paroxysmes et l'évidence constante des stades paroxystiques; la forme toujours anomale des symptômes généraux eu égard aux troubles fonctionnels locaux, et enfin l'apparition et le décroissement de ces symptômes de lésion locale toujours subordonnée à l'état fébrile général et toujours réglée par la succession normale des accès et des stades paroxystiques.

221. La fièvre intermittente pernicieuse *hélode*, ainsi nommée à cause des sueurs excessives qui la caractérisent, est la seule fièvre pernicieuse qui consiste dans l'ataxie des phénomènes du troisième stade des paroxysmes.

222. Torti nous a laissé une description très-exacte de la fièvre pernicieuse hélode : « L'invasion se fait, comme celle de la fièvre aiguë, par le frisson ; la chaleur s'établit ensuite et presque aussitôt la sueur survient. La fièvre, loin de diminuer, augmente, et devient d'autant plus intense que la sueur est elle-même plus considérable; le malade paraît se fondre en une sueur froide et visqueuse; le pouls devient petit et fréquent, la respiration est anxieuse et accélérée, les forces s'épuisent et l'esprit ne reste lucide que pour sentir l'imminence de la mort. Si, en effet, elle n'arrive pas dans cet accès, elle n'est différée que jusqu'au paroxysme suivant ». La maladie se montre d'autres fois sous un autre aspect. « L'accès est parvenu à son déclin, lorsqu'une sueur froide peu abondante se montre; le malade devient froid comme le marbre. La sueur est si froide et si visqueuse, dans ces cas, qu'au lieu du déclin de l'accès, la mort semble imminente. La face devient hippocratique et la vie ne tarde pas à s'éteindre[1]. » Tels furent les symptômes principaux que Torti remarqua sur lui-même. Il avait passé les premiers mois de l'année 1696 dans un état de malaise indéfinissable, pour lequel il s'était fait saigner deux fois dans le mois de janvier; au printemps il s'était tiré du sang des veines hémorrhoïdales et il avait fait usage de préparations martiales. Le 7 juillet, il eut un léger accès de

[1] *Therap. special.*, lib. III, cap. I, p. 278.

fièvre, qui se renouvela le surlendemain. Ce paroxysme eut cette particularité que, pendant sa première période et le commencement de la deuxième, Torti fut tout à fait sourd. Ce symptôme disparut néanmoins avec la fièvre, qui cessa aussi facilement. Dans le troisième paroxysme, qui se manifesta à un jour d'intervalle, il y eut encore au début une légère surdité ; qui dura très-peu ; bientôt la sueur se manifesta sur la poitrine, les bras, le col et le front. Cette diaphorèse fut d'abord facilement supportée. Mais pendant que le malade changeait de linge pour la quatrième fois, il sentit tout à coup une douleur si violente dans les cuisses, qu'il lui sembla qu'elles étaient coupées transversalement et d'un seul coup. « J'eus, dit-il, immédiatement le sentiment de ma mort prochaine, et cette sensation se prolongea un certain temps, quoique les fonctions sensitives et locomotrices s'accomplissent bien et que j'eusse les facultés intellectuelles en bon état, et que mon visage et mes yeux ne fussent pas altérés. » Cependant la sueur augmentait et avec elle la fièvre, qui aurait dû, au contraire, diminuer. Cette sueur colliquative était peu chaude ; le pouls devint petit et vite et les forces diminuèrent. Ces accidents continuèrent à faire des progrès. Bientôt à la fièvre toujours vive se joignirent la faiblesse extrême du pouls, la résolution des forces et une sensation de chaleur ardente et de vive constriction à la région précordiale. Dès que, vaincu par la fatigue, il voulait s'endormir, il était subitement réveillé par un tremblement, de l'anxiété et un malaise inexprimable, tellement pénibles qu'il faisait tous ses efforts pour éviter le sommeil. L'accès durait depuis vingt-quatre heures et les forces étaient si affaiblies que les médecins qui assistaient Torti ne conservaient guère d'espoir, lorsqu'il prit six gros de quinquina infusé dans du vin. La fièvre persista, mais les sueurs se modérèrent et la nuit suivante elles se supprimèrent presque complétement. Le lendemain, la fièvre avait notablement diminué ; le paroxysme ne vint pas. Le troisième jour, il ne restait plus de symptômes de la maladie.

Le quinquina fut continué à dose décroissante. Au bout de huit jours, Torti ne pouvait encore quitter son lit qu'avec une grande peine; il avait une sensation de pesanteur dans les jambes, comme si elles eussent été couvertes de plomb. C'était l'indice d'une rechute, qui arriva en effet au milieu du onzième jour. La fièvre fut, dès son début, double tierce subcontinue; elle ne s'accompagna ni de sueur, ni d'aucun symptôme dangereux; mais elle ne présenta pas d'intermissions assez manifestes pour donner le quinquina. L'acuité de cette fièvre ne cessa que le onzième jour et la guérison ne fut complète que le vingtième [1].

223. La fièvre pernicieuse hélode n'est pas fréquente; nous ne l'avons jamais rencontrée et nous ne pouvons la décrire que sur l'autorité des auteurs qui en ont rapporté des exemples. Sauvages l'avait vue deux fois [2]. Dans tous les cas, excepté un seul recueilli par Morton où la fièvre était quarte, sur lesquels des observations ont été conservées, la fièvre était tierce; dans tous aussi la manifestation de la diaphorèse excessive arrivait au troisième accès et s'était annoncée dès le premier ou mieux le deuxième. Dans le plus grand nombre des faits publiés sur cette maladie, les accidents pyrétiques des deux premiers stades du paroxysme n'ont point présenté d'intensité extraordinaire. Ils ont cependant offert en général des phénomènes insolites, comme était par exemple la surdité dans la maladie de Torti. Il peut arriver que la maladie manifeste aussi des symptômes insolites et graves dans ces deux premiers stades, quoique son caractère ataxique consiste principalement dans la diaphorèse colliquative du dernier stade des paroxysmes. Morton l'a constaté, chez une dame de quarante ans qu'un charlatan avait traitée d'une fièvre quarte. Le paroxysme, qui se terminait par une sueur colliquative, s'accompagnait aussi de lipothymies, de vomissements, de ptyalisme et de spasmes hystériques [3].

[1] *Therap. special.*, lib. IV, cap. II, obs. I, p. 424.
[2] *Nosolog meth.*, t. I, classe 2, *tritæoph.*, typ. f. 335.
[3] *De Proteif. feb. interm. genio*, cap. IX, hist. X, p. 82. In-4°. Lugd., 1737.

224. On voit par les descriptions des différentes formes de fièvres intermittentes pernicieuses que toutes ces fièvres sont tierces ou double-tierces et très rarement quartes. Les accidents ataxiques ne se montrent pas ordinairement, au moins d'une manière tranchée, dès le premier ou le deuxième accès ; quelquefois ce n'est qu'au cinquième ou sixième accès qu'ils se manifestent. Il arrive aussi que ces fièvres qui ont parcouru un assez grand nombre de paroxysmes deviennent ataxiques ; c'est souvent par l'influence d'une cause accessoire qui trouble la maladie ou l'exaspère ; il n'est cependant pas sans exemple que la maladie prenne cette forme sans cause au moins évidente et par les progrès des accidents pyrétiques s'aggravant progressivement d'accès en accès.

225. Le passage d'une fièvre intermittente simple à l'état de fièvre pernicieuse peut se prévoir, le plus souvent, par la manifestation des phénomènes suivants : les accès sont anticipants quant à l'heure de leur manifestation ; ils deviennent plus longs ; la durée de l'intermission va ainsi en diminuant ; les accidents ordinaires de l'accès, dont l'exaspération excessive doit constituer l'état pernicieux, deviennent progressivement plus graves ; et, lorsqu'ils ont déjà atteint un certain degré d'intensité, non cependant tel qu'il puisse encore caractériser la fièvre pernicieuse, ils exercent sur le malade une influence qui ne se montre pas en rapport avec leur propre intensité. Ainsi, dans les premiers accès d'une fièvre algide non encore caractérisée, le frisson laisse déjà les malades dans un état de débilité, de faiblesse, qui ne se voit pas dans les fièvres intermittentes simples, après des frissons même très-pronoucés, etc. Les intermissions, avant la manifestation décidée de l'état pernicieux, sont moins nettes que dans les fièvres simples et, quoiqu'elles soient avec apyrexie, les malades y sont dans un état de défaillance, de débilité qui annonce que l'accès précédent a exercé sur l'organisme une influence que n'explique pas l'intensité apparente de ces accidents. Lorsque les symptômes dominants qui caractérisent l'intensité des accès commencent à se montrer, les stades paroxystiques qui succèdent à celui auquel ils appartiennent sont moins lucides; ils se développent et s'accomplissent avec une certaine hésitation, qui suffit souvent pour mettre le médecin exercé sur la voie de prévoir le caractère pernicieux de la maladie.

226. Les accès de fièvre pernicieuse ont même souvent des prodromes qui leur sont propres. Dans une fièvre algide tierce, avec paroxysmes intermédiaires simples, nous avons vu l'accès pernicieux précédé de quatre à cinq heures de malaise et de courbature excessive qui ne se montraient pas avant l'accès intermédiaire, qui ne présentait aucun caractère pernicieux, quoiqu'il fût d'une assez grande intensité.

227. La durée des accidents ataxiques, qui se prolongent souvent pendant l'intermission, ou la prolongation des accès subintrants, qui fait disparaître l'intermission, conduisent à se demander à quels signes une fièvre pernicieuse peut se distinguer d'une fièvre continue. Les accidents paroxystiques, bien que très-prolongés, vont toujours en diminuant et marchent ainsi vers une terminaison évidente dans les fièvres intermittentes. Si le premier stade du nouvel accès se montre avant que les symptômes du précédent soient effacés, la manifestation de ce premier stade indique le caractère périodique de la fièvre, qui est alors ou subintrante ou rémittente. Le médecin a alors à examiner si cette subintrance n'est due qu'à la prolongation des accidents paroxystiques, qui alors ne manquent de disparaître qu'à cause de l'invasion souvent anticipée du paroxysme suivant, ou si une lésion interne, qui peut être consécutive à la fièvre périodique, en introduisant dans la maladie un élément pathologique nouveau, la convertit en une fièvre rémittente; dans ce dernier cas, la fièvre est évidemment devenue rémittente ataxique et son diagnostic se rapporte à cette dernière maladie.

CHAPITRE V

DESCRIPTION DES FIÈVRES INTERMITTENTES LARVÉES

228. L'affection périodique d'un organe ou d'un appareil fonctionnel déterminé, sous le type habituel des fièvres intermittentes, sans accidents pyrétiques initiaux, ou au moins avec une fièvre peu apparente, est le caractère séméiologique saillant des fièvres larvées. L'affection locale, dont les retours réguliers constituent les paroxysmes de la maladie, peut varier de forme, de siége ou d'intensité, chez le même malade à chaque paroxysme, bien que dans la plupart des cas elle reste la même dans tous les accès pendant le cours de la maladie.

229. Les fièvres larvées montrent leurs rapports essentiels avec les fièvres périodiques ordinaires par leur transformation réciproque, par leurs causes communes, et même par la manifestation de plus en plus évidente de l'affection locale qui leur appartient, pendant les stades paroxystiques ordinaires d'une fièvre périodique qui devient ainsi de plus en plus latente en se convertissant en fièvre larvée.

230. Toutes les fièvres larvées rentrent dans l'une des formes suivantes :

1° Les accidents pyrétiques intermittents se localisent avec leurs stades habituels dans une région limitée du corps, c'est *la fièvre larvée topique*.

2° L'affection d'un organe ou d'un appareil fonctionnel limité paraît seule périodiquement sans accident pyrétique, c'est *la congestion périodique.*

231. La fièvre topique se caractérise par la manifestation périodique limitée à certaines parties du corps, des trois stades ou seulement d'un ou de deux des trois stades des paroxysmes fébriles, sans que le reste de l'organisme semble participer à l'état de maladie [1].

Un homme avait tous les jours, vers sept heures du matin, un froid violent au bras droit, perceptible au toucher; vers huit heures, les mains et les doigts tremblaient; au bout de trois heures, une vive chaleur se manifestait dans tout le bras; à midi tout était terminé jusqu'au lendemain matin [2].

Chez une jeune fille de 22 ans, après une fièvre tierce mal traitée, survenaient tous les jours à la même heure le tremblement, la chaleur et la sueur d'une jambe [3].

C. Médicus a réuni des observations sur des malades qui n'ont présenté, à chaque paroxysme, que l'un ou l'autre des stades de l'accès, limité ordinairement à une seule partie du corps [4].

232. En rapprochant les faits les plus saillants qui ont été publiés sur les fièvres topiques, on trouve des cas où la fièvre intermittente a manifesté ses paroxysmes par un stade de froid général suivi d'un stade de chaleur aussi général, terminé par une sueur finale limitée à une moitié du corps et même à un seul membre. En d'autres cas le frisson seul a été général et la chaleur fébrile et la sueur ont seulement affecté une moitié du corps. Enfin, d'autres fois, tous les stades ont été localisés sur une seule partie du corps. Le plus souvent le frisson est général, le stade de chaleur localisé avec une vive douleur et même une vive rougeur sur une partie circonscrite, et enfin le

[1] On peut surtout consulter sur ces maladies, Trenka (*Tract. de feb. int.*). Strack, *Obs. med. de feb. int.*, in-12, Offenback, 1785.

[2] Obs. de Cuoeffelius, *Eph. nat. curio.*, decad. I, ann. III, obs. ccv.

[3] *Medical Essays*, t. I, p. 295.

[4] *Trait. des mal. périodiques sans fièvre*, trad. de Lefèvre Villebrune, in-12, 1788.

stade de sueur est général. On pourrait rassembler d'assez nombreux exemples de fièvres larvées topiques où le stade de chaleur s'est seulement caractérisé par tous les accidents d'une subinflammation ou d'une congestion sanguine limitée à l'œil, à la muqueuse nasale, gutturale, etc., à l'un des membres, etc..

233. Dans la plupart des fièvres topiques dont les auteurs ont rapporté des exemples, nous pouvons même dire dans tous les cas, si nous écartons les observations cliniques qui manqent de précision dans les détails, la forme larvée topique a succédé à la fièvre périodique ordinaire et ne s'est montrée qu'à son déclin et comme le dernier vestige de ses paroxysmes. C'est presque toujours à la fin d'une fièvre tierce ou quarte prolongée que les accidents pyrétiques se sont localisés sur une partie du corps.

234. Nous n'avons vu que deux fois la fièvre topique, dans deux cas de fièvre double-tierce. Le premier était une fièvre intermittente récidive apportée d'Afrique par un soldat libéré. L'un des accès n'affectait que les extrémités inférieures qui se refroidissaient, devenaient livides et se couvraient de papules ortiées qui se terminaient au bout de deux ou trois heures de durée par une sueur locale. L'accès fébrile du lendemain était général et avait la forme ordinaire et beaucoup d'intensité. Sous l'influence d'un vomitif, l'accès régulier cessa et l'accès topique ne fut enlevé par le fébrifuge qu'après cinq à six retours. Le deuxième exemple s'est présenté à nous sur une fille chlorotique, qui avait contracté la maladie dans la Bresse. La fièvre était tierce et peu intense ; après huit jours de séjour à l'hôpital, la malade était prise, le jour d'intermission, d'une horripilation limitée à la face et qui faisait place, au bout de quelques instants, à une vive rougeur avec chaleur des pommettes et injection d'un œil et douleur névralgique hémicranienne très-vive. Toute cette souffrance cessait sans sueur dans la nuit suivante. L'accès du lendemain ne reproduisait point l'affection locale, c'était un accès ordinaire de fièvre intermittente. Le fébrifuge fit disparaître à la fois le paroxysme topique et la fièvre régulière.

235. La forme la plus ordinaire de fièvres larvées est celle d'une maladie à paroxysme périodique qui n'a d'autres symptômes que la douleur ou la congestion circonscrite dans un organe ou dans une région du corps, tantôt avec un état apyrétique complet, tantôt avec un mouvement fébrile, qui paraît dépendre de la vivacité de la lésion locale. L'accès de ces fièvres larvées a très-souvent la forme d'une douleur névralgique limitée au trajet d'un nerf, ou aux branches nerveuses d'une région déterminée ou la forme d'une congestion inflammatoire sur un organe. Ce sont souvent des migraines, des douleurs faciales périodiques, dont les auteurs ont rapporté beaucoup d'exemples. On a aussi vu des fièvres larvées où la lésion locale consiste en des hémorrhagies périodiques ou des altérations de sécrétion limitées à certains organes glanduleux comme les parotides, le foie, les reins.

236. Les fièvres larvées ne sont pas le plus ordinairement dangereuses, car la lésion locale paroxystique qui les caractérise n'a pas le plus souvent son siége dans un viscère immédiatement nécessaire à la vie, ou au moins n'est point assez profonde pour altérer la texture d'un organe important. Ces fièvres sont véritablement bénignes et peuvent durer longtemps sans devenir dangereuses. On voit cependant des fièvres larvées où ces heureuses conditions ne se rencontrent plus et qui doivent à cette circonstance de constituer de véritables fièvres pernicieuses. Telles sont les fièvres caractérisées par des attaques périodiques d'apoplexie, de léthargie ou d'éclampsie. Les exemples de ces fièvres larvées redoutables sont trop nombreux dans les auteurs pour qu'on puisse se refuser à en admettre la réalité.

Fréd. Hoffmann a vu revenir périodiquement, chez un jeune homme de vingt-six ans, une privation subite de tout mouvement et de tout sentiment[1]. Morton a aussi rapporté deux exemples

[1] *Op. omnia*, t. IV, p. 28.

d'une semblable fièvre larvée, dont l'un fut surtout remarquable par la circonstance que la maladie fut une des formes de la récidive d'une fièvre intermittente [1]. Huxham [2] et Lautter [3] ont vu la mort déterminée par des attaques périodiques d'apoplexie.

Ces affections paroxystiques pernicieuses des fièvres larvées peuvent occuper les organes thoraciques. Un homme de trente-trois ans, dont Storck a rapporté l'histoire, avait, tous les deux jours, à neuf heures, un froid général avec horripilation, suivi d'une toux des plus violentes, avec tuméfaction de la face, lividité des lèvres et enfin expectoration d'une très-grande quantité de sang très-vermeil. Après trois accès semblables, la maladie fut arrêtée par l'ingestion du quinquina [4].

237. Les faits que nous venons de rappeler montrent qu'il est important de bien déterminer la nature des accidents locaux graves qui caractérisent une fièvre larvée. Si l'on a pu reconnaître plusieurs accès, ou si l'invasion de l'affection locale menaçante a succédé à des paroxysmes de fièvre intermittente simple, le retour et la disparition périodique des accidents indiquent suffisamment la nature de la maladie. Mais il n'est pas prudent d'attendre la manifestation de plusieurs paroxysmes; dès qu'il est évident que les accidents qui les constituent peuvent mettre la vie en péril; il faut alors s'efforcer de caractériser la maladie par les symptômes d'un seul accès. L'on y parvient assez souvent en se rappelant qu'il n'est pas ordinaire que des affections viscérales, comme celles qui appartiennent à ces formes pernicieuses de fièvres, lorsqu'elles sont idiopathiques, arrivent avec une aussi grande rapidité et sans prodromes et surtout disparaissent promptement et complétement au bout d'une durée qui n'excède pas la durée ordinaire d'un paroxysme de fièvre intermittente. Il faut en effet attribuer

[1] *De prot. feb. int. genio*, cap. IX, obs. XXV et XXVI.
[2] *De Haen de feb. divis. feb.*, p. 229.
[3] *Hist. bienni*, p. 71.
[4] *Ann. méd. secundus*, p. 165.

comme symptômes presque pathognomoniques à ces accès redoutables de fièvre intermittente larvée, la rapidité du développement, sans cause évidente, et la promptitude de la diminution, sans motif appréciable, de ces accidents locaux ordinairement fort aigus.

On ne pourrait douter aussi de la présence d'une fièvre larvée pernicieuse, lorsqu'on voit les symptômes initiaux de l'accès s'accompagner à un certain degré des phénomènes propres aux paroxysmes réguliers des fièvres intermittentes, si par exemple, comme cela est fréquent, ces symptômes sont ceux du stade de froid, ne fussent-ils que de légères pandiculations avec sensation fugace de refroidissement, ou encore si les symptômes du stade de sueur arrivent au déclin des accidents du paroxysme. Il faut remarquer aussi que le développement considérable de chaleur, dans les parties qui sont le siége de l'affection locale périodique, l'intensité excessive des battements artériels autour de ces parties, ne se présentent jamais, au même degré, dans les affections locales qui surviennent indépendamment de toute cause de fièvre intermittente.

238. La nature de la plupart des fièvres intermittentes larvées se décèle aussi par la coïncidence de maladies périodiques, épidémiques. Toutes les affections morbides même locales et limitées à des organes circonscrits qui adviennent dans ces conditions et disparaissent après une courte durée, bien qu'elles ne soient liées à aucun symptôme pyrétique, ne sont bien souvent qu'un mode de manifestation de la maladie périodique que l'on combat avec succès par la médication fébrifuge. La nature de ces affections est d'ailleurs aussi souvent indiquée par cette circonstance qu'elles succèdent à des accès réguliers de fièvres intermittentes, qui se sont convertis ou qui se sont reproduits par récidive en paroxysmes de fièvre larvée. On ne peut guère douter aussi de la présence réelle d'une fièvrè intermittente larvée, lorsqu'on voit souvent les accidents que nous avons décrits chez des personnes qui portent les traces de fièvres intermittentes chroniques, soit par un état cachectique, soit par la tuméfaction congestive ou hypertrophique des viscères des hypochondres.

239. Les fièvres intermittentes larvées sont, beaucoup plus rarement qu'on ne pourrait l'induire des expressions par lesquelles on les décrit dans les livres, indépendantes des phénomènes réguliers des fièvres intermittentes simples. Dans un grand nombre de cas, peut-être même le plus souvent, l'invasion des accidents locaux des fièvres larvées se montre avec quelques traces de frisson, et ces accidents s'associent à un certain trouble dans la circulation et la chaleur générale, ou au moins avec une augmentation très-marquée de la chaleur et de l'activité de la circulation autour de la partie douloureuse. Van Swieten montre toute la valeur qu'il attribuait à cette fièvre locale autour du lieu douloureux, par l'observation d'une fièvre intermittente larvée ophthalmodynique qu'il a rapportée dans ses commentaires [1]. Le plus souvent aussi, l'on voit arriver une évidente diaphorèse à la terminaison des paroxysmes.

240. Nous avons pu nous assurer, au moins plusieurs fois, que les urines prennent, dans les fièvres larvées, la teinte rouge que l'on a attribuée aux urines des fébricitants. Ce phénomène s'est produit d'une manière très-prononcée à notre observation, dans une fièvre larvée qui se caractérisait par un violent coryza et dont chaque accès se terminait par une phlegmatorrhagie considérable [2]. Morton avait aussi reconnu, dans l'urine des malades atteints de fièvre larvée, les caractères spéciaux qu'elle présente pendant les fièvres intermittentes légitimes [3] Sydenham exprime l'importance qu'il attachait à ce signe, lorsqu'il dit, dans sa lettre à Robert Brady, en parlant de la constitution épidémique de 1675 à 1680 : « C'est ici le lieu

[1] Aph. 757, t. II, p. 185.

[2] Ce fait nous en a rappelé un semblable dont Vandermonde a publié la relation dans le cahier de mars 1757, p. 197 du *Journal de médecine*.

[3] *De feb. interm.*, t. I, exercit. I, cap. IV, p. 32. In-4°. Lugd., 1737.

de rappeler que, dans les premières années de cette constitution, les fièvres intermittentes présentaient quelquefois un symptôme remarquable. Leurs paroxysmes ne débutaient point par le frisson avec horripilation et tremblement suivi de fièvre, mais le malade présentait les mêmes symptômes que s'il eût été frappé d'une véritable apoplexie, qui n'était cependant, malgré cette ressemblance, que l'effet de la fièvre sur l'encéphale. On le reconnaissait par d'autres symptômes, ainsi que par la couleur de l'urine. Dans les fièvres intermittentes, ce liquide est le plus ordinairement d'une couleur rouge saturée, comme celle des ictériques, quoique d'un rouge moins intense ; elle dépose aussi un sédiment qui ressemble à de la poudre de brique pilée[1]. »

On a objecté contre ce moyen de diagnostic, apprécié par Sydenham au lit du malade, qu'il peut ne pas exister. Lautter dit « que ces urines ne se présentent pas dans toutes les fièvres larvées, mais que, toutes les fois qu'on reconnaît de telles urines, on peut être assuré que la maladie est de la nature des fièvres périodiques. » Senac ne craignait pas d'affirmer que « c'était un signe presque infaillible de la nature de la maladie ; » il faisait remarquer avec raison, qu'il ne pouvait se constater que dans la rémission des accidents[2].

241. On peut être surpris au premier aperçu, que la qualité des urines sédimenteuses puisse donner un signe diagnostique de quelque valeur dans les fièvres larvées, par ce motif que de pareils caractères des urines ne se montrent pas exclusivement dans les fièvres intermittentes. Mais si l'on réfléchit qu'une modification des urines de cette nature indique qu'il s'est produit dans tout l'organisme un état anomal passager des fonctions plastiques dont l'urine indique la coction par la présence du sédiment, on conçoit que cette qualité de l'urine devient la preuve que la lésion locale du paroxysme de la fièvre larvée était liée au même état général que celui des paroxysmes régu-

[1] *Epist. prima respons, Roberto Brady*, p. 191, t. I. Édit. in-4°, Genève, 1769.
[2] *De recond. feb. interm. nat.* cap. XVIII, p. 102.

liers des fièvres intermittentes. La coloration et le sédiment des urines sont ainsi le signe qui rattache la fièvre larvée à la condition morbide générale ordinaire des fièvres intermittentes. C'est ainsi qu'il devient un signe d'une grande valeur pour distinguer une fièvre larvée réelle d'une affection locale, qui peut se montrer périodiquement, sans avoir rien de commun avec la fièvre intermittente.

242. Les fièvres larvées sont, comme toutes les fièvres intermittentes, sujettes à *récidive*; elles sont souvent elles-mêmes la forme que prend la fièvre intermittente simple ou même la fièvre pernicieuse dans ses récidives. Il arrive aussi, lorsqu'elles ont disparu et que le malade est pris de nouveau de fièvre intermittente, qu'il retombe dans une fièvre légitime, qui peut être plus ou moins grave. Ces conditions que tous les praticiens connaissent par expérience, suffiraient pour établir l'identité de toutes les maladies périodiques, qu'elles se manifestent avec la forme ordinaire des fièvres intermittentes simples, ou sous la forme pernicieuse, ou sous la forme de fièvres larvées.

CHAPITRE VI

DESCRIPTION DES FIÈVRES RÉMITTENTES

243. Nous avons suffisamment développé les principaux motifs qui nous ont déterminé à rapprocher des fièvres intermittentes les fièvres rémittentes, comme des maladies identiques par leurs causes et leur nature. La description que nous allons donner de ces dernières maladies, justifiera plus complétement encore ce rapprochement, adopté d'ailleurs par la plupart des maîtres de l'art depuis Hippocrate. Nous devons toutefois mettre en évidence les conditions pathologiques spéciales qui distinguent et motivent la forme rémittente des maladies périodiques.

244. Parmi les pyrétologistes, les uns, frappés de la succession périodique des paroxysmes fébriles, de la conversion des fièvres intermittentes en fièvres rémittentes et des fièvres rémittentes en fièvres intermittentes légitimes à différentes périodes et dans certaines conditions étiologiques, ont considéré la fièvre intermittente comme l'élément constitutif principal des fièvres rémittentes. Les autres, mettant en première ligne les phénomènes morbides continus qui coïncident avec les accidents périodiques, ont considéré l'état morbide exprimé par ces symptômes comme l'élément cardinal de la maladie, qu'ils ont ainsi éloignée de la classe des fièvres intermittentes. C'est qu'en effet l'observation fait reconnaître dans les fièvres rémittentes deux ordres de phénomènes morbides, qui correspondent nécessairement à deux ordres de lésions, suivant des circonstances qui sont souvent appréciables. Chacune de ces lésions peut devenir prédominante et imprimer ainsi à la maladie une forme plus prononcée. Comme les symptômes de la maladie sont différents suivant les diverses formes et même les divers degrés d'intensité des lésions organiques ou fonctionnelles qui sont associées dans les fièvres rémittentes, il en résulte qu'il est impossible de décrire en général la fièvre rémittente légitime, sans tracer un tableau d'imagination ou sans choisir une forme spéciale de la maladie qui peut ne se présenter que dans des cas exceptionnels.

Les fièvres rémittentes étant des maladies qui réunissent toujours des lésions multiples, sont nécessairement très-variables dans leurs symptômes et ne se ressemblent les unes aux autres que par la périodicité de leurs paroxysmes qui apparaissent comme symptômes dominants ajoutés aux symptômes pyrétiques continus. On ne trouve de similitude complète entre toutes les fièvres rémittentes que lorsqu'on les voit régner en même temps, dans des circonstances identiques.

245. Dans toutes les fièvres rémittentes, les symptômes continus se lient ou à une réaction, par l'effet immédiat de la cause, comme dans les synoques simples ; ou au développement d'une altération de sécrétion étendue, ou d'une phlogose viscérale, coïncidente ou consécutive à l'affection périodique ; ou enfin à l'état général d'imperfection des fonctions plastiques, qui altère la crase des humeurs comme dans les maladies typhoïdes. Nous verrons que toutes les fièvres rémittentes, décrites par les nosologistes, rentrent dans ces formes diverses. Ainsi considérée, une fièvre rémittente n'est qu'une fièvre intermittente, compliquée soit des effets de l'intensité d'action de sa cause agissant à la fois comme cause spéciale de fièvre périodique et comme cause déterminante de lésions morbides continues, soit des effets d'une cause accidentelle accessoire ou inhérente à la constitution du malade.

246. Les paroxysmes pyrétiques, dans les fièvres rémittentes, bien que modifiés sous beaucoup de rapports par l'état morbide deutéropathique continu, sur lequel ils sont comme superposés, ont cependant une forme assez constante, qu'on peut comprendre en une description générale. Ils ont trois stades distincts, qui cependant, dans la plupart des cas, ne sont pas tous aussi marqués que dans les fièvres intermittentes.

Le frisson initial n'est le plus souvent qu'une horripilation peu prolongée, accompagnée d'un malaise général et d'un sentiment de faiblesse extrême, de torpeur, de lassitude, perçu surtout aux membres et vers les articulations. Cette horripilation est, dans beaucoup de cas, comme ambulatoire. Elle cesse et se reproduit plusieurs fois sur le corps et les membres, pendant une ou deux heures. Il n'est pas rare que la peau soit déjà arrivée à la chaleur fébrile et que les malades soient encore tourmentés par des horripilations vagues, par un froid continu des extrémités, par toute l'anxiété du frisson, etc. Bien souvent, dans ces cas, les malades ont des nausées et même des vomissements.

La chaleur fébrile s'établit toujours plus lentement que dans les fièvres intermittentes proprement dites ; elle atteint d'ordinaire une grande intensité, surtout à la tête, dans la poitrine, aux viscères de l'abdomen où le malade éprouve souvent une ardeur brûlante excessive. La main du médecin trouve sur ces régions une chaleur vive soit sèche et âcre, soit halitueuse, qui contraste même avec le froid de la peau sur l'extrémité des membres. Mesurée au thermomètre, cette température s'élève parfois jusqu'à 38, 40 degrés centigrades et même au delà, aux aisselles, à l'ombilic, tandis qu'elle atteint à peine 25 à 30 degrés aux plis des jambes ou même au scrotum.

Le stade de sueur des paroxysmes des fièvres rémittentes est, dans la plupart des cas, peu marqué, au moins pendant les premiers jours. Ce n'est souvent qu'une moiteur qui se produit d'abord d'une manière indécise et qui n'a que peu de durée. A mesure que la fièvre se prolonge, la sueur finale du paroxysme augmente; toutefois, dans la plupart des cas, elle reste modérée et ne devient pas profuse. Lorsqu'elle devient très-abondante, la fièvre tend à prendre la forme intermittente par l'affaiblissement des accidents pyrétiques qui séparent les paroxysmes. Quoi qu'il en soit, l'établissement du stade de sueur marque toujours le décroissement de l'état d'anxiété et d'agitation si pénibles du stade de chaleur. Le malade arrive d'ordinaire alors à un état de calme et même à un sommeil réparateur.

247. Les accidents continus qui coïncident avec les paroxysmes pyrétiques et qui persistent dans leurs intervalles, sont toujours exaspérés pendant la chaleur paroxystique. Leur forme, leur intensité sont en rapport avec les lésions internes continues d'où ils dépendent. Ce sont les symptômes des affections saburrales, des flux bilieux, ou des catarrhes intestinaux, des bronchites ou des pneumonies aiguës, des encéphalites. Souvent plusieurs de ces lésions existent en même temps et se révèlent par des symptômes mixtes, qui se lient et se coordonnent avec ceux des paroxysmes intermittents. Il n'est pas rare, dans les fièvres rémittentes graves, de voir ces lésions, et par suite leurs symptômes immédiats, se modifier soit en s'aggravant soit en s'associant ou en se substituant les unes aux autres pendant le cours de la maladie.

248. La lésion locale, qui coexiste dans toutes les fièvres rémittentes avec les paroxysmes intermittents, peut avoir pour siége tous les organes internes des trois cavités. C'est une erreur de n'admettre sa présence que dans le tube digestif, comme le faisait Sennert, lorsqu'il disait que « la fièvre hémitritée était composée d'une fièvre intermittente et d'une fièvre symptomatique; qu'elle n'était cependant de sa nature qu'une fièvre intermittente, à laquelle se joignait la chaleur continue née de l'inflammation de l'estomac, des intestins et des parties voisines[1]. » Cette doctrine exclusive de Sennert adoptée par Broussais a constitué la base de toute sa pyrétologie.

249. Stoll a bien mieux compris la nature des fièvres rémittentes, lorsqu'il a consacré ce fait que l'observation clinique justifie en tous points, que les lésions continues qui se produisent dans ces maladies n'ont point une forme unique et peuvent s'établir en des organes très-divers et même se produire sous toutes les formes des fièvres continues. « L'intermittente a coutume de s'unir avec la synoque non putride, avec une inflammation quelconque, avec une fièvre bilieuse, putride, maligne; elle compose avec les deux premières les bénignes; avec les autres, les *tritéophyes*, les hémitritées, les graves, les malignes, les pernicieuses[2]. »

Nous adoptons entièrement cette doctrine qui dérive de tous les faits cliniques que nous avons pu recueillir. Elle est pour nous la base de la description générale des fièvres rémittentes; nous ne la modifierons qu'en déterminant, sur les données plus précises de la science actuelle, ce qu'il faut entendre par les états morbides exprimés par Stoll dans le langage médical de son temps.

250. Si l'intermittente s'unit avec une fièvre synoque, les phénomènes continus sont peu prolongés, et l'on n'a, avec les symptômes intermittents, que les phénomènes généraux pyrétiques d'une synoque. Cette fièvre rémittente bénigne ne dure guère que quatre ou cinq jours et se termine par la guérison, ou prend finalement la forme d'une fièvre intermittente simple. C'est cette fièvre rémittente qui constitue fréquemment la première période des fièvres intermittentes.

251. Lorsque la fièvre intermittente est unie avec une inflammation, les symptômes continus de la phlegmasie sont d'abord légers, ils ne se reconnaissent souvent pas au début de

[1] Cit. à Torti *Therapeut. specia*, lib. V, cap. v, p. 645.
[2] Stoll, *Aph. sur la connaiss. et la curation des fièvres*, trad. de Mahon, aph. 473.

la maladie ; ils augmentent à chaque paroxysme ; ils deviennent souvent si intenses qu'ils dominent enfin et voilent même presque complétement les symptômes paroxystiques. Dans ces cas, la phlegmasie devient l'élément dominant, et la marche et l'issue de la maladie lui sont subordonnées. Dans les cas moins graves, où la phlogose n'apparaît en réalité que comme une épigénèse des paroxysmes, les symptômes intermittents restent dominants et les accidents inflammatoires n'ont qu'une importance secondaire.

252. L'union d'une fièvre intermittente avec une fièvre bilieuse se manifeste dans le cours de la fièvre rémittente par les symptômes continus et dominants du trouble des sécrétions gastro-hépatiques, ordinairement lié à un certain degré d'inflammation de la muqueuse gastro-intestinale, ou au moins à la turgescence subinflammatoire de l'appareil digestif. Dans cette fièvre rémittente, les phénomènes du flux gastro-hépatique et de la phlogose gastro-intestinale prédominent ordinairement à un très-haut degré. Tantôt ils apparaissent dès le début de la maladie, et même avant les paroxysmes périodiques ; tantôt, et c'est le cas le plus fréquent, ils n'adviennent et s'accroissent que par la répétition des accès périodiques et sous leur influence. Ainsi se produisent les fièvres rémittentes bilieuses, gastriques, des auteurs ; et les causus, les fièvres ardentes des anciens.

253. L'union de la fièvre intermittente avec la fièvre putride maligne des auteurs ne peut plus se concevoir aujourd'hui, qu'en donnant à ces expressions leur vraie signification. Nous savons que toutes les maladies fébriles périodiques ou continues, essentielles ou symptomatiques, peuvent déterminer des accidents réactionnels ataxiques, soit par les désordres de l'innervation, soit par la violence insolite des accidents pyrétiques proprement dits, soit par l'intensité des désordres fonctionnels des appareils organiques affectés. Toutes ces conditions peuvent se produire dans les fièvres rémittentes. C'est ainsi que se développent les rémittentes ataxiques ou malignes des auteurs. C'est même souvent par suite de la forme ataxique de la fièvre intermittente, que l'affection locale, qui doit devenir l'origine des phénomènes morbides continus les plus graves, prend aissance. C'est ce qui fait que beaucoup de fièvres intermittentes deviennent rémittentes en devenant ataxiques.

254. L'extrême intensité des inflammations, des diacrises et même des hémorrhagies qui se produisent dans certains cas de fièvres rémittentes ; la violence des accidents pyrétiques continus qui s'y rattachent, et enfin la grande intensité des accidents fébriles intermittents qui s'y joignent, peuvent jeter le malade dans un état d'épuisement et d'adynamie si grand et dans une telle sidération des fonctions nerveuses qu'on le dirait, au premier aperçu, dans un état typhode ataxique des plus graves. Les fièvres rémittentes des régions tropicales, celles qu'on voit se produire dans les constitutions automnales ès lieux où les fièvres périodiques sont endémiques, mettent souvent dans le cas de voir des exemples de ces maladies d'une intensité extrême. Les auteurs ont attaché à ces formes de la maladie la qualification de malignes, de putrides, d'ataxiques, d'ataxo-adynamiques.

La manifestation, plus ou moins régulière des paroxysmes, reste toujours dans ces cas le phénomène dominant. Les formes variées des accidents continus subordonnés à la nature, à la gravité, au siége des affections locales différencient seules les cas particuliers. Toute la sagacité du praticien le plus exercé n'est qu'à peine suffisante pour discerner tous les éléments morbides qui concourent à constituer la maladie générale.

255. Le type des fièvres rémittentes est soumis aux mêmes périodes que celui des fièvres intermittentes. Le type ternaire et double-ternaire est le plus fréquent.

Celse appelait fièvre hémitritée la fièvre rémittente dont les paroxysmes se reproduisent tous les deux jours; il attribue pour caractère à cette fièvre d'avoir des accès de trente-six à quarante-huit heures [1].

Galien a désigné sous le nom de fièvre hémitritée, la fièvre rémittente qui présente des accès tous les jours et qu'il considère comme formée de la complication d'une fièvre quotidienne avec une fièvre tierce. Cette fièvre demi-tierce est une fièvre rémittente très-grave. Elle se caractérise par cette circonstance, qu'un des paroxysmes n'est réellement que l'exacerbation diurne d'une fièvre continue et ne s'annonce que par une horripilation à peine sentie, suivie d'une augmentation dans l'intensité de la fièvre; tandis que l'autre paroxysme ternaire se montre avec tous les caractères d'un accès tranché de fièvre intermittente. Dans quelques cas, l'exacerbation diurne, marquée par une simple horripilation, se fait encore sentir le jour du paroxysme ternaire; on trouve alors, le jour du grand accès, deux stades fébriles initiaux: l'un appartenant à cet accès lui-même et l'autre indiquant l'exacerbation diurne des accidents continus. C'est cette fièvre qu'Hippocrate désignait sous le nom de phricode (φρικώδης).

256. Lorsque la fièvre rémittente a des paroxysmes tranchés, qui se correspondent de deux jours l'un, qu'elle soit simple ou double, Galien l'appelait fièvre tritæophique (τριταιοφυής)[2]. Cette forme périodique est le type le plus ordinaire des fièvres rémittentes pernicieuses; elle a souvent été confondue avec la fièvre quotidienne rémittente ou la fièvre amphimérine. Cette dernière n'est guère plus commune que la fièvre intermittente quotidienne. Il est évident que l'on a souvent considéré comme fièvre de cette nature la fièvre double-tierce rémittente. Il faut cependant remarquer aussi que cette dernière devient souvent elle-même une véritable amphimérine, lorsque la phlegmasie qui constitue l'un de ses éléments devient si intense qu'elle fait prédominer la pyrexie continue exacerbante qu'elle entretient, à tel point que

[1] Lib. III, cap. III, p. 116.
[2] Cap. II, *in* L. VI, *Epid.*, c, 23.

l'élément intermittent ne se manifeste plus que par des paroxysmes peu prononcés.

257. H. Augenius, dans son livre sur les fièvres, publié à la fin du seizième siècle, écrivait qu'il n'avait vu qu'une seule fois la fièvre rémittente quotidienne et la fièvre quarte rémittente[1], et que ces dernières fièvres sont si rares que L. Augenius, son père, n'en avait vu que deux ou trois cas en cinquante années de pratique.

Les paroxysmes des fièvres rémittentes sont donc quelquefois réglés sur le type quaternaire, en sorte que la fièvre ait un paroxysme chaque quatrième jour, après deux jours de rémission. Sauvage a nommé ces fièvres tétartophyes [2]. Cullen les a admises sous le nom de fièvres quartes continues[3]. Lautter et Baumes en ont aussi vu des cas[4]. Toutefois, d'après les symptômes attribués à ces fièvres, nous y verrions plutôt une fièvre quarte simple, compliquant une maladie chronique avec fièvre hectique continue.

258. Les auteurs ont assigné aux fièvres rémittentes de différents types des symptômes particuliers. L'importance de ces symptômes ainsi rapportés au type de la maladie et non aux lésions organiques qui la constituent, est nulle pour le traitement. Ils ont d'ailleurs été décrits sous des formes si différentes qu'en leur donnant une valeur pathognomonique, on ne ferait que jeter de l'obscurité dans la nosographie. Dans les épidémies où règnent des fièvres intermittentes, on trouve en général tous les types de ces maladies ; et l'on ne voit pas qu'elles soient essentiellement modifiées suivant ces types, ni même qu'elles se modifient d'une manière évidente lorsque le type périodique vient à changer sur le même malade. La considération importante pour nous est de bien distinguer les lésions locales et les phé-

[1] Augenius, *de feb.*, lib. IV, cap. xx, p. 158.
[2] *Nosol.*, cl. II, ord. II, gen. VIII.
[3] *Gen. morb.*, I feb., sect. I, gen. II.
[4] Baumes, *Trait. des fièv. rémitt.*, t. I, p. 130.

nomènes qui se lient à leur présence, des accidents périodiques qui se rattachent à l'élément intermittent. L'influence réciproque des lésions morbides est ainsi facilement appréciée, et c'est d'elle surtout que se déduisent rationnellement les indications thérapeutiques.

259. La présence, dans les fièvres rémittentes, de lésions viscérales congestives, eccritiques et inflammatoires a été reconnue par tous les anciens. Dans la plupart des cas, c'est sur les grands organes sécréteurs et sur les surfaces muqueuses abdominales qu'elles ont leur siége. Les voies respiratoires sont ensuite les parties où elles se produisent le plus souvent. On les voit aussi, mais plus rarement, se manifester dans les organes encéphaliques. Souvent plusieurs viscères sont simultanément ou successivement affectés dans les fièvres rémittentes.

260. Quels que soient la nature et le siége des lésions épigénétiques de la fièvre rémittente, cette maladie s'annonce d'abord par des symptômes pyrétiques quelquefois légers, mais le plus souvent d'une grande intensité. Les premiers paroxysmes, ordinairement assez prolongés, ne présentent pas de symptômes d'une lésion locale déjà existante. Si les phénomènes pyrétiques sont continus au début, par suite de l'action immédiatement stimulante de la cause morbigène, cette réaction se calme promptement et les paroxysmes intermittents persistent seuls. Les symptômes de lésion locale se dessinent pendant ces accès, et, bien qu'ils se montrent quelquefois dès l'invasion du premier, ils sont très-faibles et cessent avec le paroxysme. Il est rare qu'ils acquièrent avant le deuxième ou troisième paroxysme une intensité suffisante pour se prolonger durant toute l'intermission.

261. La lésion constitutive des fièvres périodiques est donc primitive et dominante dans les fièvres rémittentes, et les lésions congestives, eccritiques, subinflammatoires et inflammatoires lui sont subordonnées, puisqu'elles se développent sous son influence et croissent dans ses paroxysmes. Cette production de lésions locales, dans les paroxysmes intermittents, nous l'avons reconnue dans les intermittentes aiguës, à un degré modéré. Nous l'avons vue, dans les intermittentes ataxiques, atteindre une intensité suffisante pour compromettre des organes, et faire naître des désordres locaux assez graves pour produire la continuité des accidents dans les intermissions, ou pour amener immédiatement la mort. Nous l'avons vue, dans les fièvres larvées, déterminant des lésions locales douloureuses ayant même des symptômes aigus, lorsque les phénomènes fébriles paroxystiques n'étaient plus apparents. Dans les fièvres rémittentes, la connexion des phénomènes morbides est la même; mais les désordres locaux, devenus plus graves et moins fréquents que dans les intermittentes simples, évidentes ou larvées, persistent et développent leurs symptômes comme partie intégrante de la maladie. L'intensité, la marche, la durée et les caractères de celle-ci ne sont plus seulement alors l'effet de la lésion constitutive de la fièvre intermittente, ils sont aussi dus aux lésions viscérales secondaires.

262. Le développement des lésions locales coïncidentes avec la pyrexie périodique, dans les fièvres rémittentes, ne doit pas empêcher de tenir compte des lésions locales qui se rattachent à des causes morbigènes accessoires, soit extérieures au malade, soit inhérentes à son organisme; mais l'influence de la pyrexie intermittente est telle, dans ce cas même, que la lésion locale épiphénoménique, qui n'est d'abord qu'une complication de la fièvre intermittente, rentre sous son empire et se trouve dominée par elle.

263. Le mode de développement des lésions locales, par rapport à la fièvre intermittente, ressortira de l'histoire spéciale que nous allons tracer des principales formes des fièvres rémittentes. Cependant il constitue un point de doctrine d'une si grande importance qu'il est utile de le démontrer par des observations directes.

Un homme de 35 ans, robuste, entra à l'hôpital pour une

syphilis récente. Laënnec l'avait mis à l'usage de la tisane sudorifique et des frictions mercurielles. Le sixième jour de son admission, il fut trouvé dans un accès de fièvre violent et il avoua qu'il en avait déjà eu un l'avant-veille. Son troisième accès vint le surlendemain et débuta par un frisson plus fort, avec céphalalgie violente, dyspnée excessive et hémoptysie. La poitrine ayant été explorée au milieu de l'accès, on trouva le bruit de la respiration masqué, à la racine des poumons, par un râle crépitant assez fort, principalement du côté droit. Laënnec en conclut qu'il existait une pneumonie double commençante. Il prescrivit six grains de tartre stibié et dix-huit grains de sulfate de quinine en trois prises. Le lendemain, cet homme se croyait guéri; mais le râle crépitant n'avait pas entièrement disparu après la cessation du paroxysme fébrile. On continua les mêmes moyens. L'accès suivant fut très-court; mais le râle crépitant se développa pendant sa durée et l'hémoptysie reparut; elle cessa avec la fièvre. On supprima le tartre stibié, le cinquième jour, la respiration étant devenue pure et naturelle, on continua le sulfate de quinine pendant quelques jours. Trois semaines après, la fièvre intermittente reparut; mais elle était simple et bénigne; il suffit de quelques doses de sulfate de quinine pour la faire cesser [1].

La fièvre, chez ce malade, resta intermittente parce que l'on arrêta le développement de la pneumonie, qui lui aurait imprimé le caractère de fièvre rémittente et qui se prolongeait déjà dans l'intermission. Le retour de cette pneumonie et son développement, dans les paroxysmes, prouvent suffisamment que sa manifestation dépendait du paroxysme.

264. Une domestique, d'une forte constitution, rétablie depuis trois semaines d'une fièvre intermittente qui, disait-elle, avait été peu intense, fit le trajet de Strasbourg à Paris, en partie à pied. Trois jours après son arrivée, elle fut prise

[1] *Obs. citée dans la pyrétologie physiologique de Boisseau.* 3e édition, p. 605.

d'une fièvre tierce, pour laquelle elle entra à l'hôpital Cochin, le 16 avril, après le troisième accès. Le lendemaine, le paroxysme vint sur les neuf heures du matin ; il commença par un frisson qui dura plus d'une heure ; la chaleur fébrile fut intense et accompagnée d'une très-vive céphalalgie avec des vomissements verdâtres ; la sueur fut peu abondante et ne commença qu'à six heures du soir. La céphalalgie persista dans l'apyrexie, avec un certain degré de chaleur à la peau et de plénitude du pouls. Une saignée du bras n'interrompit pas la marche de la maladie, que nous résolûmes d'abandonner à elle-même pendant quelques jours. Le 21 avril, les vomissements furent très-violents dans le frisson ; on reconnut, pendant l'accès, que la rate et le foie avaient augmenté de volume, au point qu'on les sentait au-dessous du bord des fausses côtes, la malade avait de plus, de temps en temps, des secousses de toux irrégulières. On percevait dans les poumons, principalement au côté droit, une sibilance manifeste du bruit respiratoire. Il se manifesta à la fin de l'accès des coliques sourdes et des selles liquides avec épreintes. Le 22 avril, dans l'intermission, le pouls conservait de la fréquence, la peau un certain degré de chaleur, le ventre était faiblement tendu vers les flancs, un peu douloureux à la pression ; la soif, assez vive. Il ne restait plus de toux ; la respiration était libre et facile. Le 23 avril, le paroxysme avança de deux heures ; le frisson fut très-intense, mais il ne dura qu'une demi-heure ; il s'accompagna de quintes fréquentes de toux sèche et d'un certain degré d'oppression. La chaleur fébrile fut vive ; la malade eut des coliques sourdes, principalement vers les flancs, et deux vomissements. Pendant le stade de chaleur, nous reconnûmes que le poumon droit était le siége, dans presque toute l'étendue de sa base, postérieurement, d'un râle crépitant sec, très-fin. La langue était sèche, la soif vive, le ventre chaud, légèrement tendu et douloureux à la pression, surtout dans le flanc et à la fosse iliaque droite. Nous fîmes pratiquer immédiatement une saignée du bras de deux palettes.

L'accès dura jusque vers les onze heures du soir ; il avait commencé à sept heures du matin. La sueur qui termina le paroxysme fut peu considérable. Le 24, il restait dans l'intermission de la chaleur et de la sécheresse à la peau ; la bouche était sèche et pâteuse, la soif assez vive, le ventre restait tendu et douloureux à la pression. Il survint dans la journée plusieurs selles diarrhéiques, accompagnées d'épreintes et teintes d'un peu de sang. La toux était rare et donnait issue à des crachats visqueux grisâtres. La base du poumon droit continuait à faire entendre un râle sous-crépitant plus faible que dans l'accès. Le 25, l'accès avança de six heures ; le frisson fut très-intense ; le matin, nous trouvâmes la peau sèche, très-chaude, âcre au toucher, la langue sèche et étroite, les pommettes plaquées, le ventre tendu vers les flancs et les hypochondres, douloureux à la pression. La malade avait une douleur tormineuse très-vive à la région de l'ombilic ; elle avait déjà eu quatre selles peu considérables et sanguinolentes avec très-vives épreintes. La céphalalgie était des plus vives ; la toux était rare, mais avec issue de crachats visqueux, légèrement rouillés ; le côté droit du thorax était le siége d'une douleur sourde ; le râle crépitant que l'on continuait à y percevoir, était voilé par le souffle tubaire dans un point assez circonscrit. Cet état se prolongea toute la journée et ne cessa que la nuit suivante, par une sueur assez copieuse. Le 26, les urines rendues le matin étaient rouges, safranées, troubles avec dépôt briqueté ; le pouls conservait de la fréquence ; la peau, de la chaleur ; les crachats, rendus en petite quantité par une toux facile, étaient visqueux, vitrés, légèrement rouillés ; l'épigastre était très-douloureux à la pression ; le ventre légèrement météorisé ; les selles étaient encore dysentériques, mais plus rares que la veille ; l'anxiété était excessive. L'inefficacité des moyens antiphlogistiques nous était démontrée, et nous ne doutions plus que chaque accès vînt ajouter à l'intensité de la phlegmasie thoracique et abdominale. Nous prescrivîmes quinze grains

(75 centigrammes) de sulfate de quinine dissous dans une potion. Le 27, il n'y eut point de paroxysmes; mais la céphalalgie était intense, le pouls toujours fréquent, la langue sèche, la soif vive, l'épigastre et les hypochondres douloureux à la pression; les selles étaient devenues plus rares; elles étaient liquides, accompagnées de coliques, mais sans épreintes. Les crachats étaient moins visqueux, plus opaques et grisâtres, le râle crépitant continuait à se percevoir à la base du poumon droit, mais il était devenu plus humide et moins fin. Le sulfate de quinine fut suspendu pour ce jour, qui était celui de l'accès. Le soir, il y eut une exacerbation très-marquée des accidents; elle s'annonça par une courte horripilation et une augmentation de la céphalalgie, de la fièvre et des douleurs tormineuses. Le 28 mars, nous trouvâmes une amélioration très-prononcée; la malade avait sué assez abondamment dans la nuit; la fièvre cependant persistait; le râle crépitant du poumon droit était devenu humide; il n'y avait eu depuis la veille que deux selles muqueuses. Nous prescrivîmes de nouveau le sulfate de quinine. Le 29, l'accès n'était point revenu; le pouls conservait une légère fréquence; la malade toussait beaucoup et expectorait des matières muqueuses; la langue était humide, blanchâtre; il n'y avait eu depuis la veille qu'une selle facile et diarrhéique; les urines, très-rouges, laissaient déposer un sédiment briqueté. On continua à percevoir du râle muqueux humide dans le poumon droit, mais les accidents morbides s'atténuaient de jour en jour. Le 7 mai, la convalescence semblait confirmée quand la malade fut prise d'un nouvel accès de fièvre assez intense, mais peu prolongé et terminé par une sueur abondante, on revint à l'administration du sulfate de quinine et il n'y eut plus d'accidents.

Nous avons pu suivre, chez cette malade, à tous ses degrés, le développement d'une phlegmasie des poumons et de la muqueuse gastro-intestinale sous l'influence de la fièvre intermittente. Lorsque les lésions locales ont eu atteint une suffisante intensité, elles sont devenues elles-mêmes le point de départ d'accidents fébriles pyrétiques continus. La fièvre intermittente s'est ainsi trouvée convertie en une fièvre rémittente. Les phlegmasies pulmonaires et intestinales n'ont cependant pas cessé d'être sous l'influence de la lésion constitutive de la fièvre intermittente ; l'exacerbation ou l'accroissement de ces phlegmasies à chaque accès, leur diminution dans l'apyrexie, la rapidité avec laquelle elles ont cédé, dès que l'élément intermittent a été annulé, l'ont mis hors de doute.

265. La production de phlegmasies profondes, sous l'influence de la fièvre intermittente, et par suite la conversion de la fièvre en une fièvre rémittente, sont des phénomènes qui n'ont point échappé à nos prédécesseurs. C. Richa les remarqua à Turin, en 1722, sur un assez grand nombre de sujets. A l'invasion la fièvre était intermittente tierce ou double-tierce; les accès se rapprochaient, en même temps que les malades étaient pris de coliques avec des évacuations diarrhéiques ; la fièvre devenait continue, et il ne restait de l'intermittence que des paroxysmes avec frisson, chaleur et sueur peu marquée, qui se reproduisaient tous les jours ou tous les deux jours. La maladie abdominale faisait des progrès ; elle devenait une dysenterie intense, à laquelle se joignaient chez quelques-uns des accidents cérébraux. Richa administrait le quinquina à haute dose, faisait cesser les accidents périodiques et guérissait ainsi la phlegmasie intestinale secondaire, qui avait eu pour effet immédiat de convertir la maladie en une fièvre continue rémittente [1].

Strack a signalé, en 1751 et 1752, sur un grand nombre d'habitants de Mayence, l'inflammation des poumons et des plèvres consécutive à la fièvre intermittente. La fièvre prenait la marche continue rémittente dès que les symptômes de la phlegmasie thoracique se manifestaient [2]. Nous ferons connaître

[1] Car. Richa, *Cons. epid. taurinensis anni* 1722, *in Syden. oper.*, t. II, p. 454 et seq.
[2] *Obs. medici de feb. int.*, in-12, p. 115.

avec quelques détails les fièvres rémittentes dysentériques qui ont régné de 1658 à 1691, et dont Morton nous a conservé la description.

266. Les fièvres rémittentes étant toutes de même nature, quant aux éléments complexes qui les caractérisent, il semblerait rationnel de les considérer comme une seule maladie et de comprendre toutes les formes qu'elles peuvent revêtir, dans une description générale. Boerhaave l'a fait, mais en réunissant toutes les fièvres sous le nom commun de fièvre ardente. Il n'a pas suffisamment insisté sur les phénomènes pyrétiques intermittents; aussi confondrait-on facilement, d'après les symptômes qu'il indique, ces fièvres avec les différentes phlegmasies qui s'y rattachent sans tenir compte de l'élément dominant et initial de ces maladies, la fièvre intermittente, dont les lésions inflammatoires ne sont le plus souvent que la conséquence. Quoi qu'il en soit, la description générale de Boerhaave fait très-bien ressortir les accidents graves qui se montrent dans les fièvres intermittentes d'une grande intensité.

« La chaleur au toucher est brûlante ; elle est inégale sur les diverses parties du corps ; aux lieux qui correspondent aux viscères nobles, elle est très-ardente ; aux extrémités, elle est souvent moindre; bien plus, les parties sont le plus souvent froides, l'air expiré par les malades est brûlant ; toute la peau est sèche ; il en est de même des narines, de la bouche, de la langue ; la respiration est anheleuse, rapide, fréquente ; la langue, desséchée, est jaune, noire, brûlée, âpre au toucher ; la soif est inextinguible et elle cesse quelquefois subitement ; les malades ont de l'anorexie, des nausées, des vomissements, de l'anxiété, de l'inquiétude, une lassitude générale; ils ont de la toux, une voix retentissante ; ils tombent dans le délire, la phrénésie, l'insomnie, le coma, les convulsions; la maladie a des exacerbations tous les deux jours. »

« Cette maladie est souvent mortelle le troisième ou quatrième jour ; elle passe rarement le quatrième jour, si elle est régulière ; elle se juge souvent par des hémorrhagies, qui sont d'un funeste augure si elles sont peu abondantes et surviennent le troisième ou le quatrième jour. Ces hémorrhagies sont annoncées par la douleur du cou, la pesanteur aux tempes, l'obscurcissement de la vue, la tension des précœurs sans douleur, les larmes involontaires, la rougeur de la face, le prurit des narines ; elles sont le plus avantageuses lorsqu'elles arrivent un jour décrétoire. La maladie se termine les jours décrétoires par les vomissements, les selles, les sueurs, les urines, les crachats épais. C'est un symptôme fâcheux que la manifestation d'accès les jours pairs (jours de la rémission) avant le sixième jour de la maladie. Les urines noires, peu abondantes, ténues, sont mortelles ; les crachats sanguins sont mortels, de même que les urines sanguines ; la gêne de la déglutition est un symptôme fâcheux ; le refroidissement des extrémités est un signe des plus fâcheux. C'est un symptôme aussi fâcheux que la rougeur et l'humidité sudorale de la face. Les parotides qui ne suppurent pas sont mortelles, de même que les diarrhées trop considérables ; le tremblement suivi de délire amène la mort. La maladie se change aussi en pneumonie, souvent accompagnée de délire ; elle devient très-grave après de vives coliques ; sa terminaison critique se montre avec des horripilations [1]. »

267. Il n'est sans doute pas de fièvre rémittente qui ne puisse, à rigoureusement parler, rentrer dans cette description, au moins par les principaux phénomènes qui lui appartiennent. On ne peut toutefois y trouver l'indication pathognomonique des formes diverses de ces maladies qui ne peut se déduire que de l'ensemble de leurs symptômes spéciaux et des lésions qui s'y rapportent.

C'est ainsi qu'on est arrivé à diviser les fièvres rémittentes en inflammatoires, gastriques bilieuses, gastriques muqueuses,

[1] Aph. 739 et 741.

adynamiques et ataxiques; il faut cependant convenir que cette division n'a que peu d'importance pour le praticien, que l'analyse des faits conduit à reconnaître dans les fièvres inflammatoires rémittentes des auteurs, des congestions sanguines subinflammatoires ou des phlegmasies profondes viscérales avec des paroxysmes intermittents; dans les fièvres gastriques bilieuses, des fièvres intermittentes graves avec phlegmasie ou au moins diacrise subinflammatoire gastro-hépatique; dans les fièvres rémittentes pituiteuses, des catarrhes intestinaux, des phlogoses gutturo-laryngiennes ou trachéales ou bronchiques liées à des paroxysmes périodiques et souvent développés sous leur influence. Quant aux fièvres rémittentes adynamiques et ataxiques, on y trouve, au lit des malades, les fièvres intermittentes ataxiques ou pernicieuses, avec les congestions sanguines et les phlegmasies, qui se développent par la manifestation des paroxysmes, ou la complication de fièvres intermittentes avec des lésions étendues et très-intenses des principaux organes profonds.

268. Les symptômes de l'état saburral, avec ou sans flux bilieux, qui se montrent souvent dans les fièvres intermittentes aiguës, constituent les symptômes continus les plus fréquents dans les fièvres rémittentes bilieuses ou gastriques. S'ils acquièrent une grande intensité, ils se combinent avec les symptômes de l'érythème intestinal ou du catarrhe gastro-intestinal, lésions qui suffisent pour entretenir l'état fébrile dans les intervalles des paroxysmes. C'est le développement de ces affections gastro-intestinales, soit par l'action même de la cause des fièvres intermittentes, soit, et cela est le plus ordinaire, sous l'influence de ces fièvres, qui substitue à la fièvre intermittente simple la fièvre rémittente bilieuse, ou gastrique, ou gastrique muqueuse. Si les phénomènes inflammatoires gastro-intestinaux sont très-intenses, la phlegmasie gastro-intestinale domine par ses symptômes, les accidents dialeipyriques sont moins tranchés, et la maladie se rapproche davantage de la forme continue des phlegmasies gastro-intestinales graves. C'est la forme que les anciens décrivaient sous le nom de fièvre ardente, de *causus*, et que Pinel a considérée comme une complication de la fièvre inflammatoire avec la fièvre bilieuse.

269. La similitude des symptômes gastro-intestinaux, dans les fièvres rémittentes, avec les symptômes des maladies eccritiques et inflammatoires du tube digestif, a trop préoccupé Pinel, et lui a fait décrire comme une maladie identique, avec la seule différence du type, les phlegmasies et les fièvres rémittentes où se trouvent aussi ces symptômes. Il a été ainsi amené à confondre des états morbides très-différents.

Les maladies gastro-intestinales, avec ou sans fièvre secondaire, sont des eccrises subinflammatoires ou des phlegmasies continues du tube digestif, dans lesquelles la lésion locale est l'élément primitif et cardinal de la maladie. Les fièvres rémittentes gastro-intestinales en diffèrent, en ce que la lésion locale est toujours secondaire, ou à l'action de la cause de la fièvre intermittente, ou à la fièvre intermittente elle-même; ce qui n'empêche pas cette lésion de développer et de manifester ses symptômes propres, pyrétiques ou non pyrétiques.

Nous rejetons les fièvres gastriques bilieuses continues de Pinel parmi les maladies gastro-intestinales proprement dites, mais nous conservons les fièvres rémittentes gastro-intestinales comme fièvres essentielles, parce qu'à côté, et même au-dessus des lésions locales, nous trouvons toujours dans ces fièvres cet élément dialeipyrique des fièvres périodiques qui fournit les principales indications thérapeutiques.

270. Stoll ne séparait pas les phénomènes intermittents des fièvres bilieuses, et faisait la part de ces phénomènes et des accidents continus[1].

P. Frank a attribué une plus grande influence que ses devanciers à ces accidents continus. Cependant, tout en décrivant

[1] *Aph. sur la Connaiss. et le caractère des fièvres*, aph. 343.

les fièvres gastriques bilieuses et pituiteuses comme des fièvres continues, il n'a pas méconnu la marche rémittente des accidents, puisqu'il a présenté ces fièvres comme essentiellement périodiques[1].

271. Les fièvres intermittentes peuvent, dans leur cours, devenir rémittentes en se compliquant de pneumonie, comme nous l'avons prouvé (**264**). Si cette pneumonie se développe pendant la fièvre intermittente gastro-intestinale, on a les phénomènes de la fièvre rémittente pneumonique, dans laquelle rentrent les maladies observées par Sarcone à Naples, par Stoll à Vienne, par Baumes à Lunel.

272. Quels que soient l'intensité, le siége et la nature de la lésion subinflammatoire ou inflammatoire profonde qui se produit dans le cours d'une fièvre rémittente, ou même qui précède les accidents pyrétiques, cette fièvre présente toujours trois périodes distinctes.

Dans la période d'invasion, la maladie, lorsqu'elle est d'une intensité modérée, se manifeste souvent sous la forme d'une simple fièvre intermittente, avec des symptômes saburraux et quelquefois déjà avec un principe d'inflammation ou de subinflammation viscérale. Le dernier stade des paroxysmes est ordinairement peu marqué; leur terminaison est lente et incomplète; et, dès le troisième ou quatrième accès, l'intermission a disparu. Dans cette forme de fièvre rémittente, les phénomènes abdominaux n'excèdent pas d'abord en intensité ceux qui se manifestent dans beaucoup de fièvres intermittentes. Ils s'aggravent à chaque paroxysme fébrile, jusqu'à ce que la maladie soit devenue tout à fait rémittente et soit parvenue à sa période d'état. Cette marche est celle que les anciens désignaient sous le nom d'*épacmastique*[2]. La maladie commence par des accidents d'une intensité modérée, qui

[1] *Epit. de curandis, h. m.*, art. 99 et seq.

[2] Επακμαστικὸς σύνοχος febris quæ continuo crescendo procedit Galeni. Lib. IX. *Meth. med.*, cap. IV.

marchent en croissant. D'autres fois, au contraire, la maladie débute avec une grande intensité et par des symptômes continus d'une violence qui surpasse celle des accidents immédiats de la phlegmasie profonde. L'action de la cause productrice de la maladie a, dans ces cas, produit une réaction fébrile synoque très-vive. Cette réaction dure ordinairement deux ou trois jours, après lesquels les paroxysmes périodiques se dessinent et constituent, avec les symptômes de la phlegmasie interne, la fièvre rémittente. Dans cette invasion de la fièvre, il faut distinguer les effets immédiats de la cause de la maladie, de la lésion abdominale et de l'état fébrile périodique qu'elle a produit. Cette forme de la fièvre rémittente, si intense dans son début, est celle que les auteurs ont appelée *paracmastique*[1]. Dans cette fièvre, la marche rémittente n'est réellement bien évidente que dans la deuxième période, quand les premiers phénomènes de la réaction fébrile initiale sont terminés.

L'invasion des maladies fébriles graves que nous décrirons se fait aussi assez souvent avec la forme rémittente; dès le début, un frisson initial commence le premier paroxysme, qui suit sa marche régulière et se termine par la rémission, interrompue elle-même, ordinairement au bout d'un ou deux jours, par un autre paroxysme. Les symptômes de phlegmasie profonde sont dans ce cas très-intenses dès l'invasion, et restent au même degré pendant un certain temps, sans acquérir une nouvelle intensité. Cette marche de la maladie a été appelée homotone[2]. Dans cette fièvre rémittente, le froid initial n'est jamais ni aussi intense, ni aussi prolongé que dans les fièvres intermittentes simples; il est rare aussi que tous les symptômes du premier stade d'un accès de fièvre intermittente se trouvent dans l'invasion de la fièvre rémittente; ou au moins ces symptômes ne sont-ils jamais aussi intenses, à moins

[1] Παρακμαστικὸς paracmastica febris quæ decrescendo movetur Galeni. Lib. IX. *Method. med.*; cap. IV.

[2] Ὁμότονος equalem tenorem servans in Galeni. Lib. IX. *Meth. med.*, cap. IV.

que la fièvre rémittente ne soit d'une acuité excessive et insolite.

273. Quelle que soit la marche que la fièvre prenne à son début, elle arrive ordinairement à sa période d'état au bout de trois ou quatre jours, plus tôt si elle est soumise au type double-ternaire, plus tard si les paroxysmes ne reviennent que tous les deux jours. A cette période de la maladie, on reconnaît, à côté des accidents pyrétiques intenses qui reviennent par paroxysmes périodiques, tous les symptômes, tantôt de l'embarras gastrique bilieux le plus prononcé, tantôt ceux d'une gastro-entérite inflammatoire, seule, ou jointe au flux hépatique, tantôt enfin ceux d'un catarrhe intestinal, avec toutes les nuances des altérations de sécrétion qui se lient à cet état subinflammatoire ou phlegmasique du tube digestif. Si la fièvre rémittente est constituée par des phlegmasies ayant pour siége d'autres organes que les viscères abdominaux, on a les symptômes de la pneumonie, de la pleurésie, de l'encéphalite et même des arthrites d'apparence rhumatismale.

274. Les lésions qui, par leurs symptômes pyrétiques continus, impriment à la fièvre la marche rémittente, sont, dans le plus grand nombre des cas, gastro-intestinales ou gastro-hépatiques. Ces lésions se montrent même presque toujours dans ces fièvres, au moins à un certain degré, en même temps que celles des autres organes profonds. C'est cette coïncidence, exagérée dans ses conditions d'évolution, qui a conduit des médecins à considérer ces lésions abdominales comme le point de départ de tous les autres phénomènes de la maladie et même des phénomènes épigénétiques qu'ils qualifiaient alors d'accidents bilieux.

275. Lorsque les accidents locaux, surtout ceux qui occupent les viscères abdominaux, sont d'une grande intensité, les accidents pyrétiques intermittents sont modifiés dans leurs symptômes en ce sens que leurs stades, ou au moins le stade de froid et de sueur, sont moins prononcés; mais le stade de chaleur est toujours d'une grande violence; ainsi la peau est brûlante et âcre au toucher; la tête, pesante et douloureuse; la soif, très-vive; la langue, sèche et brune; les yeux, injectés; les pommettes, colorées; les urines, brûlantes. Les malades tombent souvent dans le délire; ils sont excessivement agités ou ils restent comme accablés dans un état d'oppression avec une demi-somnolence. Cette intensité extrême des accidents atteint son plus haut degré dans le milieu des paroxysmes; elle s'atténue dans les périodes de rémission. Elle semble arriver au plus haut degré du cinquième au septième jour de l'invasion de la maladie, au moins pour les fièvres rémittentes où les accidents locaux se lient à une phlegmasie intestinale et souvent gastro-hépatique bien prononcée. Dans les cas où ces accidents ne consistent qu'en une altération de sécrétion qui n'est que subinflammatoire de la muqueuse gastro-intestinale ou des muqueuses laryngo-pulmonaires, les symptômes ont une moindre intensité, la maladie marche plus lentement; aussi n'est-il pas rare de voir la période d'état se prolonger alors pendant un et même deux septenaires. Telles sont les fièvres rémittentes muqueuses, pituiteuses ou catarrhales.

276. Lorsque les fièvres rémittentes ont dépassé leur plus grande intensité, elles s'affaiblissent progressivement. Leur décroissement s'annonce par la régularité et la lucidité des stades des accès et par les phénomènes d'atténuation progressive de phénomènes de la maladie locale.

277. Il est très-ordinaire, lorsque les fièvres rémittentes arrivent à leur période de décroissement, de voir les symptômes morbides qui existaient dans la rémission, s'effacer, et la maladie se convertir en une simple fièvre intermittente. Ainsi la fièvre intermittente se trouve-t-elle souvent dans la première et à la dernière période des fièvres rémittentes dont elle constitue l'élément principal; ce qui prouve la prééminence de l'élément dialeipyrique dans ces maladies. Les phénomènes critiques qui ont été observés dans les fièvres intermittentes (89 et sqq., 165 et sqq.) peuvent se manifester dans les fièvres rémittentes; leur influence sur la marche de la maladie nous semble aussi la même (288).

278. La terminaison funeste des fièvres rémittentes est souvent due à l'intensité des phlegmasies internes qui les compliquent dès leur évolution, ou qui se produisent pendant leur cours. C'est ordinairement dans la violence de la maladie, dans sa période d'état, que cette terminaison arrive. La mort est aussi parfois produite, par la manifestation de phénomènes ataxiques liés à la fièvre intermittente; c'est dans ces cas que la maladie devient rémittente pernicieuse. Ces fièvres peuvent même prendre ce caractère à toutes leurs périodes; et nous savons aussi que la marche rémittente est quelquefois le résultat et l'effet immédiat de cette forme ataxique des fièvres périodiques. Toutes les fièvres intermittentes ataxiques se manifestent sous la forme rémittente; mais les fièvres pernicieuses qui sont le plus souvent rémittentes sont les fièvres leipyriques. Ces fièvres, que Galien caractérisait par la coïncidence avec les phénomènes pyrétiques intenses proprement dits, de tous les accidents immédiats d'une phlogose des viscères.

279. Les fièvres rémittentes ne suivent une marche différente de celle que nous leur avons attribuée, que si la phlegmasie interne devient d'une très-grande intensité : les paroxysmes intermittents peuvent être alors masqués par les accidents pyrétiques continus de la phlegmasie; ils s'affaiblissent progressivement et finissent par s'éteindre; la maladie n'est plus dans ces cas réellement constituée que par l'inflammation profonde de viscères importants avec la forme continue de tous ses symptômes.

280. Les fièvres rémittentes ont été divisées par des auteurs suivant les périodes de l'année où elles règnent. Nous avons apprécié cette division en parlant des fièvres intermittentes; elle n'est pas d'une moindre importance pour les fièvres rémittentes. Ces fièvres ont une grande intensité dans l'été et au commencement de l'automne. Dans les pays chauds, dans les contrées tropicales, elles constituent ces redoutables fièvres épidémiques qui déciment les populations. Elles sont aussi d'une grande intensité dans les contrées du nord, où les chaleurs sont aussi vives dans l'été, que le froid est intense en hiver. La gravité de ces fièvres, en cette saison de l'année, concorde toujours avec l'intensité extrême des fièvres intermittentes qui règnent en même temps et dont elles ne sont en réalité que la forme la plus grave.

281. Guideti a tracé une très-bonne description des fièvres rémittentes des saisons chaudes; nous ne pouvons mieux faire que de la rapporter textuellement:

« Les fièvres tierces d'été et surtout d'automne ont l'habitude de survenir fréquemment d'une manière trompeuse. Dans les premiers jours elles sont intermittentes exquises; mais, après le troisième et au plus le cinquième accès, elles deviennent rémittentes et continues pernicieuses avec irritation abdominale. Elles déterminent souvent des déjections bilieuses franches ou mêlées, qui ne donnent aux malades qu'un soulagement léger ou même nul; les sueurs disparaissent ou surviennent d'une manière intempestive; une inquiétude extraordinaire leur succède; la peau devient comme sale; une chaleur brûlante interne se déclare; la soif s'allume; le ventre se tend; tout le corps se tuméfie et semble emphysémateux. Beaucoup de malades ont des vomissements, non-seulement au début de la maladie, mais même pendant sa durée; la plupart n'ont que des nausées ou de l'anorexie et de l'amertume à la bouche; tous ont des anxiétés, avec une ceinture de douleurs constrictives autour des hypochondres, des hanches et des reins; une douleur gravative se fait sentir dans le dos; il y a un sentiment universel de lassitude[1]. »

On reconnaît dans cette description tous les symptômes des

[1] J. T. Guideti, *Dissert. med. de bil. feb.* 1. § 4.

fièvres rémittentes gastro-intestinales bilieuses. Les fièvres intermittentes et rémittentes d'été ont en effet, le plus souvent, ce caractère : dans les premières, l'affection abdominale ne dépasse pas l'altération de sécrétion gastro-intestinale et hépatique ; mais dans les secondes, cette altération de sécrétion est subinflammatoire et même inflammatoire. Souvent elle n'est encore au début que subinflammatoire ; alors la fièvre n'est qu'intermittente ; mais quelques accès suffisent pour l'amener à l'état de fièvre rémittente des plus graves, en exaspérant l'affection gastro-intestinale.

282. Les fièvres rémittentes sont toujours des maladies graves et sur lesquelles il ne faut porter de pronostic qu'avec réserve. Il ne faut pas oublier, comme l'a dit de Haën, « que la marche rémittente est affectée au plus grand nombre des fièvres que l'on a nommées malignes[1]. » On doit craindre, dans ces fièvres, même lorsque la maladie n'a encore manifesté que des symptômes d'une intensité modérée, de voir se déclarer ultérieurement soit une grande intensité dans les lésions viscérales, qui menacent alors directement la vie par elles-mêmes, soit l'explosion d'accidents pernicieux, qui indiquent la conversion en maladie ataxique. L'observation attentive des accidents de la maladie et de la succession de ces accidents peut cependant conduire à un pronostic assez sûr.

Si les paroxysmes périodiques sont bien tranchés dans leurs stades ; si le frisson surtout est peu prolongé, d'une intensité modérée, et se termine nettement et facilement à la manifestation de la chaleur fébrile ; si ensuite cette chaleur est modérée, et si les symptômes de phlegmasie viscérale qui l'accompagnent n'ont pas eux-mêmes une grande violence et surtout ne prennent pas, vers la fin du frisson, une intensité subitement et rapidement croissante, on peut considérer la fièvre comme bénigne. Si cet état persiste sans changement fâcheux

[1] *Rat. med.*, t. IX, p. 6.

jusqu'au quatrième accès, on peut, en général, affirmer que la maladie suivra régulièrement sa marche, jusqu'à une facile terminaison.

283. Il n'est pas très-rare de voir survenir dans les fièvres rémittentes graves, la manifestation d'un frisson passager au milieu du stade de chaleur du paroxysme. Ce frisson ne consiste ordinairement qu'en une sensation de froid aux membres inférieurs, ou en une légère horripilation; il est suivi immédiatement d'une augmentation d'intensité des accidents pyrétiques et surtout des symptômes qui se lient à l'affection des viscères. Aussi est-il d'un mauvais pronostic; il indique une grande gravité dans la phlegmasie des organes profonds.

284. Si les redoublements fébriles commencent par un frisson prolongé, accompagné d'une grande anxiété, se terminant mal et lentement; si la chaleur fébrile ne se développe pas également, et s'accompagne en même temps d'accidents intenses vers l'abdomen ou les organes thoraciques ou cérébraux, la maladie est d'une grande gravité. Elle est encore plus grave, s'il se manifeste dans le paroxysme quelques symptômes pernicieux, tels que l'état algide, les accidents soporeux, apoplectiques, phrénétiques, dysentériques, etc. Il faut encore regarder ces accidents comme plus fâcheux, s'ils exercent sur l'ensemble de l'organisme une vive influence dépressive, annoncée par une grande faiblesse dans le pouls, des défaillances, un état de spasmes, d'irritabilité excessif, une perversion dans les fonctions des sens, un air de stupeur et d'abattement extrême empreint sur la figure, une excessive anxiété, etc.

285. Dans les fièvres rémittentes bénignes, les symptômes des paroxysmes et des rémissions se succèdent facilement et d'une manière bien tranchée. Les intervalles des paroxysmes ne montrent que les symptômes simples, aussi peu intenses que possible, des lésions d'organe qui contribuent à la production de la maladie, et ces symptômes sont ordinairement plus faibles que dans les mêmes affections viscérales idiopathiques simples. Ils ne prennent de l'accroissement que dans les paroxysmes ; et encore cet accroissement, dans les fièvres rémittentes bénignes, est-il ordinairement d'une intensité modérée, et n'est-il jamais porté au point de troubler la succession normale et régulière des stades de l'accès.

286. Nous avons souvent reconnu, dans les fièvres rémittentes bénignes gastro-intestinales, qui sont de toutes les plus communes, que les phénomènes paroxystiques se succédaient dans l'ordre suivant : dans les trois ou quatre premiers accès, lucidité bien tranchée du frisson et intensité croissante à chaque accès de la chaleur, ordinairement prononcée ; sueur à peine marquée ; et, pour les symptômes abdominaux, nausées, anorexie, vomissements et selles diarrhéiques dans le frisson et, au commencement de la chaleur fébrile, soif vive, sécheresse de la bouche, respiration accélérée et anxieuse, céphalalgie susorbitaire, tête pesante, face colorée surtout aux pommettes, insomnie, chaleur abdominale, coliques sourdes, tension du ventre, douleur assez vive à la pression, pesanteur et douleur de reins pendant la chaleur, chaleur modérée de la peau, anorexie, soif peu vive, fièvre modérée dans la fin de l'accès et pendant la rémission. Du quatrième au septième accès, le frisson devenait de moins en moins prononcé ; le stade de chaleur restait stationnaire, mais le stade de sueur se manifestait d'une manière plus tranchée ; enfin il s'établissait complétement dans la dernière période de la fièvre, c'est-à-dire après le septième accès. Dans cette période aussi, les symptômes gastro-intestinaux devenaient de plus en plus faibles.

287. Lorsqu'une fièvre a été intermittente à son début et qu'elle est devenue rémittente, si l'on voit disparaître le frisson au début des paroxysmes, il faut s'attendre à voir les accidents devenir plus graves [1]. Il faut porter encore un fâcheux pronostic, dans ces cas, si les paroxysmes deviennent

[1] Le Roi, *du Prognos*, p. 69, aph. 317.

irréguliers dans les heures d'invasion en surtout s'ils sont anticipants.

On doit considérer aussi comme graves les fièvres rémittentes où les paroxysmes sont irréguliers quoique intenses dans leurs symptômes, et surtout celles où l'on remarque, dans la rémission, un défaut de rapport entre les phénomènes morbides. Si, par exemple, le malade est dans une stupeur marquée, quoique la fièvre soit très-modérée, la peau à peine chaude ; si le malade éprouve un sentiment de faiblesse et de la propension aux défaillances, quoique le pouls soit assez développé et ne soit ni très-fréquent, ni très-faible, et surtout si des syncopes sans causes connues, ou pour des causes légères, se manifestent, on peut presque assurer qu'il adviendra dans l'accès suivant des accidents pernicieux qui seront souvent des accidents soporeux.

288. Après la terminaison des fièvres rémittentes, les malades restent dans un état de faiblesse qui surpasse toujours, par sa durée et son intensité, celui qui persiste dans la convalescence des phlegmasies graves, affectant les mêmes organes dont la lésion a été évidente dans la fièvre rémittente. Il n'est pas très-rare aussi que la convalescence soit ralentie et même interrompue par des accès de fièvre intermittente, qui quelquefois passent à l'état chronique, et ne consistent souvent que dans la manifestation ternaire d'un très-léger et très-court paroxysme à stades réguliers. On trouve ordinairement alors, comme après les fièvres intermittentes chroniques, un certain degré d'intumescence de la rate et du foie. Toutes les considérations dans lesquelles nous sommes entrés sur les accidents consécutifs aux fièvres intermittentes, s'appliquent à cette période des fièvres rémittentes.

289. Il est un phénomène morbide qui se montre plus fréquemment dans la convalescence des fièvres rémittentes que dans celle des fièvres intermittentes franches. Ce sont les sueurs colliquatives, que Thomas Willis et Sauvages ont décrites sous la dénomination d'*éphidrose*[1] et que Sydenham attribuait à l'exposition imprévoyante des convalescents au contact de l'air froid et humide. Ces sueurs surviennent surtout pendant la nuit, et lorsqu'elles sont très-abondantes, elles continuent pendant le jour. Elles sont très-pénibles et accompagnées d'un sentiment de froid et de faiblesse extrême, comme les sueurs des fièvres hélodes. Elles prolongent beaucoup la convalescence, par la débilité qui s'ensuit. Il ne faut pas les confondre avec les sueurs critiques, chaudes, odorantes, de bonne nature, qui, loin de retarder le rétablissement des malades, le hâtent et le consolident, en faisant progressivement cesser la faiblesse et l'état de malaise. Sauvages observa sur lui-même une sueur critique de cette nature, à la suite d'une rémittente hémitritée. Il eut, pendant un mois, une sueur à odeur de musc, qui accéléra le rétablissement des forces et de l'embonpoint.

[1] Cette dénomination est empruntée à Hippocrate, cap. III, in Prorrh., 17. — Coac 36 et 136.

CHAPITRE VII

DESCRIPTION DES FIÈVRES INTERMITTENTES ET RÉMITTENTES ÉPIDÉMIQUES

290. Lorsqu'elles attaquent en même temps un grand nombre d'individus et surtout des habitants des lieux où les maladies pyrétiques règnent épidémiquement, les fièvres périodiques se manifestent avec les symptômes qui marquent tous les degrés et tous les modes de transition, entre les formes principales de ces maladies décrites par les nosographes. Elles se produisent le plus souvent alors avec des épiphénomènes spéciaux dus aussi au caractère spécial de la cause épidémique.

Comme ces fièvres sont souvent épidémiques, et comme les circonstances propres à produire les épidémies qu'elles constituent sont très-nombreuses, l'on a recueilli l'histoire d'un très-grand nombre de ces maladies populaires. Nous rappellerons quelques-unes de celles qui portent au plus haut degré le cachet de la véracité et de l'habitude de juger les maladies. Ce résumé est nécessaire pour mettre en relief les modifications de forme qu'impriment aux fièvres périodiques les causes générales qui les produisent.

291. Willis nous a transmis l'histoire d'une épidémie qu'il observa en 1657. Elle commença à la fin de juillet. C'était d'abord une fièvre intermittente tierce, survenant sans froid, ni frisson, mais avec une chaleur très-intense. Chez la plupart des malades il y avait en même temps des vomissements et des déjections bilieuses. La sueur s'établissait difficilement et d'une manière interrompue. Les malades conservaient dans l'intermission de la faiblesse, de l'agitation et de la soif. Après le deuxième ou le troisième paroxysme, tantôt la fièvre tierce se régularisait en suivant la marche ordinaire des fièvres intermittentes, tantôt, et c'était le plus ordinairement, elle prenait un caractère grave, en s'accompagnant de symptômes fâcheux tels que les mouvements convulsifs, l'état soporeux. Cette maladie fit de grands progrès dans le mois d'août. Elle fut plus fréquente à Londres et dans les villes environnantes que dans les campagnes.

Cette fièvre intermittente épidémique présenta en général de l'irrégularité dans la première période de la maladie, puisque les paroxysmes ne devenaient réguliers qu'après le deuxième ou le troisième accès. Les fièvres intermittentes peuvent donc être modifiées, en général, dans une partie de leurs cours, sur le plus grand nombre de ceux qu'elles affectent dans une épidémie. Il faut remarquer aussi que les intermissions furent incomplètes, tant que les paroxysmes furent ainsi irréguliers.

Les déjections bilieuses sont le symptôme spécial dominant de ces fièvres. Ce symptôme est effectivement le plus ordinaire dans les intermittentes épidémiques.

L'identité de nature des intermittentes simples et des intermittentes pernicieuses s'est montrée par cette circonstance, que la maladie, après sa première période, prenait tantôt le caractère d'une intermittente tierce simple régulière, tantôt celui d'une intermittente pernicieuse.

292. Sydenham a disséminé en plusieurs lieux de ses écrits ses remarques sur les fièvres intermittentes épidémiques. La lecture des auteurs le porte à regarder « ces fièvres comme plus souvent épidémiques qu'aucune autre[1]. »

[1] *Opera omnia*, sect. V, cap. VI.

« Les fièvres intermittentes régnaient, depuis quelques années, dans l'automne, mais en 1661 elles reparurent avec leur intensité dès le commencement de juillet, surtout la fièvre tierce d'un mauvais caractère. Elles eurent la plus grande violence au mois d'août. En plusieurs lieux, des familles entières en furent victimes. Elles diminuèrent ensuite peu à peu et elles n'attaquèrent même que peu de monde en octobre et cessèrent à la manifestation du froid de l'hiver. Ces fièvres, comparées à celles des autres années, étaient plus intenses ; l'accès était plus violent ; la langue, plus noire et plus sèche ; l'apyrexie des intermissions plus obscure ; la perte des forces et de l'appétit, plus grande ; la propension au doublement des accès plus prononcée : tous les accidents étaient en un mot plus intenses et la maladie était plus meurtrière que ne le sont ordinairement les fièvres intermittentes. Si elle attaquait des personnes âgées ou cachectiques, qui avaient été saignées, ou affaiblies par quelques évacuations, la fièvre intermittente se prolongeait et même durait jusqu'à deux ou trois ans. Il y eut aussi des fièvres quartes ; mais elles furent plus rares. Les unes et les autres disparurent au commencement de l'hiver. Une fièvre continue leur succéda.

« L'année d'après, cette fièvre tierce fut beaucoup moins étendue, et dans les automnes des années suivantes, 1662, 1863, 1664, les fièvres quartes prédominèrent. Ces fièvres diminuaient après l'automne. La fièvre continue leur succédait jusqu'au printemps. Alors venaient les fièvres intermittentes vernales, qui cessaient au commencement de mai. »

Sydenham entre dans des détails sur cette fièvre continue ; il y reconnaissait les mêmes caractères qu'à la fièvre intermittente, excepté les intermissions.

« En 1661, la cause propre à produire les fièvres fut si active qu'elles apparurent dès le mois de juin, quoique d'ordinaire l'on n'en vît qu'en août. »

Sydenham ne parle plus des fièvres intermittentes après

1665; mais il a remarqué que pendant la constitution où elles dominaient, toutes les fièvres régnantes devenaient aisément intermittentes, si elles se prolongeaient. La même chose n'eut plus lieu plus tard. Les intermittentes d'automne, qui avaient été fréquentes jusqu'à cette année, furent ensuite très-rares. Mais vers le commencement de février 1671, il parut des fièvres tierces en plus grand nombre qu'on n'en avait vu depuis 1665. Elles disparurent complétement après le solstice d'été, « comme cela arrive pour les fièvres intermittentes du printemps. »

Les fièvres intermittentes ne se montrèrent pas épidémiques à Londres jusqu'en 1678. Elles le devinrent cette année-là[1]. Au printemps, elles attaquèrent quelques personnes; mais, à la fin de l'été et au commencement de l'automne, elles furent si nombreuses qu'elles effacèrent toute autre maladie épidémique. L'hiver suivant, on en vit moins. Elles firent place aux petites véroles et aux autres maladies épidémiques, qui devinrent ensuite plus rares jusqu'au retour de la saison des fièvres intermittentes. Avant 1678, les fièvres quartes étaient plus fréquentes; cette année ce furent les tierces et les doubles-tierces. L'intermission cessait d'être parfaite après le troisième ou le quatrième accès, surtout lorsqu'on retenait les malades au lit et qu'on les échauffait par des cordiaux. La fièvre se rapprochait chaque jour de la continue. Elle attaquait le cerveau, et enlevait un assez grand nombre de malades. L'année suivante, 1679, les mêmes fièvres reparurent au commencement de juillet. Elles allèrent en augmentant jusqu'au mois d'août, pendant lequel elles firent de terribles ravages. Elles disparurent entièrement vers le mois de novembre et firent place à une toux épidémique.

293. On tire des observations générales que nous venons d'emprunter à Sydenham, les déductions qui suivent sur le caractère des épidémies de fièvre intermittente.

[1] Lettre à A. Brady.

Lorsque les fièvres intermittentes automnales ont pris une grande intensité, le type ternaire est devenu double-ternaire, et les intervalles des accès ont été plus courts et même se sont tout à fait effacés. La maladie est aussi devenue rémittente ou subcontinue. L'intensité des accidents a été moindre les années suivantes ; le type quaternaire a été plus fréquent. Ce type a même persisté pendant plusieurs années.

En 1678, Sydenham, dans une autre épidémie grave de fièvres intermittentes, renouvela les observations recueillies dans la première épidémie : manifestation presque exclusive des types ternaire et double-ternaire ; disparition complète de l'intermission dès le troisième ou quatrième accès, ou conversion de la maladie en fièvre rémittente avec des symptômes pernicieux vers le cerveau.

A la fin de la fièvre intermittente grave épidémique de 1661, Sydenham observa une fièvre continue, ayant tous les symptômes de la fièvre intermittente qui venait de cesser, moins les paroxysmes périodiques. Cette maladie avait les caractères d'une phlegmasie abdominale. Les symptômes inflammatoires ou subinflammatoires viscéraux, bien qu'ils puissent être l'effet des paroxysmes périodiques, restent donc distincts de ces paroxysmes. Ainsi se trouve au-dessus de toute discussion dans les fièvres périodiques le caractère essentiel de l'état pathologique général.

294. Lancisi nous a laissé des observations qui mettent en relief la marche rapidement croissante d'intensité des fièvres périodiques, depuis les plus légères jusqu'aux intermittentes pernicieuses les plus graves, par la succession des périodes d'une épidémie[1].

« Au milieu de mai et au commencement de juin 1695, on observa à Rome des fièvres intermittentes dans le peuple pauvre des faubourgs de Saint-Ange et de Pie, et parmi ceux qui habi-

[1] *De noxiis palud. effluv.*, lib. II, cap. v et sqq.

tent le long des murs de la ville. Ces fièvres étaient simples et bénignes; mais, si l'on avait recours à la saignée elles se convertissaient en fièvres continues et malignes. Bientôt on vit des fièvres pernicieuses et pestilentielles qui se multiplièrent par la contagion et régnèrent jusqu'aux ides d'octobre. Ces maladies avaient deux formes distinctes; tantôt et le plus fréquemment, la fièvre était intermittente pendant les premiers jours et devenait ensuite tout à fait une tierce pernicieuse; ou bien, et c'était le plus rarement, la fièvre était continue dès le début et était pareillement pestilentielle.

« Les tierces pernicieuses affectaient de préférence ceux qui usaient habituellement de mauvais aliments et qui étaient exposés à avoir des obstructions viscérales. Ces fièvres étaient le plus souvent, au début, des tierces simples et rarement doubles; elles conservaient toujours le type intermittent. Le cinquième jour, elles prenaient le caractère pernicieux et les malades périssaient du septième au onzième jour; il y en avait très-peu qui allassent au quatorzième, à moins que la maladie ne dégénérât en dysenterie ou en une fièvre chronique qui durait pendant tout l'automne ou l'hiver. »

295. On voit évidemment, par les observations que nous a conservées Lancisi, qu'au milieu des fièvres intermittentes pernicieuses et dans la violence de l'épidémie, la maladie prenait le caractère typhoïde sur un assez grand nombre de sujets. Chez quelques-uns même, c'étaient dès le début de véritables typhus qui pouvaient sans doute provenir des conditions septiques où se trouvaient les malades. Ces typhus primitifs ont été cependant très-rares; mais les typhus deutéropathiques, qui adviennent dans toutes les grandes épidémies fébriles et partout où des miasmes septiques agissent avec une grande intensité, furent plus communs. On ne peut en effet les méconnaître dans ces cas que nous signale Lancisi, où la fièvre intermittente se convertissait en une fièvre putride continue. Ces formes de la maladie peuvent sans doute se rattacher à des causes accessoires agissant sur les malades atteints de l'influence épidémique; mais à côté de ces cas, jusqu'à un certain point exceptionnels, se trouvent les cas beaucoup plus nombreux où la maladie, apparue à son début, comme la fièvre intermittente épidémique, arrive aux formes les plus graves d'une fièvre continue en perdant progressivement ses symptômes périodiques. Comment pourrait-on séparer les unes des autres, comme des maladies différentes, les fièvres tierces simples et les fièvres intermittentes pernicieuses si graves, qui se montrèrent successivement dans cette épidémie? Le pourrait-on, lorsque l'on voyait encore, au plus fort de la maladie régnante, les fièvres qui se terminaient avec les accidents soporeux et dysentériques les plus intenses, commencer cependant par deux ou trois accès de fièvre tierce simple?

296. Les observations cliniques que Lancisi a résumées mettent hors de doute ce fait capital dans la pathologie des fièvres essentielles intermittentes, la conversion de l'état morbide périodique en un état morbide continu de la plus haute gravité. Lancisi nous signale en effet à côté des accidents périodiques de la fièvre, des symptômes de trouble des fonctions abdominales, n'excédant pas d'abord les symptômes des simples altérations de sécrétion gastro-hépatiques; les vomissements mucoso-bilieux du premier accès n'indiquaient en effet que cette lésion viscérale. A mesure que la maladie marchait, les organes abdominaux s'affectaient plus gravement; et ces progrès du mal se décelaient par l'anxiété précordiale, les nausées, la soif devenue brûlante, la bouche sèche, le ventre tendu et douloureux, les selles colliquatives fétides, bilieuses et sanguinolentes; en un mot, tous les symptômes de la gastro-entérite.

297. Dans les cas d'une intensité exceptionnelle, la manifestation simultanée de lypothymies, de pustules cutanées, de parotides, de délire, de prostration des forces, de stupeur, tandis qu'on observait chez d'autres malades de vraies fièvres typhoïdes continues, montrait que, sous l'influence des causes des fièvres intermittentes, aggravées probablement dans leur action par les fâcheuses conditions hygiéniques où se trouvent nécessairement un grand nombre d'individus dans les épidémies, les typhus peuvent se développer. La fièvre intermittente pernicieuse elle-même doit, dans ce cas, à l'intensité de ses causes, de prendre au moins l'apparence de la forme spéciale des fièvres typhoïdes.

La manifestation des affections typhoïdes, au milieu des épidémies très-étendues de fièvres intermittentes graves, et l'évidence du caractère typhoïde dans des fièvres intermittentes pernicieuses devenues rémittentes ou subcontinues, se trouve en effet dans toutes les grandes épidémies de fièvres périodiques. Zimmerman avait signalé ce fait important, en remarquant que les fièvres putrides se joignent aux fièvres intermittentes endémiques dans certaines contrées méridionales de la Suisse[1].

298. La forme pernicieuse des fièvres intermittentes est si intense, dans certaines épidémies, que la maladie devient mortelle dès le deuxième ou troisième accès. Telle fut l'épidémie qui régna, en 1717, en Suisse, dans le bourg de Stanz, canton d'Underwald, et qui fut aussi observée par Zimmerman. La fièvre était intermittente tierce ; mais elle était si maligne que les malades périssaient subitement au second accès, avec un mal de tête excessif et une oppression extrême de poitrine.

299. Sénac, pour montrer toutes les variations que peuvent présenter dans leurs formes les fièvres intermittentes épidémiques, résumait ainsi les observations qu'il avait recueillies pendant plusieurs années, sur ces maladies épidémiques, dans un même lieu, par suite de la présence d'un étang rempli de matières en putréfaction :

« Les fièvres intermittentes simples régnaient; on voyait survenir çà et là une fièvre rémittente qui présentait le plus souvent dans son paroxysme une grande oppression de poi-

[1] *Traité de l'Exp.*, trad. de Tissot, t. II, lib. V, cap. v, 345.

trine, du délire et des convulsions. Cette fièvre simulait souvent aussi une véritable apoplexie, le plus fréquemment elle revêtait la forme léthargique; quelquefois les malades, immobiles, restaient privés de leurs forces et de l'usage des sens. Ces paroxysmes étaient habituellement accompagnés de douleurs vives dans la tête et dans les membres. Tous les accidents diminuaient dans la rémission. La maladie avait, dans quelques cas, un autre aspect; il se manifestait, dans le stade de chaleur fébrile, une douleur de côté lancinante et la poitrine était comprimée et oppressée comme dans la pneumonie. Quelques malades étaient en proie à des vomissements continus et horribles. On observait pendant les paroxysmes des douleurs de gorge, des douleurs intestinales ou tout autre symptôme d'une extrême violence. Outre les spasmes et les mouvements convulsifs, plusieurs avaient des défaillances; chez d'autres, il y avait une si grande dépression des forces qu'ils semblaient sur le point de succomber; quelques-uns étaient dans l'état de mort apparente. Dans cet état de prostration, on voyait des malades froids comme du marbre. Pendant ce temps, la force du pouls était variable chez tous ces malades. La violence des symptômes était quelquefois si grande, qu'on ne pouvait que difficilement reconnaître l'accès. Le pouls était alors contracté et tout à fait débile comme celui d'un agonisant. D'autres fois, et c'était le cas le plus général, la fièvre était très-intense, le pouls très-fort et très-fréquent.

« L'année suivante, il régna une fièvre semblable; elle était double-tierce et continue subintrante. Dès la première invasion du froid, il survenait des symptômes apoplectiques et léthargiques qui duraient pendant tout le paroxysme. A la fin de l'accès, ces malades semblaient ressusciter. Ils reprenaient leurs facultés, au point qu'on eût dit qu'ils n'avaient rien éprouvé, tant était complète la rémission de la fièvre et l'intermission des accidents.

« Une autre épidémie, peu différente, survint trois ans après;

elle dura pendant l'été et l'automne et fit mourir un grand nombre de malades. Quelques faits particuliers feront mieux connaître cette maladie.

« Une jeune fille perdit le sentiment au troisième accès. Les poumons furent si fortement affectés en même temps, que la respiration devint stertoreuse, et que la mort arriva en huit heures.

« Un homme avait la fièvre double tierce. Le troisième accès, il tomba dans le délire qui dura pendant trois jours. La fièvre ne semblait pas forte pendant le jour. Cependant elle augmenta pendant la nuit et le fit mourir.

« Un autre fut pris de la fièvre rémittente continue. Le cinquième jour, il tomba dans le coma ou la léthargie et il mourut par l'oppression thoracique.

« Une femme fut d'abord prise d'une vraie fièvre intermittente. Au cinquième ou sixième accès, elle perdit ses facultés intellectuelles; elle resta dans cet état, sans fièvre évidente, pendant six jours et revint à elle. Mais la fièvre, revenant de nouveau, elle mourut au premier paroxysme.

« Une religieuse avait une fièvre rémittente. Il survenait chaque jour un frisson avec tremblement. Le cinquième jour, elle tomba en léthargie et y resta vingt-quatre heures. Elle revint ensuite peu à peu à elle et resta dans l'apyrexie pendant un jour. Mais le frisson revint avec le paroxysme, et elle périt, comme suffoquée.

« Nous en vîmes périr bien d'autres, d'une manière inopinée. Après des accès de fièvre peu intenses, ils restaient froids, tombaient dans des défaillances et périssaient par la résolution des forces[1]. »

300. Toutes les observations sur les épidémies de fièvres intermittentes ne permettent aucun doute sur la conversion de plus en plus fréquente en fièvres pernicieuses des fièvres

[1] *De recond. feb. int. tum remitt. natura*, lib. I, cap. xvii, p. 93.

intermitentes simples, lorsque l'épidémie parvient à sa plus grande intensité. On voit aussi, par ces observations, que la maladie, tout en cessant d'avoir des intermissions complètes, ne perd jamais son caractère périodique; en sorte que les fièvres intermittentes épidémiques intenses ne deviennent graves que comme fièvres intermittentes pernicieuses ou comme fièvres rémittentes. Ces dernières menacent la vie, soit par l'intensité même des lésions inflammatoires viscérales deutéropathiques qui les caractérisent, soit parce qu'elles revêtent aussi le caractère pernicieux.

301. Ces deux formes d'accidents funestes ont été bien évidentes, en 1826, dans la terrible épidémie qui a frappé pendant les mois d'août, septembre et octobre, près du tiers des habitants de la ville de Groningue et qui en a fait périr un quatorzième.

« Il se manifesta à Groningue, pendant l'automne de 1825, des fièvres tierces bénignes et quelques fièvres quartes, qui continuèrent pendant les premiers mois de 1826; mais la mortalité n'augmenta pas avant le mois de juin, où commença à régner, particulièrement chez les enfants, une diarrhée qui fut souvent mortelle. Vers le milieu de juillet, les fièvres épidémiques devinrent plus graves; elles prirent la forme de maladies gastriques bilieuses, avec une violente céphalalgie. La fièvre quelquefois rémittente hémitritée était toujours soumise au type intermittent. La diarrhée, bien qu'elle eût perdu de son intensité, fut encore, pendant un mois, le symptôme dominant. Vers le milieu d'août la maladie devint tout à fait intermittente; ordinairement tierce simple, quelquefois cependant double tierce. Ce changement de forme de la maladie loin d'être heureux coïncida au contraire avec une augmentation considérable du nombre des malades. De ce moment et pendant plus de deux mois, la maladie sévit avec la plus grande violence.

« La fièvre épidémique débutait subitement par un frisson

court et modéré, avec douleur de tête, du dos et des membres, et surtout des membres abdominaux. La fréquence du pouls était peu prononcée; la langue était muqueuse; il survenait quelquefois des vomissements, le plus souvent bilieux; assez souvent dans le frisson et quelquefois aussi à la fin du paroxysme. On ne pouvait facilement prévoir si cette fièvre, modérée à son début, deviendrait maligne ou pernicieuse, car au début et à l'invasion des paroxysmes les symptômes étaient les mêmes dans tous les cas. On finit cependant, avec de l'habitude, par trouver dans le pouls quelque chose d'insolite, comme une légère tension qui dénotait un état spasmodique obscur, qui ne cessait pas pendant la sueur ou pendant l'intermission. La fièvre se convertissait bientôt en une double tierce, d'autant plus insidieuse que sa gravité ne s'annonçait par aucun symptôme spécial, facile à saisir. Le symptôme dominant, dans ces cas, était une céphalalgie violente, lancinante, occupant principalement le front et les tempes, qu'une épistaxis soulageait quelquefois. Cet accident n'était pas, plus que le type de la fièvre lui-même, un indice certain de malignité. Si l'on abandonnait la maladie à elle-même, ou si on la traitait par des évacuants ou des émissions sanguines, le malade périssait souvent apoplectique dans l'accès suivant, ou tombait dans le coma, avec diarrhée dysentérique, délire ou prostration rapide et mortelle des forces, à moins que la fièvre, sans pour cela devenir moins grave, ne se fût d'abord changée en rémittente hémitritée.

« Excepté quelques rougeoles légères, il ne régna presque pas, pendant cette épidémie, de maladies intercurrentes, ni de fièvres intermittentes d'un autre type. La fièvre intermittente devenait dans quelques cas rémittente hémitritée; mais on ne vit que très-rarement la maladie tendre à revêtir le caractère typhoïde.

« Comme on s'empressait de couper la fièvre, on eut peu d'occasions d'observer de véritables crises de la maladie. On pourrait cependant donner ce nom à des sueurs excessives, soit universelles, soit limitées à la tête; ainsi qu'à des diarrhées, des vomissements ou des urines avec sédiment muqueux ou briqueté. Chez quelques malades, la fièvre se terminait par une éruption singulière d'aphthes chroniques, sur la langue et dans la gorge. Des malades eurent autour des poignets, sur les mains et sur plusieurs parties du corps, une éruption de nature variable, qui durait longtemps, le plus souvent sans prurit, mais cependant pas toujours sans douleur.

« Cette maladie laissait après elle un état de langueur excessif, même chez les hommes les plus robustes et de la plus forte constitution. Quelques personnes restèrent même, pendant quelque temps, privées de la mémoire et dans une sorte de démence. Bakker en a vu deux, qui furent atteintes de manie furieuse, et qui néanmoins se rétablirent assez vite par les seules forces de la nature.

« Les récidives étaient presque inévitables, et souvent même elles se produisaient jusqu'à deux fois.

« L'hydropisie fut une suite fréquente de la maladie. Elle survenait avec une grande promptitude. Chez quelques-uns, elle n'était qu'une anasarque générale, mais chez d'autres, particulièrement à la fin de l'épidémie, lorsque la chaleur et la sécheresse diminuèrent, ce furent des ascites qui se manifestèrent. « C'est sans doute, dit Bakker, dans l'état de débilité où « se trouvaient les malades qu'il faut chercher la cause de ces « accidents, qui étaient aussi particulièrement déterminés chez « plusieurs par la privation de sang rouge et coagulable que « l'on remarquait en eux, et par l'altération de la rate, dont « les ouvertures de cadavres révélaient l'existence. » C'est sans doute à cette altération viscérale qu'il fallait rapporter une sensation de plénitude à l'épigastre, qui, quoiqu'elle fût moins générale, se remarquait cependant aussi en même temps que l'hydropisie. Les enfants conservèrent, plus souvent que les adultes, un gonflement de tout l'abdomen, produit soit par l'affection de la rate, soit par le gonflement et l'induration des glandes lymphatiques[1]. »

302. Cette épidémie intense, dans une contrée où les fièvres intermittentes règnent presque tous les ans, peut être invoquée, dans presque toutes les circonstances qu'elle a présentées, pour justifier beaucoup des préceptes que nous avons établis dans les sections précédentes.

La maladie commença dès le mois de juin. Sydenham avait remarqué que lorsque les fièvres intermittentes d'automne commencent à cette époque peu avancée de l'été, il faut s'attendre à une épidémie en automne.

Les lésions abdominales diarrhéiques et dysentériques, plus ou moins inflammatoires, évidentes dans cette épidémie, ont précédé la fièvre intermittente. Elles n'en provenaient pas moins de la cause de cette fièvre, car elles ne se manifestaient plus isolément dès que la fièvre épidémique fut établie. Elles advenaient et s'aggravaient par les progrès de la fièvre intermittente et en constituaient même quelquefois la crise. C'est d'ailleurs un fait général que ces diacrises hépatiques et même intestinales qui ont motivé pour les fièvres périodiques d'automne la dénomination de fièvres bilieuses sont un symptôme des fièvres épidémiques. Leur présence en constitue même quelquefois le caractère dominant.

C'est ce qui arriva à Pise, en 1661 et 1662, dans une épidémie de fièvres périodiques, dont Borelli a donné l'histoire. « Les fièvres étaient d'abord tierces simples, avec pesanteur de « tête. Douleur épigastrique, amertume de la bouche. Vers le « septième jour, l'intermittence disparaissait; et ceux chez « lesquels un flux de ventre ne s'établissait pas mouraient « avant ou après le quartorzième jour. Ce flux de ventre ne « mettait pas les malades hors de danger, s'il ne déterminait « pas l'expulsion d'une grande quantité de bile. Non-seulement

[1] *Epid. quæ anno* 1826 *urb. Groning. adflixit, in brevi conspectu posita* à g. Bakker, prof. med., in-8°.

« dans ces fièvres, mais dans toutes les maladies qui régnaient « en même temps à Pise, aucun malade ne guérit sans un flux « de ventre spontané ou provoqué. L'amertume de la bouche « survenait aussi souvent sans fièvre[1]. »

Le type ternaire fut universel dans toute l'épidémie de Groningue, comme dans le plus grand nombre des épidémies de fièvres périodiques. On y remarqua aussi, comme cela est d'ailleurs aussi constant dans ces cas, que le passage de ce type au type double ternaire indique la conversion de la fièvre en fièvre pernicieuse ou du moins en fièvre rémittente hémitritée des plus graves.

La maladie passait quelquefois à l'état chronique. Les malades arrivaient ainsi, à part la persistance des accidents pyrétiques, à cette cachexie qui se lie à l'altération du sang et à la perversion profonde de la nutrition et qui a pour symptôme principal l'anasarque, l'hydropisie qui fut signalée après la fièvre intermittente prolongée.

303. Dans toutes les épidémies que nous avons rappelées, la fièvre intermittente s'est compliquée, à différentes périodes de sa durée, de flux subinflammatoires et de véritables phlegmasies. De là la présence, dans ces fièvres, des diarrhées, des dysenteries, des érythèmes cutanés; de là la conversion de la fièvre intermittente en fièvre rémittente. Le développement d'une phlegmasie interne, à une certaine période de la fièvre intermittente, a même été constant dans certaines épidémies où il imprimait à la maladie une forme tranchée. La phlegmasie et les symptômes liés à son existence ne deviennent alors partie intégrante de la maladie qu'à sa deuxième période. La fièvre intermittente et rémittente est, par rapport à ces phlegmasies locales, ce qu'est, dans les fièvres exanthématiques, la fièvre qui précède l'éruption à l'éruption qui lui succède.

[1] Borelli, *in Epist in op. posthum Malpighi.*

304. Les fièvres périodiques dont nous venons de préciser le caractère dominant ne sont pas toujours épidémiques, on les rencontre parfois comme maladies sporadiques, elles sont dans ce cas souvent méconnues. Nous avons même été parfois, dans la pratique, témoin de l'embarras et de la confusion d'idées où des médecins instruits, qui n'ont pas porté leurs études au delà de certaines théories modernes, se trouvaient jetés par la présence de ces maladies. Les phlogoses rhumatoïdes articulaires, les stomatites, les angines, les érysipèles, les éruptions de furoncles et même des anthrax, les pneumonies, les entérites, les encéphalites se déclarent comme successivement, sans cause appréciable, et semblent se jouer des méthodes de traitement les plus rationnellement opposées aux phlegmasies idiopathiques.

305. L'épidémie la plus remarquable, peut-être, dont l'histoire ait été publiée, et qui peut le mieux faire connaître ces maladies, est la fièvre observée à Naples par Sarcone, en 1764[1]. Elle commença à régner au mois de mars. « La maladie était précédée ou d'un sentiment de force extrême, ou bien de lassitude spontanée. A cet état succédait une fièvre vive, le plus souvent avec frisson, accompagnée d'alternatives très-pénibles de chaud et de froid. Pendant sa durée, la respiration était accélérée et anxieuse ; la soif était vive ; l'agitation, considérable : la face, injectée ; les yeux, brillants ; la chaleur de la peau, très-vive ; le paroxysme se terminait par une sueur peu abondante. A peine la fièvre s'était-elle développée, que les malades avaient une pénible céphalalgie, avec des douleurs vagues le long du col et dans les muscles des membres et du dos. Ces douleurs croissaient et décroissaient avec la fièvre, et il ne restait après elle qu'une lassitude générale. Chez quelques malades, au lieu de cette lassitude, il restait une douleur pongitive, fixée sur quelque partie du corps, avec rougeur légère

[1] *Istoria ragionata de mali observati in Napoli, in ann.* 1764, § 86., § 95 et sqq.

de cette partie. Chez ces derniers, la sueur qui terminait l'accès de fièvre manquait.

« Le paroxysme fébrile durait de dix-huit à trente-six heures. Dans le premier cas, la rémission était manifeste ; dans le second, elle était courte et obscure. Les accès ne revenaient pas constamment avec le frisson et le tremblement ; ils se caractérisaient par la fréquence du pouls, qui devenait tendu et vibrant. Les mouvements étaient plus libres, mais la lassitude des membres devenait une douleur obtuse. Ces accidents revenaient après quelques heures d'intermission, avec un sentiment de froid vague le long de l'épine.

« A mesure que les accès se succédaient, la sueur paroxystique diminuait, les rémissions devenaient plus obscures, les lassitudes générales devenaient de plus en plus douloureuses ; les urines restaient toujours pâles ; enfin, au septième, neuvième ou quatorzième paroxysme, un rhumatisme aigu et fixe se déclarait dans une ou plusieurs parties des membres. Cette métastase était suivie d'un calme très-marqué, et la fièvre se terminait ainsi par la douleur. Si l'on ne dérangeait pas la marche de ces accidents, le mal cessait peu à peu ; mais si on troublait cette succession d'accidents, la fièvre se rallumait, ou le rhumatisme vague se portait rapidement d'une partie sur une autre, et se convertissait en rhumatisme chronique ou en apostèmes articulaires. »

Poursuivant l'histoire de cette épidémie, Sarcone fait voir l'inflammation des plèvres se déclarant chez quelques malades après un certain nombre de paroxysmes, au lieu du rhumatisme aigu. Il parle ensuite des pneumonies et des fièvres pneumoniques qui se manifestèrent au mois d'avril. On observait alors des pneumonies dont les symptômes se montraient de prime abord, et auxquelles était jointe la fièvre aiguë secondaire, qui existe le plus souvent dans ces inflammations. A côté de ces pneumonies, véritablement idiopathiques, et dont l'existence attestait l'influence d'une cause morbifique sur les poumons, on voyait régner des fièvres dont l'invasion « se faisait, comme celle de la fièvre double tierce, par le froid et le frisson et des douleurs générales de courbature. Bientôt la céphalalgie, avec de la soif, une vive chaleur, s'établissait. Ce paroxysme se terminait par une légère moiteur, suivie d'une rémission manifeste et quelquefois d'une complète intermission. Un deuxième accès survenait, et, au commencement du frisson, les malades éprouvaient dans la poitrine une douleur gravative, qui croissait avec une assez grande rapidité et se changeait quelquefois en une anxiété très-pénible, et d'autres fois s'accompagnait d'une toux profonde et de la difficulté à rester couché horizontalement. Tous les accidents se renouvelaient ainsi à chaque paroxysme, croissant avec l'accès et décroissant avec lui. La marche de la maladie était ainsi manifestement rémittente, jusqu'au troisième ou cinquième accès. La rémittence devenait plus obscure au quatrième ou sixième paroxysme. Les symptômes finissaient par devenir continus jusqu'à la terminaison fatale, qui arrivait du neuvième au quatorzième jour. Le frisson initial des accès n'était ordinairement évident que jusqu'au quatrième jour. Les crachats glutineux jaunâtres et sanguinolents paraissaient souvent peu d'heures après que la poitrine avait commencé à s'affecter. « Nous avons fréquemment vu, dit Sarcone, « tout péril cesser, ainsi que le flux glutineux qui s'était établi « sur les poumons et qui s'évacuait par l'expectoration cesser « aussi dès qu'on avait rompu par le fébrifuge la succession des « paroxysmes périodiques. » Dans cette maladie, la langue était enduite d'un gluten dense, caséeux ; les urines étaient ordinairement briquetées; les selles étaient irrégulières et libres. Les sueurs étaient faciles, mais elles ne relevaient pas les forces. Le pouls, petit au commencement des paroxysmes, était élevé et impétueux dans le développement de la chaleur, et devenait irrégulier au déclin. Le délire et l'état léthargique furent deux accidents qui se manifestaient quelquefois dans la période d'accroissement à la fin des accès.

La lésion morbide principale dans cette épidémie était la maladie périodique. C'était sous l'influence de cette maladie, puisque c'était pendant et par les paroxysmes, que se développaient le rhumatisme aigu et la pneumonie grave.

306. La lecture des développements donnés par le praticien de Naples ne laisse aucun doute sur la nature des accidents locaux. Si même il en restait, les ouvertures de cadavres dont il a fait connaître les résultats les dissiperaient. La médication la plus efficace a été dirigée d'après ces observations; on guérissait par le fébrifuge la fièvre périodique et les accidents qu'elle déterminait, tandis que la médication qui convient aux pneumonies idiopathiques réussissait contre les maladies que Sarcone a signalées avec grand soin, et qui régnaient en même temps que les fièvres rémittentes pneumoniques. Le règne simultané de ces pneumonies montre que la fièvre rémittente, qui avait d'abord été rhumatismale, n'avait probablement pris le caractère pneumonique que par la modification que lui avait imprimée l'influence de la constitution épidémique.

Sarcone a bien fait remarquer qu'il était facile de distinguer les pneumonies idiopathiques à leur marche continue et à l'intensité dominante des symptômes thoraciques qu'elles manifestèrent dès le début. Les fièvres rémittentes pneumoniques avaient, au contraire, une marche constamment paroxystique pendant quatre à cinq jours; les phénomènes fébriles précédaient les symptômes de la phlegmasie; et enfin ceux-ci, jusqu'au quatrième ou sixième accès, étaient complétement subordonnés aux accès pyrétiques.

Les accidents rhumatismaux ou pneumoniques se montraient dès le deuxième accès, où les stades paroxystiques étaient déjà moins tranchés. De ce moment aussi, les rémissions devenaient moins longues ou moins lucides, et la maladie tendait à la continuité, elle y arrivait par le développement complet de la maladie locale au bout d'un certain nombre d'accès. Cette remarque montre que, quoique dès leur première apparition les lésions inflammatoires fussent même si bien dépendantes de la fièvre rémittente que la seule suspension des accès de celle-ci suffisait pour arrêter la maladie, ces lésions n'en exerçaient pas moins déjà sur l'organisme une influence manifeste, influence qui devenait enfin tout à fait dominante et effaçait la maladie rémittente.

La manifestation du délire et de la léthargie dans les paroxysmes montrait que cette maladie pouvait revêtir le caractère pernicieux dans quelques circonstances.

307. On peut rapprocher, sous plusieurs points de vue, de l'épidémie observée par Sarcone, à Naples, celle qui a régné en 1782 à Lunel et dont Baumes a publié l'histoire[1]. Cette dernière a cependant présenté une forme gastrique bilieuse qui donne aux observations dont elle formait le sujet un intérêt particulier.

« Depuis plusieurs années, les fièvres intermittentes étaient devenues plus communes et plus fâcheuses à Lunel. En 1782, l'épidémie changea de face et ne présenta plus qu'une fièvre rémittente pneumonique. Les malades avaient d'abord les prodromes d'une fièvre bilieuse. Après trois à six jours, ils se trouvaient pris de la fièvre, dont l'invasion était semblable à un paroxysme ordinaire de fièvre rémittente qui ne se terminerait que par une crise incomplète. Les fébricitants ne suaient que de la poitrine, du col et de la tête; le reste du corps était sec et chaud. Pendant la première rémission, la respiration était plus gênée et plus fréquente que de coutume. La langue se couvrait d'une crasse jaunâtre; les déjections étaient fétides, biliformes; la peau conservait une chaleur âcre, etc. Le second jour était occupé par un autre paroxysme beaucoup plus faible que celui du jour précédent, et dont le premier stade était obscur. Au paroxysme du troisième jour, qui était aussi fort que celui du premier, le frisson très-bien marqué était

[1] *Traité des fièvres rémitt.*, t. I, par. I, p. 48.

court et suivi d'une toux sèche et urgente; la poitrine devenait ordinairement le siége d'un point douloureux; l'oppression augmentait; elle était considérable pendant la chaleur. Le malade crachait une humeur séreuse un peu sanguinolente; quelquefois le sang sortait presque pur, d'autres fois il était confondu dans une espèce de gelée d'un blanc jaunâtre. Il n'était plus question de ces accidents pendant la rémission, et les symptômes dus à la cacochylie putride bilieuse dominaient à leur tour. Le quatrième accès, correspondant au second, était exempt des symptômes de la pneumonie, à moins que la maladie ne fût d'une fâcheuse espèce. Dans ce cas, ce quatrième paroxysme devenait aussi considérable que le troisième. Dans les cas ordinaires et les plus communs, les symptômes pneumoniques, qui se déclaraient au troisième, au cinquième ou au septième accès, c'est-à-dire à peu près dans l'état de la fièvre, n'avaient lieu que dans les grands paroxysmes des jours impairs; mais si la maladie était mal traitée, elle suivait la marche propre à celle qui, de sa nature, était grave. Quoique les accidents de la pneumonie devinssent dominants, il se faisait à chaque paroxysme une nouvelle congestion d'humeurs dans le poumon, laquelle causait bientôt des lésions irrémédiables et mortelles. La mort n'était retardée ou prévenue que par une abondante expectoration dans la rémission suivante. A mesure que la maladie prenait une mauvaise tournure, la langue se séchait et noircissait. Les retours fébriles n'étaient remarquables que par la recrudescence des symptômes de la pneumonie et de la fièvre. Le ventre se météorisait; il survenait une diarrhée très-putride, et les malades mouraient avec cette multitude d'épiphénomènes qui accompagnent ordinairement une maladie funeste. »

La différence d'intensité ou même l'absence des accidents pneumoniques, dans l'un des accès de la fièvre double tierce, montre bien que ces accidents étaient subordonnés à la fièvre périodique. Mais ce n'était pas seulement dans les voies de la respiration que l'on remarquait une affection locale. Les organes digestifs et leurs organes sécréteurs annexes étaient aussi le siége d'accidents prononcés, qui déterminaient la forme bilieuse que Baumes attribuait à cette maladie. Cette forme était due évidemment à un catarrhe intestinal avec cholopoièse.

308. Cette forme bilieuse de la fièvre rémittente caractérise les fièvres bilieuses des auteurs et de Stoll en particulier; et c'est la manifestation des pneumonies dans son cours et sous son influence, comme cela arrivait à Lunel, qui constitue véritablement la maladie qui mérite le nom de pneumonie bilieuse. Au moins réservons-nous exclusivement cette dénomination pour signifier cette phlegmasie pulmonaire, développée et marchant sous l'influence d'une fièvre périodique, avec prédominance de catarrhe gastrique bilieux.

309. La combinaison du catarrhe gastrique bilieux avec la fièvre périodique, qui constitue la vraie fièvre bilieuse des auteurs, forme une des maladies épidémiques les plus fréquentes et qui se manifestent avec les symptômes les plus tranchés.

On reconnaît, dans presque toutes les relations publiées sur ces épidémies, trois maladies distinctes dues à des causes identiques, et qu'il ne faut cependant pas confondre. Les unes sont des catarrhes gastro-intestinaux avec cholopoïèse continue; si la maladie est grave, la fièvre symptomatique est intense; il s'agit dans ces cas d'une maladie continente inflammatoire, qu'il faut distinguer de la fièvre rémittente. Le deuxième état morbide est la fièvre rémittente avec ses accidents paroxystiques périodiques, caractérisés seulement par la prédominance des phénomènes de l'état morbide hépato-intestinal; enfin le troisième état est cette redoutable maladie qui se montre toujours, nous ne pouvons trop le redire, dans toutes les épidémies violentes de maladies fébriles, la fièvre pétéchiale putride des auteurs, le typhus, où à la cause épidémique se joint, pour imprimer à la maladie le caractère typhode, une cause infectieuse accessoire. Malgré l'influence de cette cause, ordinairement toute spécifique, due à des conditions personnelles aux malades, cette maladie participe encore du génie de l'épidémie régnante; elle en prend les caractères dans sa première période, parce qu'elle se montre soumise jusqu'à un certain degré à l'influence des causes générales épidémiques. Il ne doit être ici question que des fièvres rémittentes épidémiques bilieuses. Mais ces remarques générales doivent être présentes à l'esprit, pour bien saisir les caractères des accidents notés par les praticiens dans ces épidémies.

310. Il y a une immense distance des fièvres rémittentes épidémiques bilieuses décrites à Pise par Borelli, ou à Groningue par Bakker, dans lesquelles la fièvre périodique a été l'élément dominant, cardinal de la maladie, aux fièvres rémittentes bilieuses observées par Tissot, où l'intensité des accidents abdominaux a souvent égalé et même surpassé celle des symptômes pyrétiques périodiques, au point qu'il était difficile dans beaucoup de cas de distinguer la vraie nature du mal. Ce n'est qu'en appréciant bien la valeur relative des éléments constitutifs de ces maladies complexes, que le médecin peut se former des idées justes sur leur nature et concevoir toutes les variétés des maladies qui se placent entre ces extrêmes.

311. Une fièvre épidémique grave se déclara à Lausanne, au commencement de juin 1755, et dura jusqu'à la fin d'octobre. Tissot l'a décrite en ces termes, sous le nom d'épidémie bilieuse[1] : « Les malades se plaignaient d'abord de faiblesse, de pesanteur de tête; ils éprouvaient presque continuellement une sensation de froid, en sorte qu'ils se chauffaient au milieu des chaleurs de l'été ; ils avaient de la somnolence sans sommeil. La bouche était muqueuse, la langue, salie par un enduit blanc-jaunâtre. Ces prodromes duraient trois ou quatre jours. L'invasion de la maladie se faisait ensuite le soir, par un senti-

[1] *Dissert. de feb. biliosis, seu historia epid. biliosæ Lausannensis, anno MDCCLV*, in-8°. Lausanne, 1790.

ment général de froid, qui durait une ou deux heures, et était suivi de chaleur modérée, incommode, mordicante, âcre au toucher. Ce paroxysme durait, chez les uns, jusqu'à l'aurore du lendemain, et se terminait progressivement sans aucune évacuation sensible ; chez d'autres, il cessait au bout de quelques heures par une sueur toujours peu abondante, qui n'amenait jamais ce repos tranquille qui succède aux sueurs des fièvres vraiment intermittentes. Beaucoup de malades se plaignaient de céphalalgie pendant les paroxysmes. Durant les premiers jours, le pouls était faible dans le stade du froid ; il devenait vite, contracté et fréquent dans la chaleur. Après les accès, les malades retombaient dans la langueur. Les paroxysmes revenaient tous les jours. Ils ne ressemblaient pas en tous points les uns aux autres. Chez quelques-uns, les retours des accès n'étaient point périodiques et l'on voyait survenir plusieurs fois par jour le frisson et la chaleur. Quelques-uns des malades souffraient de l'estomac. Aucun n'entrait en convalescence avant quelques semaines. Au commencement de la maladie, le ventre était resserré ; il devenait plus libre à la fin. Les urines, ténues et crues pendant l'apyrexie, devenaient plus rouges pendant l'intensité des paroxysmes ; au déclin de la maladie elles étaient cuites et sédimenteuses. Lorsque la maladie s'aggravait, les symptômes devenaient intenses au bout de quelques jours et la faiblesse augmentait ; les nausées remplaçaient la simple anorexie, mais elles allaient rarement jusqu'aux vomissements ; la chaleur devenait plus âcre et les paroxysmes plus intenses. Les premiers débutaient par un frisson léger, qui, dans les suivants, n'était plus qu'un froid à peine senti. La chaleur s'élevait progressivement vers le soir et le pouls devenait plus fréquent. Beaucoup de malades avaient en même temps une très-vive céphalalgie. Au bout de quatre ou cinq heures, la rémission commençait, le plus souvent sans diaphorèse. L'apyrexie n'était pas complète : c'était là un symptôme pathognomonique pour distinguer la deuxième période de la maladie de la première. Les urines étaient peu abondantes, ténues et rouges, les selles étaient spontanées, rares et peu abondantes; la langue était sèche, avec un enduit jaune; le sommeil était inquiet, agité et ne reposant pas les malades; la soif était plus vive que dans la première période; la face était d'un jaune pâle; les malades maigrissaient rapidement. Les paroxysmes s'écartaient moins de la marche normale que dans la première période. »

La maladie de Lausanne n'atteignait ordinairement le plus haut degré de gravité que par une médication inconsidérée. Dans cette troisième période, la marche des paroxysmes était irrégulière. Le ventre se tendait, se météorisait, surtout aux hypochondres; le pouls devenait très-fréquent; la diarrhée se manifestait; le délire, tantôt tranquille, tantôt furieux, survenait; d'autres tombaient dans un état comme léthargique, quelques-uns présentaient des pétéchies, etc.

312. Dans ces symptômes si graves de la troisième période de la maladie épidémique de Lausanne, il faut reconnaître les effets d'une vive inflammation gastro-intestinale qui dominait les phénomènes paroxystiques, et aussi, comme l'a judicieusement fait remarquer Pinel[1], les accidents de la fièvre dite putride ou du typhus, fièvre qui a frappé en effet quelques malades dans cette épidémie. Ce n'est pas qu'on ne puisse aussi rapporter quelques-uns de ces accidents si graves à la fièvre périodique, en les considérant comme les effets de la forme ataxique revêtue par cette fièvre. Ce qui tendrait à le faire admettre, c'est cette remarque de Tissot : que ces fièvres, quelque graves qu'elles fussent, ont été subordonnées au type ternaire. Il faut néanmoins dire, tant pour cette épidémie que pour toute autre semblable, qu'il faut regarder comme un état complexe l'état morbide que présentent ces fièvres arrivées à un certain degré d'intensité, et qu'il est ainsi impossible, à moins de se

[1] *Nos. philos.* 5e édit. T. I, § 73, p. 55.

jeter dans des hypothèses, de déterminer, en général, la part des éléments constituants de la maladie dans la production des accidents.

313. Les caractères généraux les plus saillants de cette épidémie, qui régna à Lausanne dans l'automne de 1755, ont donc été : 1° des prodromes consistant en des accidents saburraux bilieux ; 2° la manifestation d'une fièvre périodique tierce ou double tierce, avec ces accidents saburraux rendus plus graves ; 3° la conversion des accidents abdominaux en un catarrhe abdominal avec flux bilieux à mesure que les paroxysmes fébriles se succédaient ; 4° l'intensité des symptômes abdominaux devenant telle qu'elle rendait moins tranchée la succession des stades paroxystiques et des paroxysmes eux-mêmes, quoique cette succession n'ait pas cessé d'être évidente ; 5° enfin, dans les cas très-graves, une intensité extrême dans les accidents pouvant être rapportée à l'une des trois circonstances suivantes, ou à ces trois circonstances simultanément : l'intensité de la maladie abdominale, le caractère pernicieux revêtu par la fiévre périodique, la maladie devenue typhode.

Ces caractères, dont la réunion se trouve dans toutes les fièvres rémittentes épidémiques graves, sont les signes diagnostiques de ces maladies. Si l'on veut bien comprendre toute leur valeur, qu'on compare l'épidémie de Lausanne avec l'épidémie de catarrhes abdominaux bilieux qui a régné à Tecklembourg, de 1776 à 1780, et que Finke a décrite. Les symptômes abdominaux furent seuls et toujours prédominants, la fièvre, lorsqu'elle survint, fut toujours symptomatique et subordonnée aux accidents gastro-intestinaux.

314. Les fièvres rémittentes sont endémiques dans beaucoup de pays presque tous les ans ; c'est ainsi qu'on les voit régner tous les automnes dans la campagne de Rome et l'on peut juger par l'histoire de l'épidémie de 1695, que nous avons empruntée à Lancisi, de la forme que revêtait la maladie. Partout elle se montrait avec les caractères mixtes d'une fièvre à paroxysmes périodiques, plus ou moins tranchés, et d'un catarrhe abdominal naissant ordinairement avec la fièvre, mais se développant et croissant progressivement à chacun de ses paroxysmes.

315. Des fièvres rémittentes endémiques, en divers points de l'Europe, la plus remarquable peut-être est la fièvre hémitritée de la Valachie, de la Moldavie, de la Bessarabie et surtout de la basse Hongrie. L'importance que lui ont donnée dans l'histoire de l'art médical les écrits des savants qui s'en sont occupés et la forme très-tranchée de ses accidents nous engagent à la décrire succinctement.

316. La fièvre hémitritée de la Hongrie a été successivement décrite par Schenckus sous le nom de *lues Pannoniæ*[1], par Sennert sous celui de *febris Hungariæ*[2], par Sauvages sous la dénomination de *febris amphimerina hungarica*[3]. Cartheuser, fixant exclusivement son attention sur la forme ataxique et typhoïde que revêt cette maladie dans les années où elle règne avec une grande intensité, la désignait sous le nom de *phrenitis pannonica*[4]. Minderer a donné, en 1809, sur cette maladie une monographie dont Joseph Frank a vérifié l'exactitude[5].

Cette fièvre règne tous les ans dans l'automne; elle est constamment hémitritée; elle débute le plus souvent sans prodromes, dans l'après-midi, par un frisson très-court, auquel succède bientôt une chaleur très-vive. Le malade éprouve en même temps une faiblesse générale dans les membres, une courbature excessive, des douleurs lombaires, un sentiment d'ardeur à l'épigastre, une extrême anxiété et bientôt des nausées et des vomissements de bile. Dès que les vomissements paraissent, il survient une sueur abondante qui ne soulage pas les malades, et souvent en même temps des épistaxis, avec une

[1] *Obs. med.*, lib. VI, obs. I.
[2] *De feb.*, lib. IV, cap. XIV.
[3] *Nov. meth.*, cl. II, gen. IV, sp. 9.
[4] *De morb. end.*, p. 29.
[5] *Prax. med. univ. præcep.*, t. I, p. 122, cap. IV, § XLVI.

tension des hypochondres et une douleur constrictive dans tout l'abdomen. Si la fièvre acquiert une grande intensité, une extrême agitation survient, la face s'injecte, les yeux deviennent fixes et les malades tombent dans le délire. Tous ces accidents cessent dans le milieu de la nuit, à la fin du paroxysme, qui s'annonce par une légère moiteur. Il reste cependant de la fièvre, mais elle est très-modérée. La langue est blanchâtre et la soif assez vive. Le deuxième jour, le paroxysme revient avec les mêmes symptômes que le précédent, mais devenus plus graves. Les vomissements sont plus fréquents. Ce paroxysme finit vers midi. Le troisième jour, la rémission persiste. Le malade, qui a dormi pendant la nuit, est beaucoup mieux à son réveil. Cette rémission continue jusque dans l'après-midi, où se manifeste un nouvel accès, ordinairement d'une intensité moindre, mais qui se prolonge jusqu'à la fin de la nuit suivante. Le quatrième jour, dans la matinée, survient un paroxysme très-intense et court. La maladie est ainsi composée de paroxysmes alternatifs de deux en deux jours. Le matin, un accès très-intense et court; le soir du lendemain, un accès prolongé et d'une moindre intensité. La maladie marche ainsi en augmentant d'intensité jusqu'au septième jour. Alors des évacuations alvines fétides, bilieuses et abondantes se manifestent, la maladie décroît, et quelques accès intermittents légers la terminent.

Dans les cas très-graves, les paroxysmes s'accompagnent, du quatrième au septième jour, de délire, de céphalalgie violente, et enfin d'un état soporeux suivi de la mort; ou bien les rémissions disparaissent, les vomissements persistent; le ventre devient tendu, très-douloureux à la pression; la peau et les conjonctives deviennent ictériques; le délire, le hoquet, se manifestent, et la mort vient terminer ces nouveaux accidents au bout de cinq ou six jours. Dans ces cas, une phlegmasie abdominale très-intense est évidemment dominante.

La maladie devient assez souvent chronique, en se convertissant en une fièvre intermittente longue et ordinairement rebelle. Dans ces cas, le frisson à peine marqué dans les paroxysmes rémittents se prononce davantage, et les sueurs de la fin des accès deviennent aussi plus considérables, sans cependant soulager beaucoup les malades.

317. Cette fièvre rémittente, endémique dans la basse Hongrie[1], est, dans certaines années, tellement répandue, qu'elle cause une grande dépopulation en s'étendant même hors des lieux où elle règne presque chaque année. En 1691, elle envahit l'armée allemande confédérée, et vint jusqu'en Suisse et sur le Rhin. La description qu'en donna alors J. Wepfer, aux lumières de qui le duc de Wurtemberg avait eu recours, présente cette maladie avec les mêmes caractères que lui ont assignés J. Genseli, D. Loew et enfin Minderer. Il insiste surtout sur la marche périodique de la maladie.

« Il régnait, dit-il, depuis quelque temps, des fièvres tierces intermittentes et des hémitritées sans intermissions tranchées. Elles se répandirent dans l'armée des confédérés, en 1691, et attaquèrent depuis les chefs jusqu'aux derniers soldats. La fièvre était parfois continue, mais le plus souvent hémitritée rémittente, quelquefois tierce simple. Les intermittentes devenaient rémittentes et continues, et celles-ci redevenaient intermittentes et se changeaient quelquefois en quartes. Cette maladie vint de la Hongrie. Elle régnait dans la Carniole, la Styrie, la Carinthie; elle s'étendit dans le Tyrol, le pays des Grisons jusqu'aux bords du Rhin. A Mannheim et à Frankenthal où l'armée était campée, on observait, avec cette fièvre, les symptômes les plus graves, tels que la céphalalgie, les mouvements convulsifs, l'insomnie, l'état soporeux, le délire, l'oppression de poitrine avec la toux, quelquefois suivie d'une expectoration de matières visqueuses et sanguinolentes avec

[1] On peut consulter sur cette maladie la dissertation de S. A. Genseli (*Const. epid. Hungariæ inferioris*, 1711 ad 1713), et celle de A. Law (*hist epid. Hungariæ ab anno* 1688 ad 1709), toutes deux insérées dans le tome II des œuvres complètes de Sydenham, in-4°.

douleur de côté. Il y avait tantôt anorexie complète, tantôt faim excessive; presque toujours une soif ardente avec sécheresse de la langue. Les malades se plaignaient d'une courbature excessive. Cette maladie se jugeait, pour l'ordinaire, par des sueurs ou par des urines sédimenteuses, ou enfin par une diarrhée modérée. Malgré la gravité de tous les symptômes, le plus grand grand nombre des fébricitants guérirent. »

318. Les épidémies de fièvres périodiques peuvent toutes être divisées en trois périodes : la période d'invasion ou de développement, la période d'état et la période de décroissement. La période d'invasion ou d'accroissement est ordinairement progressive. Elle se caractérise par un certain degré de bénignité de la maladie. Le plus ordinairement, dans cette première période, les fièvres sont intermittentes ; si elles sont rémittentes, elles sont peu intenses. L'on voit déjà régner ordinairement, en même temps que ces fièvres, des catarrhes gastro-intestinaux, qui se montrent habituellement à des degrés d'intensité ordinairement variables, mais toujours d'autant plus grands que la maladie est plus répandue et plus violente.

319. Dans les épidémies d'automne, lorsqu'elles naissent prématurément, les fièvres, suivant la remarque de Sydenham[1], ne sont quelquefois pas intermittentes dans la première période de l'épidémie. Elles sont continues, ou au moins la marche périodique des paroxysmes est obscure et difficile à reconnaître. Mais à mesure que l'on s'éloigne du début de l'épidémie, et que la constitution automnale se prononce davantage, la périodicité se dessine plus nettement. Dans les épidémies qui commencent dès le mois de juillet, la forme fébrile continue rémittente est fréquente dès le début, et se manifeste avec une grande gravité. Lorsque l'épidémie a atteint tout son développement, la fièvre a en général une forme identique. Dans tous les cas, cette forme ne consiste pas seulement dans les symptômes caractéris-

[1] *Obs. med.* Sect. I, cap. II.

tiques de la fièvre périodique; elle comprend aussi des symptômes accessoires qui appartiennent spécialement à l'épidémie régnante et qui se modifient de la même manière sur tous les individus frappés en même temps, et qui ne se voient pas tous les ans dans les mêmes localités. Il n'est pas de relation d'épidémie qui ne justifie cette observation générale; elle s'est montrée d'une manière très-tranchée dans l'épidémie de Pise décrite par Borelli. Aussi faut-il dire, avec Klein[1], « que les fièvres in-« termittentes ont chaque année un génie particulier, tellement « que le traitement qui réussit à une époque sera peut-être nui-« sible à une autre. »

320. C'est surtout par les symptômes ataxiques advenant dans le cours des fièvres périodiques à la période d'état des épidémies graves, que se caractérise la forme spéciale de la maladie populaire ordinairement la même chez presque tous les malades. La manifestation des flux subinflammatoires ou des phlegmasies viscérales, dans le cours des fièvres périodiques, imprime aussi un caractère commun à toutes les fièvres régnantes.

321. Pour bien apprécier tous les accidents dominants, parfois d'apparence épiphénoménique, qui surviennent pendant la durée et par la succession des paroxysmes des fièvres épidémiques, il faut tenir compte de deux circonstances: ou les fièvres périodiques règnent seules ou au moins règnent comme maladies dominantes, et c'est seulement pendant leur durée que des lésions locales se produisent; ou l'on voit ces affections viscérales se manifester, en même temps que les fièvres, comme lésions idiopathiques. Dans le premier cas, les affections locales surviennent d'une manière constamment secondaire: telles étaient les dysenteries que C. Richa observa à Turin en 1721. Dans le second cas, ces affections s'annoncent dès le début de la fièvre périodique et se développent avec elle, tandis que chez d'autres malades l'on n'a que la maladie locale sans fièvre périodique.

[1] *Interp. clin.*, p. 98.

C'est surtout cette deuxième forme qui se remarque le plus souvent dans les fièvres rémittentes épidémiques.

1° la fièvre est d'abord intermittente, les lésions viscérales se développent avec la succession des paroxysmes, les intermissions s'effacent et la maladie reste rémittente.

2° la fièvre est rémittente dès le début, et présente en même temps les symptômes paroxystiques et les symptômes liés à la lésion viscérale profonde : telles sont les fièvres rémittentes des graves épidémies, comme l'épidémie de Lausanne.

3° ou enfin la fièvre développée d'abord avec une grande intensité, avec les symptômes d'une vive phlegmasie interne, est, dès le début, plutôt le symptôme des lésions locales et ne se caractérise que par le développement progressif, de plus en plus évident, des symptômes paroxystiques.

Ces trois formes marquent les différents degrés d'intensité des fièvres rémittentes épidémiques. Elles peuvent se montrer, l'une ou l'autre, dominantes dans une épidémie, ou à différentes périodes de cette épidémie. Dans les épidémies intenses, on peut les observer toutes sur divers sujets affectés à des degrés variables d'intensité.

322. Les épidémies de fièvres rémittentes ne présentent pas de variations par la seule intensité prédominante des lésions spéciales qui les caractérisent; elles en présentent encore par les modifications qui résultent des changements qu'éprouvent ces différentes lésions morbides traduits par leurs symptômes propres. Ainsi : 1° la fièvre périodique devient pernicieuse, indépendamment de l'état inflammatoire local coïncident; c'est ainsi qu'on voit, dans une fièvre rémittente dysentérique ou pneumonique, éclater l'état soporeux ou léthargique, ou l'état algide; 2° la fièvre périodique détermine, à une certaine période de son cours, une congestion inflammatoire locale; ainsi les congestions spléniques se montrent pendant les fièvres rémittentes pneumoniques, rhumatismales; 3° les phlegmasies locales modifient la forme de la maladie, en développant les symptômes qui leur appartiennent aux différentes périodes de leur marche, depuis le plus léger degré de maladie jusqu'au plus intense; c'est ainsi que la phlegmasie intestinale dysentérique, dans une fièvre rémittente, modifie cette maladie par tous les degrés qu'elle peut présenter, depuis la simple augmentation de sécrétion muqueuse subinflammatoire du tube digestif jusqu'à la phlogose gangréneuse la plus grave.

323. La dernière période des épidémies de fièvres périodiques intermittentes ou rémittentes se caractérise par la diminution progressive de l'intensité des accidents pyrétiques et surtout par la disposition à la chronicité qui se manifeste chez un certain nombre d'individus, dans des circonstances déterminées. Ainsi, chez les uns, la fièvre intermittente devient chronique, tandis que chez d'autres la fièvre cesse et les lésions locales soit diacritiques, soit congestives, soit inflammatoires que la maladie a fait naître se prolongent après elle. Cela arrive surtout dans les épidémies de fièvres rémittentes. Ainsi se développent ces catarrhes intestinaux chroniques, ces hépatites rebelles, ces hydropisies si souvent signalées après ces épidémies. Ces derniers accidents furent très-fréquents, selon la remarque de Van Swieten[1], après les fièvres périodiques qui régnèrent épidémiquement dans presque toute l'Europe dans l'automne de 1719.

324. Les fièvres périodiques épidémiques sont ordinairement soumises au type ternaire, et l'on voit toujours ce type se rapprocher, lorsque la maladie prend de l'intensité et que l'épidémie augmente de violence. Les accès deviennent ordinairement anticipants et plus prolongés, et enfin se doublent : ainsi se montrent les doubles tierces, qui deviennent plus tard, lorsque l'intermission n'est plus qu'une rémission, les fièvres hémitritées. Si le type ne s'est pas doublé, les accès deviennent plus longs et l'on a la tritœophye. A mesure que l'épidémie décline, les fièvres à type doublé deviennent plus rares et les paroxysmes sont moins

[1] *Comment. in Aph. Boerh.*, 1767, t. II, p. 513.

longs. Dans la fin des épidémies, on rencontre le type quartenaire, surtout dans le cas où la chronicité est imminente.

325. A mesure qu'une épidémie de fièvres rémittentes devient plus intense, les stades paroxystiques sont moins prononcés. Le stade de froid souvent très-marqué chez tous les malades à tous les accès pendant la période d'accroissement ne se remarque plus en quelque sorte que par exception dès que l'épidémie atteint sa période d'état. De même que, dans une fièvre rémittente sporadique, les stades paroxystiques, et surtout le premier, très-évidents aux premiers accès, vont en s'obscurcissant, à mesure que la maladie acquiert son développement; de même, dans les épidémies de fièvres rémittentes, la lucidité des stades paroxystiques et aussi la succession régulière des paroxysmes deviennent moins évidentes, quand l'épidémie augmente d'intensité, et même le plus ordinairement ne sont plus distinctes au déclin.

326. Les eccrises subinflammatoires des surfaces exhalantes externes et internes, si fréquentes comme symptômes des fièvres périodiques intermittentes simples, le sont ordinairement plus encore et avec une plus grande intensité dans les fièvres rémittentes; elles constituent l'appareil d'accidents gastro-intestinaux bilieux et muqueux qui appartient au plus grand nombre de ces fièvres, surtout lorsqu'elles règnent épidémiquement. Ces symptômes suivent le développement progressif de la maladie; et c'est à eux surtout que les auteurs ont emprunté les caractères dominants qu'ils ont assignés aux fièvres épidémiques. Les symptômes eccritiques deviennent ordinairement plus prononcés à mesure que la maladie épidémique devient plus intense; ils diminuent habituellement aussi les premiers, entre tous les autres phénomènes de la maladie, dans la période de décroissement de la maladie épidémique.

CHAPITRE VIII

DES ALTÉRATIONS ANATOMIQUES DES ORGANES DANS LES FIÈVRES PÉRIODIQUES

327. On a peu d'occasions de vérifier l'état anatomique des organes profonds dans les fièvres intermittentes simples, car la mort est rarement le résultat de ces maladies. Mais les phénomènes morbides peuvent souvent, dans les cas particuliers, suppléer aux investigations directes, lorsque l'on peut reconnaître qu'ils se rattachent toujours à des lésions déterminées.

328. Les modifications anatomiques qui se produisent dans les organes avec le frisson dialeipyrique se décèlent par la rétraction des parties externes qui diminuent de volume, par l'affaissement des capillaires et des veines sous-cutanées, par la pâleur et même par le premier degré de lividité des conjonctives, de la pituitaire, de la muqueuse bucco-gutturale ; par la suspension de toutes les sécrétions profondes, et même de la suppuration des exutoires chroniques que porte le malade, comme des déperditions hémorrhagiques, s'il en existe au moment de l'invasion du frisson. Ces phénomènes ne permettent pas de douter que la circulation dans les vaisseaux capillaires des organes profonds ne soit dans le même état de dépression que dans les organes externes ; ils décèlent, par conséquent, la présence d'une inertie réelle ou d'une dépression de l'activité de la circulation.

329. Dès que le stade de chaleur s'établit, les phénomènes morbides se rapportent à d'autres conditions anatomiques. Ainsi la tension immédiate de l'abdomen, au moins à un certain degré ; le volume souvent accru du foie, et surtout et plus constamment de la rate, qui se perçoit au palper de l'abdomen, la distension congestive de tout l'appareil de la veine porte, reconnue après la mort, même quand la terminaison funeste arrive par des lésions de viscères éloignés ou par des causes morbides accessoires, ne laissent pas de doute sur la présence dans les paroxysmes fébriles d'un certain degré de congestion dans les vaisseaux de l'abdomen. L'accélération de la circulation, la manifestation fréquente dans le stade de chaleur, au moins à un faible degré, du murmure respiratoire dur, parfois sibilant et même sous-crépitant, montrent que les viscères de l'hématose sont aussi eux-mêmes le siége d'un excès d'activité circulatoire, qui se trouve probablement partagée par le cerveau. C'est sans doute à cette surexcitation fonctionnelle de la circulation et même à l'état congestif qui s'ensuit, qu'il faut rattacher la céphalalgie gravative, ordinaire à cette période des accès fébriles dont, comme Senac l'a remarqué, aucune lésion encéphalique sur les cadavres ne donne l'explication[1].

330. On trouve sur presque tous les cadavres, après une fièvre périodique, l'appareil veineux thoracique très-dilaté par du sang noirâtre, très-souvent coagulé en concrétions plus ou moins solides dans les veines caves, et les cavités droites du cœur et les artères pulmonaires. Ces engorgements vasculaires, constants après la mort par les fièvres pernicieuses, font sans doute comprendre l'influence débilitante exercée sur la circulation par ces maladies ; toutefois il faut reconnaître qu'ils sont peut-être autant le résultat des troubles fonctionnels aux derniers moments de la vie que de la nature de la maladie. Ils se trouvent, en effet, dans presque tous les cas où la vie s'est terminée

[1] *De recondita feb. int. natura*, lib. I, cap. XXIII.

par un état soporeux ou apoplectique. Ils se montrent aussi en même temps que les congestions vasculaires abdominales, dans les cadavres de ceux qui meurent dans le frisson de la fièvre algide. Nous l'avons constaté deux fois.

331. Le viscère le plus souvent modifié dans son volume et sa texture, dans le cours des fièvres intermittentes, et surtout des fièvres intermittentes paludéennes, est la rate. La lésion morbide de cet organe se reconnaît pendant la vie par l'exploration des hypochondres. Elle est si fréquente que des auteurs n'ont pas hésité à rattacher à sa présence tous les accidents de la maladie périodique, sans se préoccuper, autant qu'il eût été rationnel de le faire, de savoir si cette lésion est primitive ou secondaire. Cette opinion, exprimée par Senac, a été adoptée par Audouard[1], qui avait acquis une grande expérience sur les fièvres intermittentes, dans les hôpitaux de Lodi, de Venise et de Rome. Cependant, pour être très-commune, surtout dans les fièvres des régions marécageuses, l'affection splénique n'est même pas tout à fait constante dans ces maladies; et si elle a pu être reconnue à un certain degré par l'exploration du ventre pendant la vie, elle s'efface parfois au moment de la mort, surtout dans les cas de fièvres chroniques où le prolongement de la maladie a amené un état d'épuisement oligaimique qui se décèle même après la mort par la vacuité de l'appareil vasculaire généralement exsangue. Grotanelli, qui a ouvert un grand nombre de cadavres de sujets morts de fièvres intermittentes et rémittentes et qui faisait des recherches spéciales sur les maladies de la rate, dit « qu'il lui est arrivé assez souvent, même après des fièvres intermittentes qui avaient eu une longue durée, de trouver la rate sans aucune altération morbide[2]. » Sur cent sept cadavres ouverts pendant l'épidémie de Groningue par Hendriks, la rate ne fut trouvée malade que

[1] *Mémoire contenant des recherches sur le siége des fièvres intermittentes.* Journal général de médecine an 1820. T. LXXXIII, p. 238.

[2] *Ad. acut et chronicas splenitid.*, etc., p. 158.

dans soixante-six. Bailly n'a aussi rencontré l'altération anatomique de la rate que sur une partie des sujets morts de fièvre pernicieuse, qu'il a ouverts à Rome en 1822[1]. Minderer a signalé l'altération morbide de la rate parmi les lésions cadavériques qui se montrent dans la fièvre rémittente de la Dacie.

532. La rate, dans les fièvres périodiques, est ramollie avec ou sans tuméfaction, ou tuméfiée avec ou sans induration. Ces deux sortes de lésions spléniques se rapportent les premières à des fièvres intermittentes et rémittentes aiguës ou ataxiques, et les secondes aux fièvres chroniques[2].

Lieutaud a rapporté plusieurs faits sur le ramollissement de la rate dans les fièvres périodiques[3]. Morgagni n'en a rapporté qu'un seul : sur une femme morte d'une fièvre double tierce, la rate était ramollie, sans être tuméfiée[4]. Cette altération coïncidait avec l'état de fluidité du sang dans tous les vaisseaux, fluidité qui a été aussi remarquée sur les sujets morts de la fièvre de Groningue. « Les cellules de la rate ainsi ramollie et tuméfiée sont pleines de sang noir qui transsude au travers. Sa couleur est quelquefois aussi noire que de l'encre, ou ressemble à de la lie de vin ; d'autres fois ce sang est dissous, puriforme, ou a la viscosité de la poix-résine[5] ». Le parenchyme splénique ainsi altéré se rompt avec la plus grande facilité, et sa rupture, qui se produit pendant des accès de fièvre, montre que sa friabilité n'est pas consécutive à la mort. Le tissu ramolli de la rate est d'un rouge violet foncé et même noirâtre. On n'y reconnaît plus les filaments blanchâtres et noirâtres qui se voient à l'état sain dans son épaisseur. Ce parenchyme est quelquefois devenu si diffluent, qu'il reste renfermé, comme

[1] *Trait. anat.-path. des fièvres intermittentes simples et pernicieuses*, liber III.
[2] Nous avons traité des altérations de la rate, dans les fièvres intermittentes, dans un mémoire inséré dans le Journal général de médecine. *Juillet*, 1827. T. C, p. 12.
[3] *Obs. anat. med.*, 962, 964, 973.
[4] *Epist. anat. med.*, IV, art. 9.
[5] Portal, *Anat. méd.*, t. V, p. 342.

une matière semi-liquide, dans la tunique splénique, d'où il s'écoule, si elle se rompt, comme une pulpe rouge, grisâtre, inodore. La rate, ainsi ramollie, ne présente dans ses tuniques aucune apparence de phlogose.

333. Lorsque les fièvres ont persisté pendant un certain temps, il est plus ordinaire de trouver la rate indurée que ramollie. On le reconnaît même très-facilement au palper de l'abdomen, d'autant mieux que ce viscère a toujours alors acquis un volume insolite, qu'il conserve souvent encore très-longtemps après que la fièvre périodique est terminée. Le volume morbide de la rate est quelquefois tel, qu'il est hors de toute proportion avec l'état sain. C'est ainsi que Valsalva a vu, sur le cadavre d'un clerc de vingt-trois ans, mort d'une phlegmasie thoracique survenue pendant une fièvre intermittente double tierce prolongée, la rate ayant un volume quadruple de celui qu'elle a dans l'état sain [1]. Preussius avait trouvé, sur le cadavre d'une femme morte pendant une fièvre intermittente invétérée, la rate remplissant toute la moitié gauche du ventre et s'étendant jusqu'au pubis.

334. Lorsque la rate augmente ainsi de volume, c'est particulièrement dans son grand diamètre; elle dépasse ainsi le bord des fausses côtes, dirigeant son extrémité allongée obliquement vers l'ombilic. Cette remarque a été d'abord faite par Vercelloni, qui trouva, sur une femme morte après une fièvre intermittente chronique, la rate prolongée jusque dans le bassin, se réfléchissant à son extrémité par derrière l'utérus, où elle formait une masse du volume du poing [2]. Morgagni a aussi signalé cet accroissement plus considérable en longueur de la rate, sur une femme dont ce viscère remplissait presque toute la moitié gauche de l'abdomen, et pesait huit livres et demie [3].

[1] Morgagni, *Epist. anat. med.*, XX, art. 30.
[2] *Earimd cent.* VII, obs. IX.
[3] *Epist. anat. med.*, XXXVI, art. 17.

335. L'augmentation de densité du tissu splénique est plus ordinairement liée à la tuméfaction de ce viscère, dans les fièvres intermittentes chroniques. La texture naturelle de cet organe n'est point alors altérée. En 1687, Delabarre remarquait que la rate très-tuméfiée d'un enfant, mort d'une fièvre quarte prolongée, était saine et non altérée dans sa texture [1]. Valsalva a fait la même observation sur le cadavre du clerc dont nous avons parlé. Morgagni remarque que la rate de cette femme morte d'une fièvre intermittente chronique, qui pesait huit livres et demie, ne différait pas, dans sa texture, de l'état naturel ; seulement, ses vaisseaux propres avaient augmenté de volume, et les vaisseaux lymphatiques étaient tellement apparents, qu'ils formaient un beau réseau sur la surface de l'organe. Rezia a aussi insisté sur l'état sain de la texture de la rate tuméfiée; il a même établi que l'induration du tissu splénique, dans ces cas, est souvent moins considérable que celle qui se remarque sur des rates saines et non tuméfiées. Il s'est assuré que le parenchyme de la rate indurée, après les fièvres intermittentes chroniques, est perméable aux injections, circonstance qui n'existe pas, dit-il, dans les obstructions véritables de la rate [2].

336. La tuméfaction chronique de la rate est si souvent le résultat des fièvres intermittentes prolongées, qu'elle est endémique dans les lieux où règnent annuellement ces maladies. Il est très-rare aussi qu'elle survienne autrement que par l'influence d'une fièvre périodique. « Toutes les fois, disait Weis, qu'en ouvrant des cadavres j'ai trouvé la rate très-tuméfiée, j'ai presque toujours découvert que ces sujets avaient été autrefois affectés de fièvre grave, soit intermittente, soit continue [3]. »

337. L'augmentation de volume et de poids de la rate tuméfiée, dans les fièvres intermittentes, amène un allongement

[1] *Nouv. de la répub. des lettres*. 1687, juillet. P. 711, art. 5.
[2] *Spec. obs. anat. et path.* Ticini, 1784. P. 25.
[3] *Comm. litt., an.* 1745, *hebd* 24, nos 1 à 7.

des vaisseaux spléniques, qui entraînent à leurs surfaces le tissu cellulaire qui les entoure, et le péritoine environnant. La rate tuméfiée est ainsi comme suspendue par un cordon mobile dans l'abdomen, elle change de place selon les attitudes du corps ; elle reste même dans cet état, après qu'elle est revenue à son volume physiologique. Riolan a trouvé la rate formant ainsi une tumeur qui descendait jusque sur l'utérus, qu'elle comprimait.

Une femme, traitée par nous d'une fièvre intermittente avec tuméfaction de la rate, quitta l'hôpital et fut reprise chez elle de la maladie. Étant rentrée à l'hôpital après plusieurs accès, nous trouvâmes chez elle la rate tuméfiée et formant une tumeur mobile, indolente, abaissée sous l'hypochondre gauche. La guérison de la fièvre fut obtenue, mais la rate, quoique tout à fait indolente, conserva un volume insolite Cinq ou six autres mois après, cette femme, qui cependant n'avait pas eu de récidive de fièvre, revint avec tous les symptômes d'un étranglement intestinal, auquel elle succomba. La rate, de volume double de l'état ordinaire, avait conservé sa structure normale; son tissu avait une densité plus grande qu'à l'état sain. Elle était suspendue à un cordon long de cinq ou six travers de doigt formé par les vaisseaux spléniques. L'étranglement intestinal était circonscrit par un anneau formé par le cordon et par une bride d'adhérence qui allait de la fosse iliaque gauche à l'extrémité inférieure de la rate.

338. Après la rate, le viscère le plus souvent altéré, dans les fièvres périodiques, est le foie. Senac résumait en ces termes les désordres textiles qu'il y avait reconnus : « C'est surtout dans le foie que se trouve un profond désordre. Cet organe est blanc, le plus souvent comme exsangue et macéré; quelquefois il est augmenté de volume, induré et rempli de grandules jaunes; d'autres fois il est gorgé de sang très-noir. J'ai trouvé après une fièvre tierce un abcès hépatique. Sur quelques sujets, j'ai remarqué que la veine porte était très-dilatée. Des médecins ont encore noté d'autres désordres du foie. On l'a trouvé très-tuméfié; les canaux qui circulent dans sa substance ont été trouvés obstrués ; la vésicule du fiel a été rencontrée gorgée de bile et obstruée[1] ».

339. Senac a confondu, dans cette description générale, des lésions hépatiques différentes par leur origine et par leur nature. Les unes sont chroniques et se rencontrent dans les fièvres chroniques sans cependant leur appartenir exclusivement; les autres appartiennent aux fièvres aiguës.

L'altération indiquée sous le nom de foie rempli de glandules jaunes est la cirrhose, qui se trouve en effet après les fièvres chroniques, et qui n'est qu'un mode d'atrophie du foie qui coïncide toujours avec l'ascite et une diarrhée chronique.

Si l'on ne peut considérer les lésions hépatiques que nous venons de signaler comme appartenant spécialement aux fièvres intermittentes chroniques, il n'en est pas de même du rapport entre les autres lésions du foie indiquées par Senac, et les fièvres aiguës intermittentes et surtout rémittentes. On reconnaît fréquemment dans ces fièvres, à l'exploration de l'abdomen, le foie augmenté de volume; sur le cadavre il est tuméfié et ses vaisseaux sont distendus par du sang noir violâtre qui ruisselle lorsqu'on l'incise et que l'on en fait suinter en gouttelettes par la compression. Le foie ainsi altéré est à l'état de phlogose chronique.

340. Après les fièvres intermittentes chroniques, on trouve parfois le foie tuméfié, décoloré, comme exsangue et macéré. Cette altération du foie n'est pas particulière à ces fièvres; toutefois il est des cas où l'on ne peut douter qu'elle ne soit due à leur présence. Elle est même la cause la plus fréquente de l'anasarque et de l'ascite qui adviennent à la fin de ces maladies. C'est une lésion qui se produit lentement comme effet de la congestion hémorrhagique chronique liée à la diarrhée bilieuse prolongée ou à l'ascite.

[1] *De recond. feb. int. tum remitt. naturâ.* Lib. I, chap. XXIII, p. 128.

Le tissu hépatique, dans ces cas, est livide et quelquefois tellement ramolli, qu'il se convertit, sous la moindre pression, en une bouillie lie de vin, presque diffluente. Cette lésion du foie a été reconnue au Bengale, par J. Johnson, sur des sujets morts de la fièvre rémittente endémique de ces contrées[1]. Bailly l'a rencontrée à Rome, dans les fièvres périodiques épidémiques, en 1822. Nepple a trouvé, après les fièvres rémittentes endémiques de la Bresse, le foie tuméfié, gorgé d'un sang noir, ruisselant sous le scalpel[2]. Dans l'épidémie de Groningue, le foieétait altéré de différentes manières, que malheureusement l'auteur ne précise pas, sur trente-deux des cent sept sujets dont les cadavres ont été disséqués par Hendrick.

Nous avons trouvé, sur deux sujets qui ont succombé, l'un, à une fièvre intermittente soporeuse, et l'autre, à une fièvre rémittente pneumonique, le foie tuméfié, d'une grande mollesse, et pénétré de sang en si grande quantité, que ce liquide ruisselait à l'état de fluide rouge brunâtre, visqueux, non coagulé à la surface d'une section transversale faite dans son parenchyme.

341. La congestion sanguine du foie et de la rate, qui se montre à tous les degrés, depuis le simple engorgement annoncé par une couleur plus rouge de l'organe et la sortie d'une grande quantité de sang sous la compression, jusqu'à l'état de ramollissement et même de liquéfaction des tissus par une quantité considérable de sang liquide, n'est pas absolument limitée à ces deux viscères. On la trouve aussi après des fièvres périodiques dans les autres organes abdominaux; elle a les mêmes caractères anatomiques que sur les sujets morts avec un obstacle au cours du sang dans le centre circulatoire. Toutes les veines et les artères sont gorgées de sang jusque

[1] *The influence of tropical climates on European constitution*, by J. Johnson. London, 1818. P. 48.

[2] *Essai sur les fièvres rémittentes et interm. des pays marécageux tempérés*, p. 226.

dans leurs derniers rameaux. La surface péritonéale du tube digestif est d'une teinte rougeâtre livide, due au réseau vasculaire très-serré adjacent. Cette teinte est même évidente sur la surface interne dn tube digestif, où la muqueuse est pénétrée aussi d'innombrables vaisseaux, remplis d'un sang violet. Cet état de congestion sanguine se trouve sur des sujets morts de fièvres périodiques, ou seul, ou joint à une phlogose érythémoïde de l'intestin. Nous avons déjà rapporté un fait où la congestion sanguine vasculaire du foie et de la rate était étendue aussi à tous les vaisseaux de l'abdomen. Dans les deux faits que nous venons de rappeler, nous avons retrouvé cette injection; elle était évidente dans plusieurs des cadavres des sujets qui succombèrent à la fièvre rémittente à Rome, qui furent soumis à l'observation de Bailly[1]. Cette congestion de tout le système vasculaire abdominal est facilement considérée comme l'effet d'une phlogose par les personnes peu exercées aux observations d'anatomie pathologique.

342. L'érythème intestinal, indiqué par la teinte rouge brun des intestins et par les taches brunes noirâtres ponctuées, disséminées parfois en faible relief sur la membrane villeuse du tube digestif, est souvent aussi très-évident après les fièvres périodiques. Il présentait tous ses caractères sur ceux qui moururent de la fièvre tierce pernicieuse de Rome et dont Lancisi ouvrit les cadavres; il trouva « de grands désordres dans l'abdomen où presque tous les viscères étaient extérieurement d'une teinte livide; le foie surtout était brunâtre et la bile de la vésicule était noire. Les intestins, presque partout frappés de gangrène, contenaient des excréments très-fétides, des vers et présentaient en outre des taches noirâtres, circulaires, disséminées, dans le centre desquelles on voyait quelques érosions que l'on attribuait à la morsure des vers. »

[1] Voyez surtout les observations, XI, XII et XIII. P. 179 et suivantes de l'ouvrage de ce médecin déjà cité.

Fizeau a rapporté[1] une observation sur un malade qui succomba à une fièvre tierce et double tierce. La muqueuse de « l'estomac était parsemée de taches brunes, oblongues, avec coloration rougeâtre autour de ces taches. La rate était volumineuse, brunâtre extérieurement. Son tissu était mou, sans consistance, et couleur lie de vin. »

Dans tous ces cas où des auteurs dignes de foi ont reconnu les lésions inflammatoires gastro-intestinales, les malades avaient présenté des symptômes de gastro-entérite revenant dans les accès, d'abord légers, ensuite plus intenses, et enfin continus et persistant dans les intermissions et les rémissions.

343. Le trouble des fonctions digestives, dans les fièvres périodiques, est toujours concordant avec les altérations anatomiques que l'on reconnaît dans les viscères abdominaux; ainsi, dans les fièvres qui se caractérisent par l'augmentation de la sécrétion hépatique qui leur a fait donner le nom de fièvres bilieuses, tous les désordres qui se rapportent à cette lésion se trouvent dans le tube digestif. Ainsi, dans l'épidémie de fièvres de Pise où la gastro-cholépoièse dominait à un si haut degré, Borelli trouva la vésicule biliaire remarquablement distendue, l'estomac et les intestins gorgés de bile. Du reste, le foie, la rate, le mésentère et les glandes ne présentaient aucune altération. Dans les cadavres des sujets morts des fièvres intermittentes et rémittentes si souvent pernicieuses de Minorque, Cléghorn[2] signalait la vésicule et les canaux biliaires distendus par de la bile, dont l'estomac et les intestins étaient inondés. Après la mort par la fièvre hémitritée de la Dacie, où les phénomènes saburraux bilieux sont si prononcés, on trouve le tube digestif rempli et engoué d'une bile brune verdâtre, sans aucune trace d'inflammation. Le volume du foie est aug-

[1] *Recherches et observations pour servir à l'histoire des fièvres intermittentes.* Paris, 1803. In-8.

[2] *Obs. on Epid. in Minorca*, p. 165.

menté ; il est d'une couleur brune livide. Sa vésicule est distendue par une bile verte brune. Tous les vaisseaux du tube digestif sont gorgés de sang.

Une femme qui habitait sur les bords de la rivière de Bièvre, pendant qu'on nettoyait le lit de cette rivière, fut prise d'une fièvre tierce qu'elle conserva pendant huit jours, au bout desquels elle tomba dans un délire très-violent, avec une fièvre très-vive, qui dura pendant toute la nuit. Le lendemain matin, cette femme était mieux. L'accès fébrile revint le soir et ramena les accidents cérébraux qui, cette fois, furent plus intenses encore. La malade resta dans le coma, et fut apportée à l'hôpital Cochin où elle mourut au bout de quelques heures. Nous trouvâmes, à l'ouverture du cadavre, une couche de mucus jaune mat, mêlé de bile, enduisant comme une fausse membrane molle toute la surface du tube digestif depuis le cardia jusqu'au cœcum. Une grande quantité de bile liquide jaunâtre, mêlée de mucus, remplissait le canal intestinal. Le foie et la rate étaient d'une mollesse assez grande ; les vaisseaux abdominaux, modérément gorgés ; il n'y avait pas de trace de phlogose dans le tube digestif. Les vaisseaux sous-pleuraux, tant des parois du thorax que des poumons, étaient très-gorgés. Un demi-litre environ de sérosité rougeâtre était épanché dans le thorax. Le tissu cérébral était assez ferme et sablé. Les vaisseaux des méninges étaient aussi engorgés, mais modérément.

344. Nous venons de signaler les lésions anatomiques qui se produisent au cerveau dans les fièvres où les symptômes encéphaliques sont dominants et les altérations inflammatoires abdominales chez ceux qui succombent à des fièvres périodiques dont le trouble des fonctions digestives était le phénomène le plus saillant. Ces fièvres sont de toutes les plus communes, mais ce ne sont pas les seules formes de pyrexies périodiques où adviennent des lésions viscérales inflammatoires deutéropathiques. Les organes thoraciques sont aussi parfois dans ces maladies secondairement atteints de phlogose à divers degrés. Dans l'épidémie de fièvre rémittente de Naples, Sarcone reconnut sur le cadavre la présence de l'inflammation pulmonaire. Nous avons pu suivre plusieurs fois, avec l'aide des moyens actuels d'investigation, tous les degrés de développement secondaire de la pneumonie, depuis la congestion subinflammatoire pneumonique jusqu'à la pneumonie confirmée, dans des fièvres rémittentes. Les fièvres intermittentes larvées externes nous montrent tous les degrés d'une semblable condition morbide sur la muqueuse oculaire ou olfactive, par exemple.

345. Il faut déduire ainsi des observations recueillies par l'anatomie pathologique que, dans toutes les fièvres paroxystiques, un certain degré de congestion s'opère à chaque accès dans l'appareil vasculaire de quelques organes; le plus ordinairement ce sont les organes abdominaux; que cette congestion active produit au premier degré les altérations des secrétions s'il s'agit d'organes sécréteurs, comme le foie ou les muqueuses intestinales; qu'elle peut ensuite arriver jusqu'à produire le trouble subinflammatoire des fonctions des organes, ou une véritable phlegmasie, si même elle n'atteint pas, comme dans quelques cas de fièvre intermittente exceptionnels par leur intensité, une sorte de suffocation brusque de la vitalité des organes par la stase sanguine congestive dans leur appareil vasculaire.

346. L'anatomie pathologique doit signaler l'état du sang dans les fièvres périodiques chroniques. A mesure qu'une fièvre intermittente chronique se prolonge, le sang, même avant que l'état général de cachexie soit encore très-prononcé, perd une partie de sa matière colorante et de l'hémo-globuline et acquiert une liquidité considérable, due à l'exubérance de son élément séreux. Si l'on fait une saignée, au moment où il sort de la veine, le sang a une teinte jus de pruneaux; il colore à peine le linge. Dans la palette, la proportion du sérum qui doit, après une coagulation spontanée, égaler en volume celle du cruor, va quelquefois jusqu'à excéder deux à trois fois le volume du caillot. Cette altération du sang est en rapport avec la décoloration générale des téguments, avec les infiltrations œdémateuses des membres, avec le bruit de souffle que fait entendre la colonne sanguine circulant dans les gros vaisseaux.

L'état oligaimique des sujets affectés de fièvre chronique est encore remarquable à l'ouverture de leurs cadavres. Il s'annonce par la vacuité générale de l'appareil vasculaire et par la décoloration des viscères profonds les plus foncés en couleur dans l'état sain, même dans les cas où des congestions sanguines très-prononcées se trouvent localisées sur de grands viscères. Le foie est jaune clair; les poumons sont rosés; les muscles sont d'un rose rougeâtre. Cette anémie a été signalée dans l'épidémie de Groningue; « sur plusieurs des cadavres, dit Bakker, tout le système vasculaire, excepté dans sa portion encéphalique, était vide de sang de bonne nature[1]. »

347. Nous avons eu peu d'occasions de faire des recherches anatomiques après des fièvres intermittentes chroniques très-prolongées; nous avons toutefois pu deux fois reconnaître sur la muqueuse gastrique une altération atrophique qui nous paraît rendre raison de l'émaciation excessive et de la débilité des fonctions organiques qu'on voit à un si haut degré chez ceux qui sont depuis longtemps sous l'influence de fièvres périodiques chroniques ou qui ont été atteints de plusieurs récidives de ces maladies : la muqueuse gastrique était pâle et amincie comme une pellicule presque séreuse et la couche crypteuse qui sécrète le suc gastrique qui se trouve au revers de la muqueuse était atrophiée au point de se reconnaître à peine par quelques points crypteux très-disséminés, même difficilement saisis à l'aide du microscope. Ainsi les fonctions digestives gastriques étaient rendues nulles ou au moins imparfaites par l'atrophie des sécréteurs qui en fournissent l'agent immédiat.

348. Les glandes mésentériques sont quelquefois indurées

[1] *Epid. quæ anno* 1826 *urbem Groninguem afflixit.* § 8, p. 27, n° 7.

et tuméfiées, comme le foie, dans les fièvres intermittentes chroniques. C'est particulièrement sur les enfants qui succombent à ces fièvres prolongées que ces indurations glanduleuses se rencontrent. Senac l'avait déjà remarqué[1]. Cette lésion a été signalée chez quatre enfants dans l'épidémie de Groningue[2]. Nous l'avons trouvée nous-même sur le cadavre d'un enfant qui périt d'une fièvre quarte chronique avec anasarque. Les glandes mésentériques avaient le volume de noisettes, elles étaient indurées d'un blanc rosé. La muqueuse intestinale pâle, anémique comme tous les tissus, ne présentait pas trace de lésion textile. Cet enfant avait une diarrhée considérable, comme deux des jeunes sujets qui périrent avec la même lésion mésentérique à Groningue.

349. Le siége et la nature des lésions que l'anatomie pathologique révèle dans les fièvres périodiques nous indiquent l'action spécifique des causes de ces maladies et la nature des désordres fonctionnels qui s'y rattachent. C'est évidemment sur la circulation abdominale, sur l'appareil de la veine porte et même sur le sang qu'il contient qu'agit l'intoxication fébrigène. Ce ne peut être qu'à cette action immédiate que sont dues la tuméfaction congestive des viscères abdominaux et surtout du foie et de la rate, la fluidité insolite du sang qui distend les vaisseaux, la proportion augmentée de son élément séreux, la diffluence, la décoloration, ou la coloration brune ou noirâtre du cruor, etc. On ne peut concevoir toutes ces anomalies morbides que par une lésion fonctionnelle, prédominante et primitive de l'appareil de la circulation abdominale et des viscères interposés par leurs fonctions entre l'absorption des principes alibiles dans le tube digestif et l'assimilation finale de ces principes à la masse sanguine dans l'appareil de l'hématose. Aussi les affections thoraciques et même cérébrales congestives n'arrivent-elles que secondairement dans les fiè-

[1] *Op. cit.*, lib. I, cap. XXIII.
[2] *Op. cit.*, p. 27.

vres périodiques graves rémittentes ou pernicieuses ; toutefois elle n'en deviennent pas moins la cause immédiate de la terminaison rapidement funeste de la maladie et se manifestent parfois dans les cas graves vers la fin des paroxysmes d'invasion.

LIVRE II

ÉTIOLOGIE DES FIÈVRES PÉRIODIQUES

---

350. La seule notion des phénomènes qui adviennent dans les fièvres périodiques comme symptômes constants simultanés ou successifs, ou comme symptômes accessoires aux diverses périodes de l'état pyrétique, suffit pour indiquer que ces maladies se rattachent à des causes originelles communes à toutes les formes qu'elles peuvent revêtir et qu'elles se modifient seulement, dans leur manifestation ou dans la succession de leurs périodes, par des phénomènes épigénétiques dus à des causes accessoires. Ces causes originelles et spéciales de toutes les fièvres périodiques sont les causes spécifiques. Les autres causes variables et accessoires peuvent modifier la maladie, soit en modifiant l'effet des causes originelles, soit en produisant des épiphénomènes ou des complications, ou des modes spéciaux de terminaison, mais elles n'en sont point la cause première et ne pourraient ni la produire, ni la propager.

Les causes accessoires des fièvres périodiques qui sont souvent suivies des plus graves complications se découvrent par l'appréciation des conditions physiologiques ou pathologiques qui s'associent aux effets morbigènes des causes spécifiques, leur action se manifeste et se mesure par les phénomènes essentiels, soit initiaux, soit accessoires de la maladie. Nous sommes ainsi amené, pour exposer d'une manière complète toute l'étiologie des fièvres périodiques, à traiter successivement :

1° *des causes spécifiques des fièvres périodiques;*

2° *des conditions physiologiques ou pathologiques proégumènes ou déterminantes des fièvres périodiques;*

3° *de l'appréciation physiologique des phénomènes et de la cause prochaine des fièvres périodiques.*

CHAPITRE PREMIER

DES CAUSES SPÉCIFIQUES DES FIÈVRES PÉRIODIQUES

351. Il n'est pas en médecine de fait mieux établi que la production des fièvres périodiques par l'action délétère des miasmes dégagés des terrains humides imprégnés de débris de végétaux et d'animaux. C'est surtout des marécages, des eaux stagnantes, que se dégagent ces effluves toxiques. Les conditions atmosphériques ou saisonnières qui en augmentent la puissance et en favorisent le dégagement, multiplient les malades et amènent des épidémies dont elles mesurent en quelque sorte l'intensité et la durée, soit pour la gravité de la maladie, soit pour le nombre des malades. Ainsi surviennent les fièvres périodiques dans les lagunes et dans les vallées à sol argileux où se trouvent des eaux stagnantes, dès que l'abaissement du froid et de l'humidité atmosphérique favorise le desséchement du sol et la diffusion des miasmes délétères qui s'en dégagent.

352. Dans les climats tempérés, à la fin de l'hiver, lorsqu'adviennent les premières chaleurs, les terrains vaseux ne sont pas encore saturés de débris d'animaux et de végétaux comme ils le seront plus tard, et la chaleur solaire encore faible ne favorise d'ailleurs qu'imparfaitement les émanations miasmatiques; aussi les fièvres périodiques du printemps sont-elles ordinairement moins intenses et les épidémies qu'elles produisent en se multipliant dans les populations, moins étendues que celles qui se manifestent dans l'été et dans l'automne. Leur intensité est d'autant plus grande que les chaleurs ont été plus vives et que le sol desséché d'où proviennent les miasmes fébrigènes est resté plus longtemps dans les conditions d'une plus parfaite saturation de matières propres à donner naissance aux effluves les plus actifs. C'est ainsi que dans les régions méridionales, où toutes les conditions de production et de dégagement faciles des effluves délétères sont réunies, les fièvres périodiques se produisent en plus grand nombre et avec plus d'intensité comme maladies épidémiques.

353. Certaines contrées de l'Europe sont célèbres comme productrices des fièvres d'accès. Tels sont les marais Pomtins [1], dont Lancisi a si bien décrit l'insalubrité, déjà reconnue au temps de l'ancienne Rome [2]. Tels sont une partie de la Hollande, de la basse Hongrie et de la Poméranie, etc., en France, les plaines de Rochefort, les campagnes de la Bresse et de la Sologne, de la Brenne, le delta du Rhône, etc.

354. La production des fièvres par l'action délétère des miasmes émanés du sol a été signalée dans les plus anciens documents et à presque toutes les époques de l'histoire. Ainsi, dans l'antiquité, la ville de Selinonte était chaque année décimée par les fièvres dues aux émanations provenant des marais : Empédocle l'en délivra en détruisant ces marécages, par l'introduction des eaux de deux rivières voisines [3]. La ville de Stuttgard, au rapport de Zimmermann, fut débarrassée de fièvres intermittentes annuelles par le desséchement d'une grande flaque d'eau qui l'infectait de ses émanations. La ville de Neuf-Brisach fut ravagée par une épidémie de fièvre périodique, qui affecta les dix-neuf vingtièmes de ses habitants, à la suite d'un

[1] Pomtins, de *Pomœtia*, ancienne ville des Volsques.

[2] Cicéron, dans le deuxième livre, § VI, de son traité *De republica*, parlant du choix que fit Romulus du lieu où il construisit la ville de Rome, s'exprime ainsi : *Locumque delegit et fontibus abundantem et in regione pestilenti salubrem ; colles, enim sunt, qui cum perflantur ipsi, tum umbram vallibus adferunt.*

[3] Golzius *de Sici. hist. post.*, p. 86 et *in Laertio*.

débordement des eaux stagnantes et corrompues des fossés qui l'entourent. Ces fièvres furent intermittentes, dans la première période de l'épidémie, continues rémittentes dans la deuxième, et enfin elles redevinrent intermittentes dans la fin de l'épidémie[1]. Les habitants des bords des marais situés à l'est de la ville de Boston, dans le Sudberg, étaient attaqués de fièvres intermittentes, dans les saisons régulières ; après les saisons humides, ils avaient des fièvres malignes et des fièvres rémittentes très-opiniâtres. On nettoya les marais et les maladies ne se montrèrent plus[2].

355. Si des individus isolés sont accidentellement soumis à l'influence des effluves des marais, la manifestation de la fièvre périodique peut en être le résultat. On rapporte que Philippe le Bel se détermina à faire paver les rues de Paris, après avoir contracté une fièvre intermittente, en recevant à la fenêtre de son palais les émanations qui se dégageaient de la vase d'une flaque d'eau où une charrette s'était embourbée. Franklin s'étant exposé à l'action des émanations d'une eau stagnante dont il venait d'agiter le fond contracta une fièvre intermittente[3]. Nous avons pu recueillir, en 1826, un fait semblable sur un enfant de huit ans, qui resta pendant une heure, au milieu d'une journée d'été, couché à plat ventre dans une barque sur l'eau presque stagnante du canal de l'Ourcq, agitant la vase pour recueillir le gaz hydrogène qui s'en dégageait. Dès le soir, il fut pris d'un malaise très-prononcé qui marqua l'invasion d'une fièvre intermittente tierce intense, que nous ne pûmes guérir qu'après cinq accès. Les observations qu'on lira dans la suite de cet ouvrage mettent d'ailleurs hors de doute l'infection fébrique immédiate par l'action des effluves provenant des marécages.

356. Les miasmes fébrigènes transmis par les courants d'air

[1] Zimmermann, *Traité de l'expérience*, lib. V, cap. v.

[2] Extrait d'un mémoire rédigé par Perkins, médecin à Boston, remis à la Société royale de médecine par Franklin, *Hist. de la Société royale de médecine*, 1776, p. 206. In-4°.

[3] Baumes, *Traité des fièv. rémitt.*, t. I, p. 78.

vont produire leurs funestes effets loin du lieu de leur origine. Lancisi rapporte que trente personnes ayant été, par partie de plaisir, visiter l'embouchure du Tibre, furent tout d'un coup exposées à l'action du vent du sud qui s'éleva subitement, et qui arrivait à elles en traversant des marécages. Vingt-neuf d'entre elles furent immédiatement atteintes de fièvre tierce. Aussi les obstacles aux courants d'air s'opposent-ils à la dissémination des fièvres en gênant le transport des miasmes. Rush a observé qu'il a suffi de bois situés entre des marais et une contrée, pour préserver celle-ci des effets des miasmes[1].

357. L'influence délétère des miasmes des marais est puissamment secondée par l'état de l'atmosphère ; il est même telles circonstances météorologiques qui favorisent les émanations terrestres, au point de multiplier les sources d'effluves fébrigènes dans des régions entières où ils n'existent point ordinairement. Ainsi Lind nous apprend que dans les années 1665 et 1666 une grande épidémie de fièvres intermittentes et rémittentes régna dans la plus grande partie de l'Angleterre. L'année 1665 fut mémorable par la durée extraordinaire des vents d'est et des chaleurs excessives. Le vent d'est, en Angleterre, est ordinairement accompagné de vapeurs froides humides, qui dans plusieurs lieux produisent des fièvres intermit tentes opiniâtres. Aussi ces maladies sévirent-elles cette année avec beaucoup plus de violence et sur une plus grande étendue qu'elles n'avaient fait depuis longtemps. En août, une prodigieuse augmentation de chaleur (le thermomètre s'éleva à 82 degrés F) jointe à une grande sécheresse rendit la fièvre plus générale, lui donna plus d'intensité et la dénatura dans plusieurs lieux. Portsmouth et presque toute l'île de Portsay furent désolés par une fièvre rémittente qui porta l'effroi jusqu'à Chichester. La violence de la fièvre, sa rémittence ou son intermittence, indiquaient, pour ainsi dire, la nature du sol

[1] *Obs. on the causes of the increase of Interm. fevers in Pensylvania.*

où on l'avait contractée. Dans les villages et métairies des environs de Portsmouth, une fièvre tierce modérée attaquait des familles entières. Elle eut de fâcheux symptômes à Portsmouth, de plus mauvais à Kingston. Dans un lieu à deux milles de Portsmouth, à peine y avait-il une seule personne par famille qui n'en fût atteinte. Dans le principal faubourg de Portsmouth, elle parut être beaucoup plus cruelle que dans la ville. Les soldats de la marine, qu'on exerçait de grand matin sur la plage, près d'un marais, souffrirent beaucoup : il n'était pas rare d'en voir des demi-douzaines à la fois tomber malades dans les rangs. La maladie s'annonçait par un tel vertige qu'ils avaient peine à rester debout; d'autres perdaient la parole en tombant et, revenus à eux-mêmes, se plaignaient d'un mal de tête intolérable. Un petit nombre de ces malades avaient une fièvre intermittente régulière; la plupart étaient atteints d'une fièvre rémittente. Le symptôme le plus ordinaire était un mal de tête avec des vertiges continuels; quelques-uns déliraient. Il y en eut qui vomirent des torrents de bile. Tous, en général, avaient le visage jaune. La longue durée de cette fièvre produisit l'hydropisie et la jaunisse; lors même qu'elle était légère, elle jetait dans une faiblesse excessive les hommes les plus robustes[1].

Toutes ces observations sur les causes de l'épidémie de fièvres périodiques qui régna en Angleterre en 1665 font bien ressortir la grande influence des principales circonstances météorologiques sur le développement et l'intensité des épidémies des fièvres périodiques au moins comme causes accessoires. La gravité de la maladie était en raison directe de l'intensité des causes qui la produisaient : intermittente, rémittente ou pernicieuse. Il nous serait facile en compulsant les recueils historiques et les livres publiés sur l'hygiène de multiplier des observations sur la production des fièvres périodiques dans les conditions étiologiques que nous venons de signaler.

[1] Lind. *Essai sur les maladies des Européens dans les pays chauds*, t. I, chap. I, sect. I.

358. Les émanations des marécages, qui ne produisent en beaucoup de lieux que des fièvres intermittentes, deviennent causes de fièvres rémittentes graves dans l'été chaud et humide de la Hongrie et de la Zélande, de fièvres pernicieuses très-intenses dans la campagne de Rome et dans la Lombardie, etc., car la puissance délétère des miasmes fébrigènes augmente en raison de l'élévation de la température des lieux où ils naissent, surtout quand cette température est en même temps humide.

359. Les fièvres périodiques se manifestent chaque année, avec toutes les modifications qui résultent des variations météorologiques et des saisons, dans tous les lieux non marécageux où l'atmosphère est habituellement imprégnée des émanations d'eaux mélangées de matières putréfiées. C'est à cette cause qu'il faut attribuer les fièvres intermittentes qui règnent presque chaque année au printemps et surtout en automne, dans les grandes villes, où l'écoulement des eaux ménagères et d'arrosement sur la voie publique, surtout dans les quartiers peu aérés, entretient une humidité continuelle de l'air et le sature d'effluves fétides. Telle était autrefois la ville de Paris, avant l'établissement des égouts souterrains. Nous savons par les écrits des épidémiologistes qu'on y voyait tous les ans des fièvres périodiques. Dans les années ordinaires, elles étaient rarement d'une grande intensité. Au printemps, c'étaient des fièvres tierces; à l'automne, elles étaient plus graves, plus nombreuses, et ordinairement jointes aux symptômes gastriques bilieux. Ces fièvres se terminaient le plus souvent par les seuls efforts de la nature. Dans les années où l'hiver avait été pluvieux et peu froid, si le printemps était chaud et sec, il amenait des fièvres plus intenses et plus nombreuses. Si les premiers mois de l'été étaient humides et chauds, et si les chaleurs étaient vives dans les derniers mois de l'été et les premiers de l'automne, les fièvres devenaient très-communes, surtout chez les ouvriers qui travaillent à l'air libre. Elles étaient souvent rémittentes et quelquefois pernicieuses. Les épidémiologies de Paris, depuis Baillou, ont signalé chaque année des fièvres du printemps et surtout de l'automne, et l'on voit notamment par celles qui sont réunies dans les mémoires de la Société royale de médecine, qu'il est quelquefois arrivé que ces fièvres ont régné épidémiquement avec une grande intensité, sous la forme intermittente et rémittente pernicieuse.

360. Les influences épidémiques, ordinairement météorologiques, mais quelquefois inconnues dans leur nature, peuvent faire régner des fièvres périodiques en des lieux même où les conditions de salubrité paraissent les plus parfaites et où l'apparition de ces maladies advient comme un fait imprévu ; cependant il faut remarquer que ces épidémies sont, même dans ces circonstances, modifiées quant à leur intensité, à leur durée et à leur forme par l'état de l'atmosphère et par les causes locales topographiques. On trouve dans les fièvres intermittentes qui régnèrent en Angleterre de 1661 à 1665, décrites par Sydenham, un exemple d'épidémie générale de ces maladies advenue ainsi sans cause bien évidente. Van Swieten nous apprend que, dans l'automne de 1720, il régna des fièvres intermittentes dans presque toute l'Europe, sans qu'on ait pu en préciser la cause générale.

L'épidémie de 1657, décrite par Willis (**299**), se déclara au mois de juillet, après des chaleurs excessives qui avaient duré pendant le printemps et l'été.

L'épidémie de fièvres pernicieuses de Rome de 1695 fut occasionnée par les effleuves résultant de l'inondation des prairies et des rues, à la suite du débordement du Tibre et de l'engorgement des cloaques. Le vent du sud qui fut constant de mai à septembre, dessécha les terres inondées, et répandit la maladie en portant les effluves dans tous les quartiers situés au nord des lieux inondés (**304**).

L'épidémie de Groningue, en 1826 (**312**), a été produite

par le desséchement des plaines inondées des étangs qui avoisinent la ville. Elle a commencé et augmenté d'intensité avec les chaleurs de l'été.

L'épidémie de Pise de 1661 (**313**) survint à la fin de l'été, après des chaleurs intenses qui avaient succédé à un temps variable et humide.

La fièvre rémittente rhumatismale et pneumonique de Naples, de 1764 (**320**), se manifesta et se développa sous l'influence d'une constitution atmosphérique où des pluies peu prolongées avaient alterné avec des vents du sud, chauds, comme ils sont d'ordinaire à Naples.

Minderer nous apprend que les fièvres rémittentes de la Dacie règnent particulièrement dans les lieux bas, humides et marécageux; elles se développent surtout dans les grandes chaleurs humides de la fin de l'été et du commencement de l'automne. Les journées sont alors très-chaudes et les nuits froides. Les eaux potables sont de mauvaise qualité et même manquent dans beaucoup d'endroits; les habitants abusent de l'usage des fruits.

361. Les causes des fièvres périodiques que nous venons d'indiquer, sont spécialement celles dont l'influence produit les fièvres épidémiques et endémiques avec tous leurs caractères essentiels. Elles proviennent de l'action délétère des effluves dégagés des terres d'alluvion, des marais, des prairies humides par les chaleurs intenses et prolongées. La sécheresse et la chaleur seule de l'atmosphère et du sol ne produisent pas des fièvres, même dans les régions équatoriales[1]. Kertum a confirmé cette observation, en montrant que la continuité des chaleurs sèches fait même cesser des fièvres produites par des émanations du sol, dès que la dessiccation des terres mises à nu est complète; mais qu'il suffit qu'il survienne, dans ces cas, de petites pluies, pour ranimer ou entretenir les épidémies[2].

[1] Clark, *On the diseases in long voyages to hot climates.*

[2] *Zusatz zu meinen Bemerkungen über der Wechselfieber*, B. XX, S. 3. § 7.

Le dégagement des effluves produits par le sol humide est tellement la cause des fièvres, que c'est un moyen vulgaire d'assainir les maremmes que de les creuser, de manière à les convertir en réservoirs d'eau intarissables.

362. C'est surtout après le coucher du soleil et pendant la nuit que les miasmes fébrigènes acquièrent leur plus grande puissance délétère ; l'abaissement nocturne de la température condensant les effluves dont la chaleur du jour a imprégné l'atmosphère, augmente leur action fébrigène. Il suffit, en effet, de traverser la nuit les marais Pontins pour contracter les fièvres ; et l'on a vu des personnes habiter longtemps ces contrées insalubres sans être atteintes des fièvres, par la seule précaution de ne pas sortir la nuit dans l'intervalle du coucher au lever du soleil. On comprend que pendant le jour le soleil, échauffant et raréfiant l'air véhicule des miasmes, atténue leur action, d'autant plus grande la nuit, qu'ils restent plus condensés à la surface du sol.

363. La continuité des chaleurs intenses, avec alternatives d'humidité et de sécheresse, produit des états morbides épidémiques qui diffèrent souvent des fièvres périodiques, mais qui aussi se montrent dans ces fièvres comme complications ou comme épiphénomènes, ou même comme leur imprimant un caractère spécial. C'est ainsi que sous l'influence de ces constitutions météorologiques se manifestent les diarrhées, les dysenteries, les affections saburrales, les gastro-entérites, les gastro-hépatites épidémiques. Ces affections sont aussi très-fréquentes dans les lieux marécageux comme effet des miasmes qui s'y produisent, et elles ne s'y montrent cependant presque jamais sans être jointes à la diathèse dialéipyrique.

364. Les médecins qui exercent dans les campagnes voient des fièvres périodiques, quelquefois très-graves, se manifester dans des hameaux ou des maisons isolées, même en des lieux salubres sur des sites élevés, par des émanations provenant de réservoirs creusés auprès des habitations. L'action du soleil de l'été sur ces flaques d'eau fangeuse, qu'elle dessèche au moins sur leurs bords, et qui sont resserrées entre des haies et des arbres qui ne permettent que difficilement la dispersion de leurs effluves dans l'atmosphère, est la cause de la production des miasmes délétères rendus encore plus abondants par l'agitation de l'eau vaseuse par les animaux domestiques. Ainsi naissent par des causes isolées, mais identiques par leur nature et leur mode d'action aux causes générales des épidémies dialéipyriques, des fièvres périodiques sporadiques. Pringle avait donc raison de dire que les bois plantés autour des étangs et des marais augmentent l'activité délétère des miasmes qui s'en dégagent. C'est avec raison aussi que, invoquant des observations recueillies en Suisse et dans le Tyrol, Zimmermann a montré que les émanations des marécages situés dans des lieux élevés et découverts, où les vents agissent sans obstacles pour les disséminer, perdent une grande partie et souvent même toute leur influence délétère[1].

365. La pratique du rouissage du chanvre dans des eaux stagnantes ou même dans des eaux courantes vaseuses, suivie dans tous les lieux où cette plante est cultivée, est une cause de fièvre périodique, tantôt épidémique pour tous ceux qui habitent autour des réservoirs d'eau, tantôt limitée à ceux qui sont exposés aux émanations délétères que même ils favorisent par leur travail, pour déposer ou pour enlever les paquets de chanvre au fond de l'eau. La matière mucilagineuse du chanvre qui se dissout et se putréfie rend les émanations vaseuses plus délétères. Les fièvres paludéennes s'observent aussi dans les rizières, qui, comme on le sait, sont toujours des terrains artificiellement inondés.

366. L'introduction de l'eau salée de la mer dans les marais d'eau douce augmente leur insalubrité. Pringle et Wilson[2]

[1] *Traité de l'exp.*, t. II, p. 391.
[2] *A. Treatise on febrile diseases*, p. 176. Winchester, 1799.

ont signalé ce fait, qui s'explique très-bien, parce que ce mélange a pour effet de faire périr les insectes et les plantes d'eau douce, dont la putréfaction ajoute ainsi à l'intensité des émanations délétères.

367. Les effluves dégagés du sol dans les remuements de terre qui se font pendant l'été, lorsque surtout le sol est humide, suffisent pour produire des fièvres périodiques très-graves. On conserve encore la tradition des fièvres pernicieuses épidémiques qui furent le résultat des grands mouvements de terre que Louis XIV fit faire à Maintenon, lorsqu'il entreprit d'amener la rivière d'Eure à Versailles. L'ouverture du canal de l'Ourcq produisit, au commencement de ce siècle, aux portes de Paris, de nombreuses et terribles fièvres intermittentes et rémittentes pernicieuses.

368. Les émanations qui s'élèvent du sol frappé par le soleil, lorsqu'on le met à nu par l'enlèvement des plantes qu'il a produites, sont souvent aussi une cause de fièvres intermittentes, quelquefois très-graves, surtout si certaines conditions météorologiques passagères augmentent la quantité et peut-être les qualités nuisibles de ces miasmes. Ainsi les moissonneurs qui coupent les blés sur les plaines arides de la Beauce, lorsque la chaleur est excessive après des pluies d'orage, ou seulement après des rosées nocturnes, s'ils font la sieste sur le sol du champ, comme ils en ont l'habitude, contractent des fièvres rémittentes avec des symptômes bilieux souvent d'une excessive intensité. Nous avons plusieurs fois vu ces fièvres violentes, et nous les avons retrouvées au mois de juillet 1834, sur six moissonneurs qui les contractèrent en même temps dans la plaine de Montrouge, près de Paris, pour s'être endormis en plein midi, par une chaleur excessive, sur le sol qu'ils venaient de dépouiller et qui avait été humecté la nuit précédente par une pluie d'orage. Sur huit moissonneurs, six furent atteints et nous furent amenés à l'hôpital. Sur deux, la fièvre fut intermittente tierce; sur les quatre autres, elle fut rémittente, hémitritée, des plus graves.

C'est sans doute à de semblables causes que sont dues les fièvres qui suivent les grands défrichements, surtout sous les tropiques.

369. L'action délétère des émanations des marécages étant reconnue, on a dû se demander quelle est la nature du miasme qui s'en dégage. Varron le considérait comme formé d'animaux qui échappaient à la vue par leur ténuité. Lancisi nous apprend que Charles Leigh avait trouvé avec le microscope l'eau des marais altérée par des particules de toute espèce, provenant de plantes et d'insectes en putréfaction. Mais quelque délétères que soient les vapeurs fournies par des eaux ainsi altérées, aussi longtemps que le sol vaseux n'est pas mis à nu, l'on ne voit naître aucune fièvre. C'est donc plutôt dans l'atmosphère des maremmes qu'il faudrait chercher la cause des fièvres. Toutes les recherches faites dans ce sens par Spallanzani, Volta, Moscati, etc., n'ont jusqu'à présent donné aucun résultat. Tantôt on a trouvé dans l'air des marécages une plus grande proportion d'hydrogène ; tantôt on y a reconnu un excès d'azote ; d'autres fois on y a rencontré de l'acide carbonique en excès ; enfin, dans d'autres circonstances, l'air des marais fut trouvé plus salubre même que celui des montagnes[1]. Des observations récentes n'ont pas été plus décisives. Sur des ballons remplis de glace qui avaient été exposés toute la nuit dans la plaine de Gennevilliers, où se déversent les eaux d'égout de la ville de Paris et où se sont produites endémiquement des fièvres intermittentes, l'on a trouvé les germes des algues qui se développent sur le sol insalubre ; mais ces germes sont-ils réellement le poison immédiatement producteur de la fièvre marémateuse? Ce poison se trouve-t-il dans les poussières fécondes qui, d'après les expériences de Tyndall, de Pasteur, de Fremy, se décèlent dans l'atmosphère par la réflection des rayons lumineux ?

[1] Voyez l'extrait d'un mémoire de Gattoni sur l'analyse de l'air des marécages de la Valteline, dans le *Traité des fièvres pernicieuses* d'Alibert, p. 286.

CHAPITRE II

DES CAUSES PRÉDISPOSANTES OU DÉTERMINANTES DES FIÈVRES PÉRIODIQUES

370. Toute puissante que soit l'influence délétère des causes spécifiques, ses effets sont encore modifiés, atténués ou aggravés, au moins dans une certaine mesure, par les conditions physiologiques ou pathologiques où se trouvent ceux qui la subissent. Les observations recueillies sur les épidémies des régions marémateuses nous apprennent d'abord que les premiers, ou même les seuls atteints, si l'épidémie a peu d'intensité ou n'est encore qu'à sa période initiale, sont les individus de santé incertaine ou détériorée par des maladies antérieures, ou les sujets épuisés par des privations ou par des excès habituels, surtout s'ils ont eu déjà des fièvres périodiques. Si l'épidémie s'aggrave, la maladie n'épargne plus ceux qui ont eu jusqu'alors une bonne santé et qui sont exempts de toute prédisposition antécédente ; mais elle est plus grave, plus réfractaire à la médication pour tous ceux dont la santé antérieure était débilitée. C'est surtout chez eux que se produisent les transformations de la fièvre intermittente simple en fièvre rémittente ou pernicieuse. C'est aussi chez eux que persistent, même après une médication fébrifuge efficace, l'état cachectique général, les tumeurs spléniques ou jécorales, l'anasarque, en un mot, les états valétudinaires qui suivent les maladies chroniques, qui même succèdent, dans ces cas, à des états fébriles qu'on a pu limiter à un petit nombre de paroxymes. Les causes délétères fébrigènes extérieures ne donnent donc pas seules la mesure de l'opportunité de la maladie, ni même de sa gravité, de sa forme et aussi de sa durée.

371. On a particulièrement signalé certains aliments comme produisant par leur ingestion habituelle l'imminence ou même l'invasion immédiate des fièvres périodiques ; tels seraient le melon, les concombres, les fruits verts. Huxham[1], Auriville[2], Wilson[3] regardaient comme surtout sujets à contracter ces fièvres, ceux qui se nourrissent habituellement de chair de porc ou de poisson. Ces indications étiologiques nous paraissent contestables. Si les fièvres attaquent plus souvent et avec plus d'intensité les cultivateurs et les manouvriers qui font surtout usage de ces aliments, aux lieux où règnent ces maladies, c'est que, se livrant aux travaux agricoles, ils sont plus longtemps et d'une manière plus directe exposés à l'action des miasmes fébrigènes. Il en est de même des femmes et des enfants qui, par leur séjour prolongé dans des habitations insalubres, souvent humides et mal closes, voisines de flaques d'eau stagnante, de lagunes d'où émanent des miasmes fébrigènes, sont plus souvent atteints que les hommes, que leurs travaux éloignent au moins par intervalles diurnes des foyers fébrigènes, et qui sont d'ailleurs exposés à des courants d'air qui préviennent la condensation des miasmes. Il est cependant certain que dans les lieux où se produisent les fièvres périodiques, ces maladies attaquent de préférence les hommes mal vêtus, mal logés et livrés habituellement à de pénibles travaux.

372. Les étrangers qui viennent en des lieux où règnent les fièvres périodiques sont plus exposés à les contracter que les habitants qui y vivent habituellement, et la maladie a d'ordinaire

[1] *On fevers*, p. 125.
[2] *Dissert. de febribus interm. in Baldingeri Collect.*, t. I, Op. 1, § V.
[3] *A Treat on feb. diseas.* Winchester, 1799, § 172.

chez eux un plus haut degré de gravité. Macartney a signalé ces conditions pour les fièvres rémittentes et souvent pernicieuses de Batavia. Lancisi a aussi insisté sur cette condition d'opportunité de la maladie, que « ceux qui se rendent d'un pays salubre dans les lieux marécageux en ressentent l'influence avec d'autant plus de violence qu'ils ont été habitués à un air plus pur. » Nepple a remarqué dans les Dombes que les étrangers n'y peuvent venir habiter sans y subir presque immédiatement l'influence des effluves, qui leur donne des fièvres rémittentes à symptômes violents et graves[1].

373. Dans les lieux infectés par des marécages, surtout si les miasmes marémateux sont rendus plus actifs par l'influence de la température élevée, il suffit d'une courte station pour contracter la maladie et même pour que la fièvre paludéenne ait la gravité d'une fièvre pernicieuse rapidement mortelle. Il semble que l'état de santé où se trouvent ceux qui s'exposent ainsi brusquement à l'intoxication paludéenne peut imprimer à ses effets une intensité délétère insolite. L'histoire ancienne nous en a transmis une preuve mémorable par la relation de la maladie mortelle d'Alexandre.

Arrivé à Babylone au terme de ses conquêtes, le roi de Macédoine y faisait creuser un port. Voulant se rendre compte du déversement des eaux de l'Euphrate sur les plages arabiques par le Pallacopas, il parcourut ce canal, conduisant lui-même sa trirème, jusque dans les lagunes de l'Arabie, dont il explora toute l'étendue et où il alla visiter les tombeaux des rois d'Assyrie. A peine était-il de retour que, présidant son conseil, il quitta brusquement son siége, souffrant d'une soif ardente. Assistant le lendemain à un festin, il s'endormit, puis quitta le repas avec un malaise général douloureux ; il se coucha et fut immédiatement pris de fièvre. Le lendemain, il se leva pour le sacrifice aux dieux qu'il avait l'habitude de faire tous les ma-

[1] *Essai sur les fièvres rémittentes et intermittentes des pays marécageux tempérés*, chap. II, sect. II, p. 130.

tins, mais il fut forcé de se recoucher. Le jour suivant, il put garder le repos à l'air dans un jardin; mais le surlendemain, il mangea peu et fut repris de la fièvre qui se prolongea toute la nuit, après laquelle il se fit porter encore au sacrifice. La fièvre reparut plus intense pendant le jour et la nuit suivante. Le matin, le roi reconnaissait encore ses lieutenants qui l'entouraient, mais il ne pouvait plus prononcer un seul mot. La violence de la fièvre persista toute la journée et la nuit suivante. Le lendemain, il avait perdu la voix et ne pouvait qu'avec peine soulever sa tête; la mort arriva dans la journée. Ainsi mourut Alexandre le Grand, au quatrième ou cinquième accès d'une fièvre pernicieuse, évidemment due à l'influence délétère des effluves paludéens qu'il venait de subir dans le canal Pallacopas et dans les lagunes marémateuses de l'Arabie; influence rendue plus active encore par la température élevée de la contrée. Il suffit des détails même tronqués que nous empruntons à l'histoire des conquêtes d'Alexandre par Arrien pour faire reconnaître une fièvre intermittente pernicieuse comme cause d'une mort que des historiens ont attribuée à un empoisonnement, sans en prouver d'ailleurs ni l'origine, ni la nature, et sans en signaler aussi aucun symptôme pathognomonique.

374. Les états valétudinaires qui se rattachent à des attaques antérieures de fièvres périodiques sont la cause prédisposante la plus puissante du retour de ces maladies. Ainsi ceux qui sont encore dans l'état de cachexie dialéipyrique; ceux qui ont conservé des restes d'engorgements des viscères abdominaux et surtout de la rate ou du foie, reprennent les fièvres par la plus légère influence des causes miasmatiques; ils les contractent même par l'action de causes qui ne sont pas spécifiques et qui ne les feraient point naître chez d'autres sujets, telles qu'une indigestion, une commotion morale, un refroidissement, une opération chirurgicale même de peu de gravité, etc. Il suffit souvent du dérangement de santé assurément très-faible dû à un léger purgatif, pour ramener la fièvre intermittente chez un sujet qui en a été récemment atteint.

375. Tous les états morbides, même légers, peuvent se convertir en fièvres périodiques, sous l'influence des miasmes fébrigènes, et aussi des maladies même fugaces, ordinairement continues, reçoivent souvent de l'action de ces miasmes le caractère intermittent. Les maladies cachectiques chroniques, même lorsqu'elles ne modifient pas d'une manière évidente les grandes fonctions, prédisposent à contracter facilement les fièvres périodiques. Klein a vu les personnes affectées de syphilis et les mélancoliques atteintes plus promptement que les autres.

Toutes les causes soit extérieures, soit internes et même physiologiques, qui peuvent ébranler ou modifier l'organisme, peuvent aussi seconder l'influence miasmatique et déterminer, sous son empire, l'explosion d'une fièvre périodique grave. C'est ainsi qu'Hoffmann assigne à l'influence proégumène de la grossesse la manifestation de la fièvre intermittente qui se produit aussi dans l'état valétudinaire de la parturition. L'état de nourrice favorise au plus haut degré l'explosion des fièvres intermittentes aux lieux où les fièvres sont endémiques, même lorsqu'on n'y reste que peu de jours.

376. La réunion de causes morbigènes de diverse nature peut contribuer, en produisant une fièvre périodique, à lui imprimer un caractère particulier. Ainsi, les causes des phlogoses abdominales, par exemple, viennent-elles à agir en même temps que les effluves marématеux, on verra se développer les fièvres intermittentes avec des accidents abdominaux, ou plutôt les fièvres rémittentes où l'inflammation des viscères du bas-ventre se joint aux accidents fébriles périodiques. Ainsi se manifestent les fièvres automnales rémittentes, ordinairement dues aux chaleurs humides intenses qui multiplient les dyspepsies nidoreuses, les états saburraux, les catarrhes intestinaux, en même temps que les miasmes, dont elles activent le dégagement, font naître la fièvre périodique. Les variations ou même des conditions de l'atmosphère inconnnues dans leur nature, mais évidentes par leurs effets, viennent-elles à produire des pneumonies ou des rhumatismes, si des effluves fébrigènes agissent en même temps, il se déclarera des fièvres rémittentes pneumoniques ou rhumatismales. La réaction fébrile qui sera l'effet de l'impression de la cause épidémique prendra la marche périodique, et l'on verra le rhumatisme ou la pneumonie se développer sous l'influence immédiate de cette réaction. C'est ce qui est arrivé à Naples en 1764. Tandis que les uns avaient des fièvres rémittentes rhumatismales et pneumoniques, d'autres avaient des pneumonies et des rhumatismes simples, et d'autres des fièvres intermittentes ordinaires.

Ainsi, si l'on voit naître des fièvres périodiques à tous les degrés de gravité par la seule action délétère des miasmes dégagés du sol, l'on voit, aussi par l'influence accessoire de causes morbigènes plus ou moins actives d'une autre nature, ces fièvres périodiques se compliquer avec des lésions morbides limitées à des organes déterminés, et recevoir de la lésion de ces organes une gravité insolite et même une forme particulière.

377. L'action des miasmes fébrigènes, lorsqu'elle est d'une grande intensité, produit rapidement l'explosion de la maladie, même avec les caractères les plus graves, puisque la fièvre se manifeste quelquefois à l'instant même où le poison pénètre dans l'organisme. La maladie funeste contractée par Alexandre dans les lagunes de l'Arabie nous en a donné la preuve (**373**). Si l'action des miasmes est moins intense, la maladie peut ne se produire qu'au bout de quelques jours et même plus tard encore. On voit ainsi des personnes rester impunément exposées à l'influence des miasmes fébrigènes pendant un temps assez long et ne tomber malades que lorsqu'elles quittent les lieux marécageux. On peut même admettre une sorte d'acclimatation dans ces lieux lorsque l'influence des miasmes y est modérée. Nous avons vu des personnes appartenant à des familles qui passent l'été et l'automne dans des maisons de campagne entourées de marécages, n'être atteintes de la fièvre qu'à leur retour à Paris, quelquefois même plusieurs semaines après avoir quitté les lieux insalubres, et cette maladie ne se manifeste encore souvent qu'à l'occasion de dérangements de santé variables et passagers.

378. Ceux qui ont déjà contracté les fièvres périodiques par l'influence des marécages les reprennent avec la plus grande facilité dès qu'ils s'y exposent de nouveau ; toutefois il est des personnes qui semblent réfractaires à l'action délétère des effluves des marais, au point de n'en sentir les effets qu'après une certaine durée de séjour dans les lieux insalubres, et même un certain temps après s'en être éloignées. Ces personnes peuvent aussi n'éprouver de récidives que dans les mêmes circonstances. Nous avons donné pendant plusieurs années des soins à une famille qui habite pendant l'été une terre de la Sologne où la fièvre intermittente règne tous les ans. La mère, qui, à la vérité, est née dans ce pays, n'y a jamais été atteinte de fièvre ; mais nous l'avons vue trois années de suite prise de fièvre intermittente, quelques jours après son retour à Paris, lorsque d'autres membres de la famille et des domestiques s'y rétablissaient de fièvres contractées dans la Sologne.

379. Toutes les causes des fièvres périodiques, suivant Strack[1] et Baumes[2], se réduisent à une cause déterminante unique et à des circonstances qui peuvent modifier la maladie ou disposer à la contracter, et qui n'agissent ainsi que comme causes adjuvantes ou disposantes. La seule cause immédiate de la maladie serait un poison miasmatique. Malgré toute l'autorité de ce fait que des fièvres périodiques se produisent partout

[1] *Obs. medici. de feb. intermitt.* In-12. Offenbach, p. 7.
[2] *Trait. des fièvres rémitt.*, t. I, p. 93.

où le sol fournit des émanations délétères ; quoiqu'il soit aussi bien démontré, comme l'a remarqué Zimmerman[1], que toutes les maladies produites par les effluves des marais sont intermittentes, l'opinion de Strack, adoptée par Baumes, ne peut être encore considérée que comme une hypothèse. On voit des fièvres intermittentes se manifester même épidémiquement dans des lieux où la présence d'émanations telluriques n'est pas démontrée. Il y a au surplus sur l'origine, la nature et le mode d'agir des causes de ces maladies, trop de circonstances inconnues pour qu'il soit permis d'adopter ainsi un principe absolu et général, qui n'est d'aucune utilité au lit des malades. Toutefois nous pensons, d'accord en cela avec le plus grand nombre des auteurs qui ont écrit sur les fièvres périodiques, que dans les épidémies de ces maladies qui ont sévi en des lieux habituellement salubres et éloignés de sources d'effluves fébrigènes, on peut admettre le transport ou l'éclosion accidentels des effluves spécifiques par des courants atmosphériques, après des orages ou par suite de la disparition d'obstacles habituellement opposés à ces courants comme après des défrichements, des tremblements de terre, des inondations, etc.

380. Il est des circonstances où la fièvre intermittente paraît produite uniquement par une cause de tout autre nature que des effluves. Ainsi, l'introduction d'une algalie dans la vessie a quelquefois déterminé des paroxysmes fébriles, avec frisson, chaleur ou sueur, qu'on a vus ensuite se reproduire suivant un type binaire ou ternaire. Ainsi les grandes plaies, les opérations chirugicales sont quelquefois suivies de l'explosion de fièvres intermittentes et rémittentes pernicieuses, qui ne peuvent être bien expliquées par aucun des accidents de la plaie[2]. Ce serait toutefois s'éloigner de la réalité des faits cliniques que de considérer la manifestation de la fièvre périodique que

[1] *Trait. de l'expér.*, livre V, chap. v.

[2] Dissert. sur les fièvres qui compliquent les grandes plaies, par Dumas. *Mém. de la Société méd. d'émul.*, t. IV, p. 1.

nous signalons comme fréquente, et aussi que d'attribuer aux opérations qu'elle vient compliquer une action procatarctique constante. Ces fièvres périodiques accidentelles ne sont le plus souvent que des états fébriles symptomatiques de complications du mal originel motivant les opérations auxquelles elles succèdent, ou la forme pyrétique d'infections pyogéniques, urineuses, etc., qui suivent ces opérations. De ce fait, on peut même faire ressortir cette condition étiologique générale des maladies, c'est que toute maladie due à une infection délétère, par quelque voie qu'elle s'accomplisse, se manifeste par des paroxysmes à stades de frisson, chaleur et sueur, qui même se reproduisent avec une régularité au moins apparente durant les premiers jours.

381. La propagation des fièvres dans les populations est exclusivement mesurée par l'intensité des causes et par le degré de prédisposition que les habitants ont à les contracter. La contagion de ces fièvres, admise par quelques médecins, est maintenant absolument rejetée. On est d'accord pour reconnaître que l'on a pu considérer comme communiquées des malades à ceux qui les entourent, des fièvres périodiques qui n'étaient chez les uns et chez les autres que le résultat de circonstances d'infection miasmatique communes.

382. Les fièvres périodiques qui ont une longue durée ou plusieurs récidives, surtout dans les lieux où elles sont endémiques, laissent chez ceux qui les ont souffertes comme une diathèse qui manifeste sa présence et ses effets dans les états morbides éventuels d'une tout autre nature, en imprimant la forme périodique, même pernicieuse, aux maladies continues qui peuvent survenir par diverses causes et dans les lieux les plus salubres. Aucun auteur, du moins à notre connaissance, n'a signalé cette métaptose morbide qui tient une grande place dans l'étiologie des maladies pyrétiques et dont l'éventualité résulte, pour nous, d'une longue expérience pratique.

Une jeune femme de vingt-trois ans avait eu dans la Bresse, à l'âge de seize à dix-sept ans, une fièvre intermittente automnale qui avait récidivé au printemps de l'année suivante. Elle était à Paris depuis quatre ans et y habitait un quartier des plus salubres. Elle y avait eu deux enfants sans aucun accident morbide. Sa troisième couche fut suivie d'une inflammation des annexes utérins qui se termina par un abcès du ligament large gauche. La fièvre symptomatique fut d'abord quotidienne, avec des stades de frisson, chaleur et sueur bien définis. Elle devint rémittente, avec cessation du stade de sueur tant que dura l'intensité de la phlegmasie péri-utérine et se convertit finalement en une fièvre tierce dans la période de déclin de la maladie abdominale. Cette fièvre dura plus de trois semaines sous cette dernière forme, et ne cessa que par la médication fébrifuge.

Un négociant brésilien, qui avait eu à Bahia des fièvres intermittentes prolongées dont il n'avait éprouvé aucun retour depuis cinq ans, vint à Paris en 1854. Un mois après son arrivée, au mois de mai, il fut pris d'un rhumatisme articulaire aigu qu'il attribua à des douches froides qu'il prenait tous les jours par habitude apportée de son pays. La fièvre rhumatismale symptomatique, continue pendant quelques jours, devint intermittente, malgré l'usage de sulfate du quinine que suivait le malade par le conseil de son médecin, le docteur Laroche. Après six ou sept accès en double-tierce, la maladie se compliqua d'une violente céphalalgie qui persistait et semblait même croître d'intensité dans les intervalles des accès. Malgré tous nos efforts, unis à ceux de notre confrère, la fièvre devint rémittente pernicieuse, et le malade succomba aux accidents cérébraux de la fièvre soporeuse. Les douleurs rhumatismales avaient perdu leur intensité, mais persistaient aux articulations des membres inférieurs.

Un des premiers magistrats de Paris avait eu en Corse des fièvres intermittentes prolongées pendant une partie de l'automne. Trois ans plus tard, il fut repris de la maladie après un séjour de deux semaines dans le Médoc, où régnaient des fièvres d'automne. Guéri par les fébrifuges, il n'avait pas quitté Paris depuis six mois, lorsqu'il contracta en 1864 aux premiers froids de l'hiver une bronchite aiguë. Cette maladie suivait, depuis dix à douze jours, sa marche régulière sous la direction curative du docteur Marchal de Calvi, lorsque la fièvre se déclara, vers le soir, par un léger frisson suivi de chaleur et d'un mouvement fébrile intense qui dura toute la nuit. La journée du lendemain se passa sans fièvre, mais un paroxysme intense survenu le deuxième jour marqua l'invasion d'une fièvre rémittente double-tierce compliquée d'une vive céphalalgie gravative, d'une oppression thoracique continue, et d'une débilité excessive et presque syncopale du malade. L'exploration du thorax décelait l'extension très-prononcée de la congestion pulmonaire. Nous vînmes avec Rayer unir nos efforts à ceux de notre confrère pour arrêter les progrès du mal ; nous ne pûmes empêcher la terminaison funeste du troisième paroxysme de la fièvre rémittente pernicieuse.

383. Ces faits font voir que la condition morbide essentielle des fièvres périodiques peut être en quelque sorte adoptée par l'organisme, et devenir ainsi une diathèse durable dont il faut tenir compte comme d'une cause de complication probable et même d'une métaptose funeste dans le cours de maladies même peu graves et d'une nature très-différente de celle des fièvres intermittentes. Il faut toutefois se garder d'attacher à cette idiosyncrasie toute la gravité qui semble se dégager des faits que nous venons de rapporter. Elle ne dépasse pas le plus souvent dans ses effets la production d'accidents périodiques, parfois même fugaces, advenant pendant le cours d'états morbides qui n'ont aucun rapport avec ceux qui appartiennent aux fièvres périodiques. C'est ainsi que des douleurs hémicrâniennes, des douleurs névralgiques ou rhumatoïdes des membres, des accès fébriles à peine marqués, avec ou sans frisson initial ou sueur consécutive, se manifestent sous le type périodique dans les états morbides les plus variés, dans le cours de bronchites, d'angines catarrhales, de pneumonies, et même pendant la durée d'accidents traumatiques, et même sans aucun état morbide accessoire, par suite de fatigues du corps produites par diverses causes, etc. L'efficacité de la médication fébrifuge contre ces accidents confirme encore leur origine en quelque sorte spécifique.

CHAPITRE III

APPRÉCIATION PHYSIOLOGIQUE DES PHÉNOMÈNES DES FIÈVRES PÉRIODIQUES

384. Le phénomène essentiel et dominant des fièvres périodiques est la manifestation et le retour réguliers des paroxysmes pyrétiques à jours et même à heures déterminés. Ces paroxysmes comprennent trois stades ou trois états successifs de l'organisme que l'on a qualifiés de stade de froid ou de frisson, stade de chaleur et stade de sueur.

Le premier stade, que caractérise l'abaissement général de la température du corps, au moins au sentiment du malade, a pour symptômes l'abaissement du pouls, le ralentissement de la respiration, l'expiration de gaz refroidis, la suppression de la diaphorèse, de la sécrétion salivaire, de la sécrétion de l'urine, le desséchement des exutoires chroniques, des plaies suppurantes, et comme annexe inséparable de l'état général de dépression des fonctions organiques, la débilité musculaire, la trémulation des membres. Ce premier stade, semblable au résultat immédiat de l'application sur le corps de l'air froid de l'atmosphère ou d'une affusion d'eau froide, est variable en intensité, depuis une faible dépression de la circulation périphérique jusqu'à sa suspension complète, par l'extinction de l'action du cœur, comme il arrive dans la fièvre algide.

Le deuxième stade est au contraire indiqué par l'activité

fonctionnelle rétablie et même exagérée de tout l'appareil circulatoire ; il se caractérise par l'activité des systoles du cœur augmentée en force et en fréquence; par la plus grande fréquence et la plus large expansion des diastoles vasculaires et par suite par l'élévation de la température du corps, caractères essentiels de la surexcitation générale de la réaction fébrile, comme elle serait produite par une vive stimulation de l'appareil circulatoire, comme dans la fièvre synoque simple.

Le troisième stade commence par l'abaissement de l'activité fébrile de la circulation; il se manifeste par le rétablissement des fonctions organiques, et surtout des sécrétions qui reprennent leur activité et même dépassent la limite normale à mesure que décroît l'état fébrile du stade précédent. La diaphorèse exagérée est le phénomène le plus saillant de ce stade fébrile après lequel se relèvent, au moins dans une certaine mesure, les forces du malade. Ainsi la santé, qui ne sera pourtant que temporaire, se rétablit à mesure que tous les appareils organiques reviennent à leur activité par le retour de l'équilibre normal des fonctions de l'appareil circulatoire.

385. Le paroxysme fébrile périodique présente, en peu d'heures, les stades qui se succèdent en deux, trois ou quatre jours dans la fièvre synoque, avec cette différence, cependant, qu'en général les stades fébriles sont plus prononcés et ont des symptômes beaucoup plus intenses et plus aigus encore dans le paroxysme dialéipyrique que dans la fièvre synoque.

Dans le premier stade du paroxysme, les organes internes et externes pâlissent; dans le deuxième, ils s'injectent. Cette injection diminue dans le troisième, à mesure que les sécrétions et les exhalations se rétablissent et éliminent probablement des molécules excrémentitielles qui étaient restées retenues dans l'organisme ou s'y étaient formées dans les stades précédents.

386. La gêne ou le ralentissement de la circulation dans les vaisseaux intermédiaires et dans tout l'appareil vasculaire périphérique a pour effet, dans le stade de frisson des accès fébriles, de produire la congestion sanguine dans les appareils veineux profonds, sur lesquels la pesanteur de l'air n'a pas une action immédiate, comme sur les veines extérieures.

Presque tous les auteurs ont signalé cette congestion évidente sur les cadavres de ceux qui périssent dans le frisson, dans les fièvres pernicieuses algides, et aussi dans certaines fièvres intermittentes qui atteignent un haut degré d'intensité indiqué surtout par la prolongation et l'intensité progressivement croissantes de leurs paroxysmes. L'appareil de la veine porte où l'action intermédiaire des capillaires hémostatiques est surtout nécessaire, est plus que tout autre soumis à la congestion par suite de l'inertie circulatoire. C'est là l'origine des congestions qui tuméfient la rate, le foie et toutes les branches de la veine porte. Ces congestions et la tuméfaction viscérale qui en résulte sont si facilement produites, qu'on peut reconnaître par le palper abdominal la tumeur splénique et même hépatique pendant le stade de froid, dans presque tous les cas où la maladie a atteint la durée de plusieurs paroxysmes. Cette tuméfaction cesse au troisième stade et ne se retrouve plus par le palper, à moins que la fièvre intermittente ait atteint une longue durée ou ait eu des récidives. La persistance et les récidives des congestions finissent alors par produire l'hypertrophie des viscères que l'on a considérée à tort comme une lésion primitive.

387. La congestion vasculaire et les altérations de sécrétion qui s'y rattachent, préparent dans les organes abdominaux les effets immédiats de la surexcitation du deuxième stade de l'accès. Cette surexcitation est d'autant plus vivement sentie, que la circulation dans ces organes a été modifiée à un plus haut degré et pendant un temps plus long. Nous y trouvons la cause immédiate de l'état morbide, qui s'établit toujours dans les viscères de l'abdomen dans les fièvres périodiques intenses, et qui varie depuis la plus simple altération de sécrétion jusqu'à la phlogose caractérisée.

388. La surexcitation vasculaire caractérise la réaction pyrétique à des degrés variables, mais toujours très-prononcés dans les fièvres à paroxysmes répétés et intenses comme la plupart des fièvres doubles-tierces ou hémitritées. Cette surexcitation est aussi, sinon la seule, au moins la cause adjuvante immédiate des subinflammations, et même des phlogoses qui se manifestent souvent en divers organes, par le développement et la succession des paroxysmes fébriles. Il suffit d'une cause adjuvante, fréquemment due aux conditions hygiéniques, ou née de l'épidémie régnante, comme cela arriva à Naples, en 1764, pour que, soit l'appareil hémostatique des membres, soit le poumon ou ses annexes, deviennent les organes sur lesquels l'incitation fébrile dialéipyrique allume une phlogose ou seulement une congestion subinflammatoire.

389. Les fièvres périodiques ont souvent des prodromes qui même se rattachent aussi aux influences épidémiques ou aux conditions hygiéniques ou idiosyncrasiques propres aux individus. Ces prodromes sont souvent des altérations profondes de sécrétion abdominale, telles que les états saburraux, les flux bilieux, les diarrhées, etc. Ils constituent une cause directe, qui fait que les organes affectés déjà avant la fièvre en ressentent encore plus vivement l'influence. Telle est la cause de l'intensité si grande des dacrises intestinales qui se produisent dans un grand nombre de fièvres périodiques et qui souvent persistent après ces fièvres comme états morbides très-réfractaires.

390. Tant que l'incitation fébrile, quelle que soit d'ailleurs la susceptibilité des organes sur lesquels elle s'exerce, ne produit qu'une subinflammation avec ou sans altération de sécrétion, les accidents qu'elle amène s'éteignent dans le troisième stade, ou, au moins, ne persistent qu'à un faible degré au delà du paroxysme; la fièvre reste alors intermittente. Mais si, soit par suite de la cause première de la maladie, soit par la violence de l'incitation paroxystique, un organe ou un appareil se trouve affecté à un degré suffisant pour exciter à son tour un état fébrile symptomatique, la fièvre persiste après le paroxysme et devient ainsi rémittente. Il existe donc dans toute fièvre de cette nature un état morbide subinflammatoire ou inflammatoire local. Cet état est l'effet de la cause de la maladie ou d'une cause accidentelle. Il est plus souvent le résultat de l'incitation fébrile paroxystique, et il est toujours entretenu et très-fréquemment augmenté par cette incitation. A mesure qu'il se développe et qu'il réagit sur l'économie, il a pour effet de rendre moins évident et même souvent de supprimer le troisième stade des paroxysmes.

391. On se rend aisément compte des formes et des degrés d'intensité si divers des fièvres rémittentes, même indépendamment des conditions étiologiques qui les produisent, par la diversité des lésions qui peuvent résulter des fièvres elles-mêmes, et de tous les degrés de maladie et de toutes les formes d'accidents qui peuvent être l'effet des phlegmasies et des congestions subinflammatoires ou inflammatoires qui peuvent s'allumer dans l'organisme, et même par l'influence des modifications apportées à l'accomplissement des grandes fonctions organiques par les stades fébriles.

392. Le trouble dialéipyrique devient pernicieux en déterminant une congestion très-forte sur des organes, au point de suspendre leur action par une sorte de suffocation : ainsi se produisent les fièvres apoplectiques, soporeuses, léthargiques, dyspnéiques, etc., ou en déterminant une très-vive irritation sur des surfaces d'une grande étendue; ainsi sont produites les fièvres pernicieuses léipyriques, fièvres dans lesquelles il peut arriver qu'il n'y ait de phlegmasie déclarée nulle part, quoiqu'il y ait subinflammation dans presque tous les viscères.

393. Si l'on se représente que dans un grand nombre de fièvres rémittentes graves les accidents propres aux fièvres pernicieuses adviennent à divers degrés, dans les paroxysmes, en quelque sorte comme épigenèse des accidents qui constituent en propre les fièvres rémittentes, on verra encore dans ces circonstances la raison des variétés de formes graves que présentent les fièvres rémittentes d'une grande intensité.

394. La succession prolongée des accès pyrétiques qui troublent à un si haut degré la circulation, et surtout la circulation hémostatique, qui produisent et prolongent des déperditions diacritiques variées, qui sont des obstacles aux fonctions réparatrices, nous paraît une cause suffisante de l'état cachectique qu'amène progressivement la prolongation des fièvres intermittentes. Cette cachexie qui consiste surtout dans la dépression de toutes les fonctions plastiques, suivie nécessairement d'une altération de plus en plus grande des principes constituants du sang, jointe d'ailleurs encore souvent au trouble circulatoire dialéipyrique, nous fait bien comprendre les anasarques et les épanchements séreux qui adviennent dans les fièvres chroniques, et qui sont si fréquents chez ceux qui habitent des lieux insalubres, ou dont la constitution est détériorée par des maladies chroniques antécédentes, par une mauvaise hygiène habituelle, par des excès ou des privations.

395. Le trouble circulatoire, inséparable et caractéristique de tous les paroxysmes des fièvres périodiques, se trouve même dans les fièvres larvées. Il est seulement limité dans ces fièvres aux organes qui sont périodiquement souffrants et par suite peu prononcé. Ces organes sont toujours le siége d'une injection active qui correspond au stade de chaleur, et qui indique en eux une surexcitation vasculaire. Il arrive ici, pour une portion de l'appareil hémostatique limitée à un organe, ce qui arrive dans des parties plus étendues ou dans toutes les parties à la fois du système hémostatique, dans les fièvres périodiques ordinaires, intermittentes ou rémittentes où la circulation est modifiée dans tout l'appareil vasculaire.

396. Le paroxysme pyrétique dans les fièvres périodiques n'est pas, le plus souvent, un état morbide assez profond ni assez permanent, pour faire supposer nécessairement l'existence d'une lésion organique. L'on ne trouve d'ailleurs, soit par l'analyse ou l'appréciation pathognomonique des symptômes, soit par les recherches sur les cadavres, aucune lésion d'organe qui se lie nécessairement comme cause au paroxysme dialéipyrique. Les symptômes qui peuvent se rattacher à des affections locales sont d'une faible intensité comparativement aux symptômes pyrétiques proprement dits. Ils se rapportent à des lésions de sécrétion, à des congestions, ou à des subinflammations d'intensité variée consécutives aux paroxysmes. Les lésions locales trouvées sur les cadavres sont tout à fait en rapport avec ces phénomènes secondaires, tant pour leur nature que pour leur intensité.

397. Toutes les fois qu'une lésion locale pouvant produire de la fièvre existe dans l'organisme, elle ne se traduit que par des phénomènes fébriles continus. Si la fièvre devient intermittente, c'est qu'il s'est produit, soit par suite de la lésion initiale, soit par quelque état morbide épigénétique, soit enfin par quelque cause accessoire, des matières septiques qui infectent l'organisme par absorption, comme, par exemple, dans les infections purulentes ou gangreneuses. On peut, en effet, poser en fait démontré que toute infection par résorption ou absorption immédiate d'une humeur septique d'origine morbide, a pour résultat de produire des accès pyrétiques périodiques d'une intensité variable et même souvent pernicieux. C'est là même, il faut le dire, que se trouve véritablement un rapport de nature entre le miasme délétère des marécages et les matières infectieuses d'origine morbide.

398. Les paroxysmes fébriles périodiques ont une marche constante ; ils se succèdent régulièrement à des intervalles déterminés ; ils se modifient de manière que l'intensité des accidents qui les constituent soit successivement croissante, stationnaire ou décroissante, selon les périodes d'un état morbide dont ils ne sont que les phénomènes saillants. La succession de ces paroxysmes se lie aussi à un état général cachectique qui, s'il n'est l'effet de la maladie elle-même, finit par en devenir un élément constituant.

399. On ne trouve point dans l'analyse des symptômes paroxystiques des fièvres périodiques, ni même dans les lésions organiques originelles ou secondaires qui s'y rapportent comme cause, comme effet et même comme épiphénomènes, la cause de leurs retours réguliers. Il y a donc dans les lésions morbides qui constituent ces fièvres, un élément autre que la lésion de l'appareil circulatoire et qui rend compte des phénomènes morbides des accès. La cause immédiate du retour périodique et régulier des paroxysmes ne s'explique pas par les causes évidentes de la maladie; ces causes initiales sont permanentes; ou, si elles ne sont que passagères, elles ne se reproduisent pas régulièrement et périodiquement. En fût-il autrement, il resterait toujours à se rendre raison des changements et des différences des types des fièvres nées sous la même influence, non-seulement chez des individus différents affectés de la maladie par des causes communes, mais aussi chez un même individu, lorsque le type et la forme des accès changent à certaines époques de la maladie. On ne se rend pas raison de ce phénomène d'une manière plus précise par la supposition hypothétique d'une loi d'oscillation existant normalement dans la vitalité des organes, puisque cette loi devrait être régulière et peu variable, tandis que les changements qui surviennent dans la marche des fièvres suivant leurs différents types, ne sont point d'accord avec cette hypothèse ingénieuse de Reil. La périodicité est un caractère de la fièvre d'accès; elle est l'expression de l'ordre et de la succession des phénomènes morbides; elle se rapporte au mode de réaction ou de sensation de l'organisme sous l'influence de la cause morbigène; mais elle n'est point la cause des accidents.

400. Il y a d'ailleurs dans les fièvres d'autres circonstances à considérer que les accidents paroxystiques, bien que ceux-ci soient ordinairement prédominants. N'y a-t-il pas les phénomènes morbides qui persistent dans les intermissions, et les périodes successives de la maladie tendant soit à se terminer, soit à passer à l'état chronique, etc. ? N'y a-t-il pas aussi les récidives de la maladie loin des causes primitives et spéciales qui l'ont produite? N'y a-t-il pas cette disposition prochaine au retour de la maladie dès que se produit un état morbide d'une autre nature, qui persiste pendant des années comme une idiosyncrasie chez ceux qui ont eu des fièvres intermittentes prolongées?

401. Il est donc évident que la périodicité doit, comme tout autre phénomène morbide, tirer sa source de la manière dont l'organisme réagit après l'impression perçue de la cause morbigène, même chez ceux qui ont eu auparavant des fièvres intermittentes, même quand cette cause morbigène est de toute autre nature que la cause spéciale des fièvres périodiques.

Cette réaction se rattache nécessairement à la grande fonction qui associe et coordonne tous les actes organiques de manière à assurer leur accomplissement régulier, simultané ou successif. Elle nous est inconnue dans sa nature. Nous ne pouvons apprécier que ses résultats immédiats évidents ; nous l'avons fait, en montrant que les désordres morbides primitifs, dans les fièvres périodiques, existent dans l'appareil circulatoire et consistent évidemment dans un trouble périodique des fonctions régulières de cet appareil.

402. Les désordres fonctionnels constants à tous les stades paroxystiques des fièvres périodiques nous montrent que la cause prochaine de ces maladies se trouve dans la lésion directe de la grande fonction de la circulation. C'est l'appareil vasculaire qui porte dans tout l'organisme les éléments réparateurs, et par ces éléments l'incitation immédiate ; dévié de la régularité de ses fonctions ou vecteur de principes altérés ou délétères, il produit tous les phénomènes qui caractérisent ces maladies. C'est l'activité augmentée de la circulation qui élève la température générale du corps ; c'est son activité déprimée qui abaisse la chaleur générale et produit la langueur de toutes les fonctions plastiques. C'est encore cet appareil, revenant à son activité temporairement abaissée, qui augmente les sécrétions et les exhalations dépuratives, et rétablit ainsi l'accomplissement normal de tous les actes organiques.

403. La cause initiale des fièvres périodiques, portée dans l'organisme par l'inhalation de miasmes délétères, déprime les fonctions organiques qui s'accomplissent sous l'influence immédiate de la circulation. Ainsi se produisent comme premiers phénomènes morbides : la dépression du pouls, le ralentissement de la respiration, l'abaissement de la chaleur du corps, l'expiration de gaz refroidis, la suppression de la diaphorèse, de la sécrétion salivaire, de la sécrétion de l'urine, le desséchement des exutoires chroniques, des plaies suppurantes, etc., et, par suite, la débilité générale, la pâleur des téguments, la trémulation des organes locomoteurs. Tous les actes organiques, dans le stade d'invasion du paroxysme dialéipyrique, sont déprimés ; si leur débilité n'atteint pas la dernière limite, elle en approche au moins, et dans les cas d'une intensité exceptionnelle, elle arrive jusqu'au terme fatal. Le plus ordinairement la réaction pyrétique met un terme à la dépression de toutes les fonctions au bout d'un temps d'autant plus court que la maladie est moins grave et que l'activité des grandes fonctions organiques se trouve physiologiquement plus énergique ; tous les phénomènes morbides dépendent alors de l'activité exagérée de la circulation et de tous les appareils organiques qui s'y rattachent. C'est, enfin, comme conséquence de ce stade de réaction pyrétique qu'advient au terme du paroxysme, l'activité augmentée des sécrétions et surtout des excrétions sudorales et urinaires, qui sont le plus immédiatement liées à l'impulsion circulatoire.

404. Tous les phénomènes des fièvres périodiques, bien qu'on puisse les rattacher à une cause infectieuse initiale, sont, comme tous les phénomènes qui adviennent pendant la vie, dérivés des lois constitutives de l'organisme qui ne sont pas spécialement inhérentes à telle ou telle forme morbide. Aussi ces phénomènes sont-ils souvent modifiés par l'état constitutionnel du malade, indépendamment de leur origine spécifique. Ainsi l'invasion de la fièvre périodique sous l'influence puissante de la cause délétère n'est pas toujours immédiate. Souvent, même après l'éloignement de la cause infectieuse, un certain temps s'écoule avant l'explosion de la maladie, sans même quelle soit précédée de prodromes. Il semblerait qu'une assimilation organique du miasme délétère fût nécessaire à ses effets morbigènes. Ce fait ne se produit pas seulement à l'invasion des maladies infectieuses; nous le retrouvons au début des infections morbides, par des contagions soit miasmatiques, soit virulentes. Il montre que la maladie, même lorsquelle vient d'une cause directe et puissante, ne s'établit et ne marche que par les lois inhérentes à l'organisme, comme une fonction dont nous devons rationnellement surveiller et diriger l'évolution.

405. La fièvre périodique persiste avec la succession de ses paroxysmes par intermissions régulières; la cause morbigène initiale n'agirait-elle que par une sorte de reproduction d'accès en accès, car nous ne pouvons la rattacher à une condition physiologique antécédente? N'est-il pas évident qu'une fois inhérente à l'organisme elle en subit l'influence, soit en devenant de plus en plus puissante dans son action, comme il advient pour les fièvres pernicieuses, dont les accès sont de plus en plus graves, et même souvent de plus en plus rapprochés depuis l'invasion jusqu'au terme fatal; soit, au contraire, comme une cause passagère qui s'atténue ou est expulsée progressivement, comme cela est habituel pour les fièvres périodiques ordinaires qui se produisent loin des lieux infectés, après l'action passagère de l'influence des miasmes, et qui se terminent souvent après quelques accès même sans aucun remède?

406. Si d'une autre part nous rapprochons des faits que nous venons de signaler toutes les variétés de marche, de type, de durée des fièvres périodiques; les modifications qui se produisent sans causes extérieures dans la succession des paroxysmes, dans leurs intensités, leur durée, leurs intervalles à des périodes non toujours régulières de la maladie, même loin du foyer d'infection; variétés qui, du reste, dérivent aussi de la santé habituelle, de l'âge, en un mot des conditions physiologiques particulières aux individus, nous sommes amenés à admettre l'intervention active de l'organisme dans l'activité ou l'inertie de la cause spécifique de ces maladies; intervention qu'il faut du reste reconnaître, en pathologie générale, comme inhérente à l'étiologie de toutes les maladies et à l'évolution de tous les phénomènes qui s'y rapportent; intervention que nous signalerons aussi, et dont il faudra tenir grand compte dans l'indication de moyens thérapeutiques.

LIVRE III

THÉRAPEUTIQUE DES FIÈVRES PÉRIODIQUES

---

407. La thérapeutique des fièvres périodiques s'applique à guérir ces maladies et les lésions organiques qui s'y rattachent, et encore à les prévenir chez les individus isolés ou dans les populations des lieux insalubres. Les méthodes thérapeutiques sont ainsi ou CURATIVES OU PROPHYLACTIQUES.

Les premières comprennent la *médication expectante*, la *médication perturbatrice* et la *médication spécifique*.

La médication *prophylactique* est surtout instituée par les règles de l'hygiène, appliquées à prévenir ou à annuler l'action des causes spéciales des fièvres périodiques.

CHAPITRE PREMIER

DE LA MÉDICATION EXPECTANTE

408. La thérapeutique expectante s'applique à la curation des fièvres périodiques d'une intensité modérée, qui suivent une marche régulière et qui tendent à la guérison par l'atténuation progressive de leurs symptômes constitutifs. Elle se réduit à diriger et à modérer la succession des accidents morbides jusqu'à la terminaison de la fièvre, sans autre moyen thérapeutique que les simples précautions de régime, pour écarter l'influence des causes qui pourraient entretenir ou aggraver la maladie. C'est ainsi que Sydenham voulait qu'on traitât les fièvres vernales, qu'il a toujours vu guérir facilement par cette méthode[1].

409. La méthode expectante ne doit cependant pas toujours se circonscrire dans des limites aussi étroites. Ce n'est pas s'en écarter que de combattre directement les accidents épigénétiques qui peuvent entraver la marche régulière de la fièvre, ou même mettre par eux-mêmes le malade en danger. Elle doit être adoptée en principe comme premier mode de curation de toutes les fièvres périodiques, même de celles qui pourront exiger ultérieurement que l'on ait recours avec le plus d'activité aux autres méthodes, jusqu'à ce que l'imminence d'accidents

[1] Sect. I, cap. v, p. 103.

plus intenses de la maladie ou de complications imprévues indique de recourir à des moyens actifs. Ce principe paraîtra sans doute aujourd'hui mal justifié à beaucoup de médecins. Depuis qu'on a des médicaments spécifiques d'une facile ingestion pour supprimer les accidents périodiques, on se hâte d'y recourir de prime abord, sans tenir compte des désordres immédiats que la cause première de la maladie et la fièvre même dès son début ont pu produire dans l'organisme. On modifie ainsi l'état morbide sans le supprimer tout à fait. On crée ou l'on favorise le développement de lésions souvent réfractaires qui ne se seraient pas produites, ou du moins qui se seraient facilement effacées par la marche régulièrement décroissante de la maladie fébrile et par la résolution progressive des lésions immédiatement dues à l'impression de la cause morbigène. Pour les praticiens mûris par l'expérience, la suppression immédiate des paroxysmes par le fébrifuge, à moins d'accidents épigénétiques ou pernicieux, est une pratique imprudente.

410. Dans la méthode thérapeutique expectante, on considère chaque accès de fièvre comme une fièvre synoque peu prolongée, et l'on se dirige, pour les soins à donner dans l'intermission, d'après les phénomènes morbides qui persistent dans l'intervalle des accès.

On modère les accidents du premier stade des accès par des boissons tièdes, émollientes et faiblement aromatiques, telles qu'une légère infusion de fleurs de guimauve, de tilleul, de violette, etc. On favorise le rétablissement de la chaleur en augmentant les couvertures du malade, en pratiquant sur les membres des frictions avec des linges chauds, en appliquant aux extrémités abdominales des topiques stimulants, irritants même, comme des sinapismes, des vases remplis d'eau chaude, etc. Si le spasme est très-intense, et le malade débile et tourmenté par des nausées et des vomissements fréquents aux stades de froid, il faut rendre les boissons plus stimulantes, et ne les donner qu'à faible dose, si l'on ne veut pas qu'elles provoquent les vomissements. Cleghorn a beaucoup insisté sur le malaise suivi de nausées et de vomissements qui succède à l'ingestion des boissons en trop grande quantité dans le frisson fébrile; il en a même exagéré les conséquences en interdisant tout à fait les médicaments liquides dans ces circonstances[1]. L'ingestion par cuillerées de potions aromatisées par des liquides volatils, comme l'éther; de juleps additionnés avec l'acétate d'ammoniaque, avec l'alcoolat de menthe, d'absinthe, d'arnica, etc., modère et même suspend souvent les nausées et les vomissements. L'on obtient le même résultat par quelques gouttes de teinture d'opium dans une potion aromatique, etc., etc., etc.

A mesure que le frisson se calme et que la chaleur commence à se rétablir, on diminue l'activité des stimulants; et lorsque la chaleur est développée, on substitue aux boissons tièdes des boissons fraîches, que l'on acidule avec les sirops acides végétaux, des amers aqueux légers, tels que la décoction de chicorée sauvage, de dent-de-lion, etc. On donne ces boissons en plus grande quantité et à doses plus fréquentes, suivant la vivacité de la soif et de l'ardeur que les malades éprouvent. L'intensité excessive des accidents pyrétiques dans ce stade paroxystique pourrait se rattacher à des lésions d'une gravité insolite qui ne permettraient plus de rester dans les limites de l'expectation, et exigeraient une médication active.

La manifestation de la sueur doit être favorisée plutôt en s'abstenant de la réprimer que par la médication qui peut la favoriser. « C'est souvent un moyen pernicieux, dit Van Swieten, que de favoriser les sueurs par la chaleur ou par le poids des couvertures. Ce qui peut arriver de plus heureux, c'est que la sueur soit générale, douce et prolongée. Il faut que ce soit plutôt une perspiration augmentée qu'une sueur profuse[2].

411. Après la terminaison du paroxysme fébrile, s'il ne

[1] *Observ. on the epidemical diseases in Minorca*, p. 228.
[2] *Comment. in aph.* Boerhaavii, 764.

reste d'autre symptôme que le sentiment de faiblesse et de fatigue qui succède à tout accès de fièvre, on n'a à traiter le malade que comme un convalescent de fièvre synoque, qu'il suffit de soumettre à un régime alimentaire tempérant et réparateur, institué progressivement avec mesure.

412. Dans les cas moins heureux où l'accès n'est pas suivi d'une complète intermission, l'on voit subsister après lui, ou les symptômes d'une diacrise hépatique ou gastro-intestinale, ou ceux d'une subinflammation ou même d'une phlegmasie profonde, gutturale, bronchique, intestinale, etc., ou, enfin, l'on remarque la continuité de la fièvre. Si alors les accidents sont modérés, on peut encore les abandonner à l'influence du traitement expectant; mais s'ils sont intenses et surtout s'ils s'aggravent à chaque paroxysme, les moyens perturbateurs appropriés à la nature et à l'intensité de l'état morbide sont indiqués et doivent être appliqués, en tenant compte en même temps des forces du malade et des conditions de sa constitution physiologique ou morbide.

413. La médication expectante n'est point une médication inerte, elle s'institue par l'usage méthodique d'une diététique bien comprise et par l'éloignement de toutes les causes morbifiques qui peuvent agir sur le malade ou qui peuvent dériver de sa constitution valétudinaire antérieure, etc. Seule, elle suffit souvent ; et s'il n'en est pas ainsi, elle est le cadre où se placent, suivant les indications, tous les moyens curatifs perturbateurs.

414. L'institution rationnelle du régime alimentaire est en premier lieu l'indication la plus importante, quels que soient d'ailleurs les moyens auxquels on ait recours pour la curation des fièvres périodiques. L'abstinence trop sévère d'aliments est nuisible, surtout dans les fièvres franchement intermittentes et, parmi ces dernières, particulièrement dans les fièvres chroniques. Toutefois les aliments doivent être donnés avec mesure de manière à ne pas nécessiter des digestions pénibles, ni trop prolongées. « Toutes les fois, a dit Hippocrate, que les malades n'ont pas la fièvre continue, il faut, après les accès, leur donner des aliments, en disposant les choses de manière que, lorsque la fièvre reviendra, la coction des aliments puisse être terminée[1]. »

Houiller insistant sur le danger d'une trop sévère abstinence de nourriture dans les fièvres, a rapporté qu'un jeune homme, après une longue abstinence d'aliments, périt de syncope dans un violent accès de fièvre tierce[2]. Tulpius, Sydenham et Van Swieten conseillent de donner des aliments aux fébricitants, avec le soin de s'en tenir aux substances nutritives de facile digestion et données en quantité modérée. Sydenham ne voulait pas qu'on privât les malades complétement de vin, surtout dans les fièvres intermittentes automnales, dont le passage à l'état chronique est toujours imminent.

Pour l'usage des aliments solides comme pour celui des boissons, nous adoptons les préceptes de ces maîtres. Dans les fièvres intermittentes qui commencent à décliner, ou qui tendent à devenir chroniques, nous nourrissons les malades et nous leur donnons du vin étendu d'eau au tiers ; la digestion se fait facilement, l'appétit augmente et les forces se relèvent. Ce résultat est encore plus évident dans la curation des fièvres décidément chroniques et surtout pour celles qui nécessitent les toniques et les excitants ou les fébrifuges.

415. L'abstinence absolue ou presque absolue d'aliments est indiquée dans la première période des fièvres intermittentes ou rémittentes qui débutent avec une vive intensité. Il est rare que l'on doive la prolonger au delà des deux ou trois premiers accès. Il n'y a guère que les fièvres rémittentes très-intenses et celles qui sont évidemment compliquées de phlegmasies profondes et surtout de phlogoses des organes

[1] *De affect.*, cap. 16, chart. ed., t. VII, p. 637.
[2] *Comment. in coac. hipp.*, p. 179.

digestifs, qui motivent une abstinence plus longtemps continuée.

416. L'anorexie fréquente dans les fièvres périodiques et qui dépend souvent d'une dyspepsie nidoreuse, est une contre-indication à l'ingestion des aliments que même les malades repoussent, elle cède le plus souvent à la médication spéciale qu'elle nécessite. Aussi, dès que le malade manifeste de l'appétit, ne faut-il pas hésiter à le nourrir légèrement. Il faut cependant se tenir en garde contre l'appétit excessif qui se produit quelquefois dans les fièvres chroniques. Dans les cas de boulimie, l'ingestion d'aliments trop abondants ou de qualité trop stimulante désirée par les malades peut être suivie d'accidents cardialgiques, de nausées, de vomissements, etc. ; il faut en modérer la quantité et les qualités sans arriver cependant à la diète absolue, qui augmenterait la débilité du malade et surtout l'exagération des accidents des stades de froid et de sueur; et d'ailleurs, comme l'ont dit Fabrice de Hilden et Klein, la maladie ne guérit que lorsque cette faim exagérée a cédé à une nourriture suffisante [1], qu'il faut composer d'aliments doux et réparateurs.

417. La convalescence des fièvres périodiques exige un régime analeptique attentivement surveillé. L'excitation modérée des fonctions plastiques par l'influence des aliments et même des boissons toniques et le retour progressif des forces qui s'ensuit, préparent et consolident la convalescence; l'on arrive d'ailleurs ainsi à prévenir les récidives de la maladie surtout quand le malade doit rester exposé aux causes fébrigènes provenant du sol ou de la saison. C'était l'opinion de Van Swieten, qui prescrivait de rendre surtout le régime alimentaire plus tonique, dans les fièvres d'automne, par quelques boissons amères et stimulantes.

418. Le régime alimentaire doit être secondé au déclin

[1] *Interp. cli.*, p. 100.

des accès et dès l'imminence de la convalescence par une hygiène bien instituée, surtout pour éviter l'action de toute cause extérieure pouvant aggraver la maladie ou seulement déprimer l'activité des fonctions organiques; aussi faut-il se préoccuper, plus encore que pour toute autre maladie, de l'influence des intempéries atmosphériques sur la production et le développement des fièvres. Ainsi le froid et surtout le froid humide doit être évité avec le plus grand soin. Il faut que les malades ne s'exposent point à l'air libre surtout par les temps brumeux, avant le lever ou après le coucher du soleil. Cette précaution doit être prise à cause des variations de température qui favorisent les récidives et parce que, dans ces conditions, l'influence des miasmes fébrigènes est plus puissante.

419. Dans les fièvres intermittentes chroniques, et même après que ces fièvres ont cessé, surtout si les malades conservent des engorgements des viscères, un premier degré d'anasarque, ou seulement de l'irrégularité des fonctions digestives, ou des anomalies de l'appétit, ou même une inégalité ou des variations spontanées de la température tégumentaire, il est d'une grande importance d'entretenir une sage modération dans l'ingestion des aliments, de maintenir un état continu de repos, et en même temps une douce et constante température du corps, par des vêtements chauds, susceptibles d'exercer sur la peau un certain degré de stimulation. Les vêtements de laine réunissent ces conditions; l'on y associe utilement la pratique des frictions excitantes et surtout des massages pratiqués même avec l'intermédiaire de liniments stimulants.

420. Nous avons déjà dit que Sydenham considérait la méthode expectante comme la mieux indiquée contre les fièvres intermittentes du printemps. Van Swieten reconnaît aussi que « ces fièvres ont l'habitude de céder facilement par le seul usage régulier des six choses non naturelles, sans qu'on ait recours à aucun autre remède. C'est ce que prouve, dit-il, l'observation journalière [1]. » Nous ne faisons donc qu'exprimer les résultats des observations de tous les praticiens qui font autorité en médication clinique, en posant en fait que la méthode expectante suffit pour guérir le plus grand nombre des fièvres périodiques simples, lorsqu'elles sont traitées, hors des foyers actifs de miasmes fébrigènes, pourvu cependant que ces fièvres ne soient pas des récidives. C'est même de cette guérison spontanée, méconnue trop souvent, que sont venues les propriétés fébrifuges attribuées à bien des médicaments inutilement administrés contre ces maladies, lors même qu'ils ne sont pas nuisibles.

421. Les fièvres périodiques du printemps et surtout les fièvres d'été et d'automne résistent souvent à la médication expectante simple, si les paroxysmes se compliquent, même au plus faible degré, soit de diacrises gastro-intestinales, soit de phlogoses broncho-pneumoniques ou seulement d'érythèmes extérieurs ou encore de diacrises sudorales excessives. Une médication active accessoire est alors indiquée pour obtenir la cessation de la fièvre par la répression de ses épiphénomènes. Toutefois, si l'intensité de la fièvre est modérée et si la constitution du malade n'est pas détériorée, l'on peut encore ne recourir qu'à l'expectation ou du moins à l'emploi des moyens directement dirigés dans ce sens. Si les accidents inflammatoires ou eccritiques accessoires n'augmentent pas à chaque accès de fièvre, ou si la fièvre elle-même ne prend pas à chaque paroxysme une intensité et une durée qui fassent craindre sa conversion en fièvre pernicieuse ou en fièvre rémittente, on peut s'en remettre encore à la marche régulière de la maladie, pourvu toutefois que les accidents épigénétiques soient d'une intensité modérée; mais s'ils ont une certaine intensité, il faut les combattre directement, sans s'occuper de la marche de la fièvre périodique. Leur guérison est ainsi souvent suivie de la guérison de

[1] *Comment. in aph.*, 758.

la fièvre elle-même, qui diminue d'intensité à chaque accès et cesse enfin spontanément. Si au contraire les accès fébriles sont très-intenses ou s'aggravent à chaque accès, comme dans les cas où les accidents locaux inflammatoires, subinflammatoires ou diacritiques s'aggravent à chaque paroxysme, la méthode expectante est insuffisante ; elle laisserait même imminente, si l'on y persistait, une issue funeste de la maladie. Aussi lorsque la fièvre s'annonce dès son début ou dans son cours sous la forme ataxique, la méthode expectante serait-elle dangereuse. On ne peut trop alors se hâter d'arrêter la fièvre intermittente par les fébrifuges spécifiques.

422. Les fièvres intermittentes déjà chroniques, ou qui tendent à le devenir, exigent une médication appropriée à l'intensité ou à la persistance des accidents morbides, et comme tous ces accidents sont dus à l'intensité ou à la persistance prolongée de l'état fébrile, il serait souvent contre-indiqué de s'en tenir aux moyens thérapeutiques qui ne sont pas directement fébrifuges, à moins que l'intensité des lésions locales secondaires ne s'oppose à l'emploi immédiat des spécifiques. Il ne faut dans tous ces cas ne s'en tenir aux remèdes qui n'arrêtent pas directement la fièvre, que le moins de temps possible.

423. La thérapeutique expectante ne convient à la curation des fièvres périodiques rémittentes que dans des limites souvent difficiles à déterminer et qui varient selon la forme spéciale et l'intensité des paroxysmes.

Toutes les fièvres rémittentes présentent avec les phénomènes paroxystiques des symptômes de congestions viscérales, de plegmasies, de diacrises actives plus ou moins inflammatoires et souvent aussi de désordres nerveux d'intensité et de formes diverses. Toutes ces lésions épigénétiques existent souvent à la fois et elles sont toujours d'une intensité beaucoup plus grande que dans les fièvres intermittentes simples. Elles modifient souvent la marche régulière des paroxysmes au point d'obscurcir les stades des accès. La médication expectante, dans ces cas, ne peut être appliquée qu'avec circonspection et pour donner la mesure des accidents épigénétiques du paroxysme périodique. Il est rare que la maladie soit assez peu intense pour qu'il soit prudent de s'en tenir à la simple diététique. Il faut recourir en même temps à des moyens actifs, appropriés à la nature des lésions viscérales, des désordres des grandes fonctions, de l'état général des forces du malade, etc. Ces moyens sont d'ailleurs aussi indiqués, dans ces cas, pour diminuer l'intensité des accidents paroxystiques.

424. Dans les fièvres rémittentes où tous les symptômes des stades paroxystiques sont bien définis, les phénomènes locaux continus ont d'ordinaire peu d'intensité et n'exercent qu'une influence secondaire sur la marche de la maladie ; si même ces phénomènes ont une certaine intensité, ils la doivent aux paroxysmes réguliers, dans chacun desquels ils acquièrent une nouvelle force. La maladie doit être alors combattue d'une manière directe, dans le but de faire cesser les paroxysmes fébriles et d'enrayer ainsi leur influence sur les lésions viscérales qu'ils exaspèrent et dont ils se compliquent. Un autre motif enfin de ne pas s'en reposer, dans ces cas, sur la médication expectante, c'est que ces fièvres rémittentes qui se distinguent par des paroxysmes très-définis, tout en offrant une grande intensité dans leurs symptômes continus, prennent facilement le caractère pernicieux ; l'imminence même de cette circonstance doit faire adopter immédiatement, sans hésitation, une méthode thérapeutique active.

425. On déduit de ces observations thérapeutiques générales les indications curatives principales des fièvres rémittentes inflammatoires ou gastriques, ou gastriques bilieuses des auteurs. Si la phlogose gastrique, ou gastro-intestinale, ou seulement la diacrise jécorale prédomine d'une manière tranchée, la médication appropriée à ces lésions épigénétiques simplifie la maladie et la réduit à une fièvre d'accès simple qui guérit facilement, qui même cède presque immédiatement sans qu'on ait à recourir à la médication spécifique. Lorsque ces lésions surviennent sous l'influence des paroxysmes ou se sont produites progressivement par leur succession, ce traitement est insuffisant; atténuât-il les lésions locales, la maladie n'en suit pas moins sa marche avec une intensité croissante, jusqu'à ce qu'une médication perturbatrice la modifie ou qu'un traitement spécifique l'enraye.

CHAPITRE II

DE LA MÉDICATION PERTURBATRICE

426. La médication perturbatrice des fièvres périodiques s'établit sur les deux ordres de phénomènes pathologiques qui coïncident souvent dans ces maladies dès qu'elles atteignent une certaine intensité : les phénomènes fébriles périodiques d'abord, et ensuite les phénomènes de lésions locales, de désordres fonctionnels épigénétiques. C'est surtout des indications fournies par ces dernières lésions morbides que se déduit la médication active, dont les heureux effets ne sont pas toujours limités aux accidents qui l'indiquent et vont souvent jusqu'à faire cesser la maladie elle-même. Ce dernier résultat doit même entrer dans les prévisions du médecin.

427. Les moyens perturbateurs qui s'appliquent directement à combattre la pyrexie ne sont, dans la plupart des cas, rationnellement praticables qu'après que l'on a amené la maladie à ce point que les symptômes fébriles périodiques soient devenus seuls prédominants. La médication perturbatrice énergique indiquée même par des accidents épigénétiques de la fièvre périodique, devient même souvent fébrifuge, et même en dehors des moyens à proprement parler thérapeutiques. Il suffit parfois de vifs ébranlements physiques ou moraux imprimés à l'organisme pour arrêter le développement des paroxysmes fébriles, et la suppression de plusieurs paroxysmes successifs ainsi obtenue peut amener la terminaison de la maladie. L'influence d'une vive impression sur l'économie ne se fait jamais mieux voir, au moins pour les fièvres périodiques chroniques, que dans l'effet d'une forte commotion morale. C'est ainsi qu'au rapport de Pline, Q. Fabius Maximus fut guéri d'une fièvre quarte qu'il avait depuis longtemps, par un combat qu'il livra aux Allobroges[1].

SECTION I

DES ÉMISSIONS SANGUINES DANS LES FIÈVRES PÉRIODIQUES

428. La présence, soit comme condition essentielle, soit comme complication, de phlegmasies graves ou de congestions sanguines, dans les fièvres périodiques et principalement dans les fièvres intermittentes, est une indication directe de recourir aux émissions sanguines admise par la plupart des médecins. Beaucoup de praticiens ont aussi rattaché cette indication aux seuls phénomènes généraux de la réaction pyrétique même sans complication évidente de phlegmasie ou de subinflammation locales. C'est dans des cas de cette espèce que Senac y avait recours avec tant d'avantage, dans les fièvres doubles-tierces épidémiques où le pouls était dur et la céphalalgie excessive[2]. L'effet des émissions sanguines a presque toujours, dit ce praticien, pour effet, dans ces maladies, de rendre les paroxysmes moins intenses, la chaleur fébrile moins ardente; très-souvent, par son usage, la fièvre double-tierce devient tierce simple.

Il y a en effet des fièvres périodiques où l'hyperstimulation ou la turgescence de l'appareil circulatoire ont une telle intensité pendant les paroxysmes et même dans leurs intervalles, que l'indication des émissions sanguines se montre dominante et même urgente. Cette forme de fièvre intermittente, plus souvent

[1] C. Plinii secundi *Natur. hist.*, lib. VII, cap. L.
[2] *De recondit. feb. int. tum remitt. nat.*, lib. II, cap. III.

sporadique qu'épidémique, est la fièvre intermittente inflammatoire ou angioténique de Selle, de Pinel, de P. Frank. « Lorsque cette fièvre ne dépasse pas, a dit ce dernier praticien, des limites régulières, il est rare qu'elle résiste longtemps aux seuls efforts de la nature ; mais, lorsqu'elle présente une intensité considérable, il faut s'empresser de recourir aux saignées, et même aux saignées répétées. Cette indication est plus pressante encore quand la fièvre manifeste déjà les caractères de la fièvre continue inflammatoire, ou lorsqu'elle attaque un organe important et développe dans ses accès périodiques les symptômes généraux ou locaux d'une phlegmasie. Il faut alors recourir aux saignées générales et locales, et aux topiques et aux remèdes externes » qui conviennent aux inflammations[1].

429. Dans la curation des fièvres rémittentes dont les accidents pyrétiques sont intenses, et pour celles où apparaissent des symptômes de phlogoses ou de congestions locales épigénétiques, les émissions sanguines ont une efficacité bien plus évidente que dans les fièvres à intermissions complètes ; il ne faut cependant pas perdre de vue, même dans ces fièvres, quelque intense que soit la lésion locale qui s'y produit, que cette lésion n'est qu'une partie de la maladie et n'est souvent qu'un phénomène secondaire qui peut s'effacer par la guérison des paroxysmes. Il faut donc apporter à l'application des moyens antiphlogistiques à la curation de ces maladies plus de réserve que pour le traitement des congestions inflammatoires et des phlegmasies idiopathiques.

Si la phlegmasie, ou la congestion, ou la diacrise inflammatoire incidente à la fièvre périodique qui a motivé la médication par la saignée ne perd son intensité que pour la reprendre à l'accès suivant, il est inutile d'insister sur les antiphlogistiques; on épuiserait le malade par les saignées que les accidents ne feraient que s'exaspérer. Si la lésion locale a diminué d'intensité

[1] *Epit. de curandis hom. morb.*, t. I, § 70.

et qu'en même temps les paroxysmes soient devenus plus lucides et plus courts, il faut encore cesser la médication active et abandonner, au moins pendant quelques accès, la maladie à la seule expectation, qui très-souvent suffit pour obtenir la guérison.

430. Le moment le plus convenable pour pratiquer les émissions sanguines et surtout les saignées générales, dans les fièvres périodiques, est le stade de chaleur. La saignée a alors pour résultat de tempérer l'ardeur pyrétique, de modérer le malaise du malade et de rendre l'établissement des sueurs plus facile et plus complet. Aussi tous les praticiens sont-ils d'accord pour ne faire les émissions sanguines qu'à cette époque de la maladie, surtout dans les fièvres rémittentes leipyriques, où l'on y a recours uniquement pour diminuer l'intensité des paroxysmes. Si la tête est pesante, les idées du malade confuses, la face et les conjonctives injectées, la peau chaude, les diastoles artérielles fréquentes et pleines, les battements du cœur énergiques, la respiration anxieuse et quelquefois dyspnéique, le ventre tendu, chaud au toucher, élastique, la saignée peut toujours être pratiquée avec un heureux effet, même immédiat.

Dans toutes les fièvres pernicieuses qui se caractérisent par des congestions sur les grands viscères, telles surtout que les fièvres soporeuses et dyspnéiques, l'on arrive souvent, par les émissions sanguines, à réprimer l'intensité des accidents, ou du moins à écarter, dans une certaine mesure, le danger immédiat où se trouve le malade et à favoriser la fin de l'accès pour recourir avec plus de succès à des moyens curatifs plus directs.

431. En principe général, à côté des indications précises qui font recourir avec succès aux émissions sanguines pour la curation des fièvres périodiques, il faut tenir compte de l'état du pouls et de la vigueur et de la régularité des battements du cœur. Les saignées, qui rendent tant de services dans les fièvres angioténiques, peuvent être nuisibles si le tube digestif, par suite d'une diacrise jécorale ou d'un état saburral prononcés, n'a plus qu'une action si imparfaite que les fonctions plastiques soient presque éteintes. Elles sont plus nuisibles encore si les fièvres produites par les miasmes marémateux, agissant avec une très-grande intensité, se manifestent avec un état général immédiat d'adynamie. C'est évidemment de cette action débilitante excessive, souvent évidente dès le début des accidents pyrétiques surtout dans les grandes épidémies, que vient la répulsion de beaucoup de médecins pour les émissions sanguines dans la curation des fièvres intermittentes simples et pernicieuses épidémiques.

432. Sydenham disait qu'il avait souvent reconnu que la saignée est nuisible dans les fièvres intermittentes, à moins qu'elle n'arrête immédiatement la fièvre[1]. Il avait même remarqué que chez des hommes très-forts et d'un tempérament athlétique, les fièvres étaient devenues beaucoup plus longues après la saignée. Mais c'est pour les fièvres d'automne et surtout les fièvres quartes qu'il regardait la saignée comme nuisible; il avait vu que les fièvres chroniques ne se montraient guère, en 1761, que sur les sujets affaiblis par des pertes de sang, par quelque cachexie ou par l'âge. Van Swieten a confirmé par sa propre expérience les remarques de Sydenham. Lancisi avait vu aussi, dans les épidémies de Rome, que c'était surtout chez ceux qui avaient été saignés que les fièvres devenaient pernicieuses et funestes (**294**). Raymond, dans sa dissertation sur les fièvres intermittentes annuelles de la Zélande, dit que « la saignée, quoiqu'on puisse se décider à y recourir pour mitiger l'intensité de la chaleur et de la fièvre et prévenir l'apoplexie, ne soulage pas par elle-même la maladie et fait plutôt passer la fièvre de l'état intermittent à celui de fièvre lente et de maladie chronique[2]. » Bakker, dans l'épidémie de Groningue, en 1826, n'a vu retirer d'avantage que de l'application des sangsues à la tête quand la céphalalgie était très-intense; sauf dans

[1] Sect. I, cap. v, p. 110.
[2] *Dissert. exhib. descript. feb. int. autom. quotannis Mittelburg et in vicinis Zelandiæ Batavæ locis grassantium*, in Collect. Baldingeri, t. I, n° 2.

les cas d'indication spéciale la saignée était contre-indiquée.

433. Les émissions sanguines, même pratiquées avec réserve dans les fièvres périodiques chroniques ou revenues par récidive, sont rarement suivies d'un heureux effet. Elles sont le plus souvent nuisibles, même dans les cas où des congestions sanguines, des phlogoses viscérales semblent les indiquer. Les malades affectés dans ces conditions récupèrent lentement le sang extrait. Ils sont déjà au début de la diathèse anémique qui se produit par l'effet des récidives des fièvres périodiques, et surtout par la persistance de ces fièvres à l'état chronique.

SECTION II

DES VOMITIFS ET DES PURGATIFS DANS LES FIÈVRES PÉRIODIQUES

434. Ce n'est pas seulement comme moyen curatif des diacrises abdominales, si fréquentes dans les fièvres périodiques, que les évacuants des premières voies ont été conseillés ; c'est aussi dans le but de guérir les fièvres elles-mêmes. Il n'est même pas de médicaments, à l'exception des fébrifuges proprement dits, qui aient été plus souvent prescrits et même appliqués avec plus d'efficacité à la curation de ces maladies.

435. L'effet thérapeutique des évacuants des premières voies doit être apprécié comme exonérant le tube digestif des produits des sécrétions altérées et des résidus des digestions imparfaites qui s'y trouvent retenus dès les prodromes de la maladie, sinon dès ses premiers paroxysmes, au moins dans le plus grand nombre des cas ; comme pouvant prévenir la reproduction de ces produits des sécrétions altérées par la succession des paroxysmes ; comme propre à modifier la circulation dans les vaisseaux de l'abdomen et particulièrement dans la veine porte, et pouvant ainsi accessoirement prévenir les congestions hépatiques et spléniques ; comme stimulant l'activité normale des sécrétions de la muqueuse gastro-intestinale, du foie, du pancréas, des reins, etc. ; comme ayant même pour effet de produire à la surface digestive une sécrétion plus active, comparable à la diaphorèse cutanée ; et enfin comme exerçant une action excitante sur tout l'organisme et particulièrement sur toutes les fonctions plastiques. Aussi les vomitifs et les purgatifs, lorsqu'il existe une altération de sécrétion gastro-intestinale, avec ou sans cholopoièse, ont-ils été recommandés par tous les médecins qui ont écrit sur les fièvres périodiques. Les évacuants, et surtout les émétiques, sont si bien indiqués dans ces cas, que, si l'on n'y a recours, il est souvent difficile d'arrêter la marche de la maladie ; ils peuvent la faire cesser, mais toujours ils en diminuent l'intensité. Aussi ne faut-il pas se laisser détourner d'y recourir par la violence des symptômes pyrétiques, surtout dans les fièvres rémittentes et même dans la plupart des fièvres pernicieuses, où bien souvent l'état saburral est très-prononcé ; l'effet du médicament émétique suffit souvent pour prévenir l'accès pernicieux, ou au moins pour le réduire en un accès de fièvre périodique aiguë simple ou rémittente.

436. Les évacuants des premières voies sont surtout indiqués dans les fièvres épidémiques, où d'abondantes évacuations bilieuses surviennent à divers stades de la maladie. Il y a, disait Senac, « certaines fièvres et certaines constitutions épidémiques dans lesquelles il est nécessaire d'administrer un émétique. Les malades rendent en effet de grandes quantités de bile verdâtre, épaisse et huileuse. Il est souvent nécessaire de réitérer l'administration de ce médicament[1]. »

Le même praticien enseigne aussi avec raison que, dans les cas où les indications sont si précises, l'action émétique doit être très-prononcée. Si, en effet, les vomissements ne surviennent que faiblement, les évacuations alvines sont loin d'avoir autant d'efficacité.

437. Les fièvres périodiques où les évacuants sont le mieux indiqués, sont celles qui surviennent dans les marécages, à la

[1] *Op. cit.*, lib. II, cap. IV.

fin de l'été et dans l'automne. C'est dans ces fièvres que se manifestent surtout les symptômes qui les ont fait qualifier de fièvres bilieuses. La médication évacuante qui leur convient le mieux est celle dont Guideti a bien fait ressortir les avantages[1]. On commence par faire vomir le malade; l'on administre ensuite pendant quelques jours des boissons acidules et l'on donne enfin un cathartique. Il est rare qu'il soit nécessaire de réitérer ces médicaments. On peut le plus ordinairement, si la maladie est peu intense, l'abandonner ensuite à elle-même ou recourir à la médication fébrifuge.

438. Les fièvres rémittentes ont parfois des symptômes diacritiques abdominaux, tellement prononcés, qu'il est indiqué d'insister avec activité sur la médication évacuante instituée par les vomitifs et les éméto-carthartiques dans les intervalles ou au moins au déclin des paroxysmes : on obtient ainsi souvent la terminaison de la maladie. Tissot a suivi ce mode de traitement avec des succès constants dans l'épidémie de Lausanne (**311**).

Les épiphénomènes inflammatoires tranchés qui indiquent en général de recourir aux émissions sanguines, sont un motif d'hésitation à prescrire les émétiques et les purgatifs. Si cependant les symptômes diacritiques bilieux ou saburraux sont bien évidents, il ne faut pas se laisser arrêter par des contre-indications peu prononcées. On a rarement à se repentir d'avoir eu recours à cette médication, et l'on a souvent à regretter de l'avoir négligée.

La tuméfaction congestive des viscères abdominaux et notamment de la rate n'est jamais une contre-indication des vomitifs ni des purgatifs même réitérés. Il est même remarquable que, dans le plus grand nombre des cas, ces lésions disparaissent ou du moins diminuent par l'effet de ces médicaments. Ces remèdes ne bornent donc pas leurs effets à produire des évacua-

[1] *Dissert. med. de febr. biliosis*, p. 30, § 25.

tions et à modifier l'action des organes sécréteurs; ils modifient la circulation dans les vaisseaux abdominaux et spécialement dans l'appareil de la veine porte.

439. Lorsque la fièvre périodique tend à devenir chronique, qu'elle soit ou non compliquée d'état saburral ou de diacrises abdominales, on peut recourir avec succès, pour la faire cesser, à l'usage reitéré des émétiques, alors administrés comme réellement fébrifuges. « Je ne connais, disait Huxham, aucun moyen plus puissant pour déraciner les fièvres intermittentes, que de produire fréquemment des vomissements, surtout lorsque la maladie se montre avec des nausées ou des vomissements, ce qui arrive presque toujours[1]. » Ce mode de curation des fièvres périodiques était connu de Galien, qui y avait recours surtout dans les fièvres chroniques, en donnant des vomitifs après avoir rempli l'estomac d'aliments[2]. Rivière a aussi signalé l'efficacité de cette médication. C'était, selon lui, le plus sûr moyen de guérir les fièvres. Il voulait qu'on administrât tous les matins un vomitif pendant trois jours. Boerhaave et Van Swieten ont aussi préconisé ce traitement des fièvres par les émétiques et les purgatifs. Ils l'ont même rattaché à cette doctrine thérapeutique qu'on n'obtient la guérison des fièvres qu'en stimulant l'organisme, de manière à changer la condition morbide qui s'y est établie[3].

440. Nous avons vu dans la pratique de médecins exerçant dans des foyers de fièvres marécageuses et dirigés plutôt par la routine que par des principes de doctrine, des fièvres intermittentes d'automne des plus graves cesser sans retour après quatre ou cinq jours de vomissements et de superpurgations provoquées par des émétiques et des émétocathartiques des plus énergiques sans se préoccuper même des intermittences, ni des stades paroxystiques. Nous n'avons pas vu signaler d'accidents

[1] *De aere et morb. epid.*, 1728 à 1737, p. 20.
[2] *Meth. ad Glauconem*, lib. I, cap. II, chart. t. X, p. 356.
[3] Aph. 760.

produits par cette médication que sous la tradition des doctrines professées depuis ce siècle nous n'eussions prescrite qu'en tremblant. Il n'est point cependant de mode de traitement qui exige plus de prudence. Celse, après l'avoir préconisé dans les fièvres périodiques, écrit que « bien que les évacuants des premières voies soient nécessaires ils deviennent dangereux si l'on y a recours avec trop de fréquence[1]. Van Swieten ne manque pas, à l'occasion même de l'utilité des évacuants dans les fièvres intermittentes, de dire que « le trop fréquent usage de ces remèdes a les résultats les plus fâcheux. »

441. Les émétiques ont été prescrits pour guérir les fièvres périodiques, en quelque sorte comme fébrifuges, de manière à opposer à l'imminence des paroxysmes la vive excitation et la perturbation générales que leur action provoque dans l'économie. Dans ce mode de médication, où l'on ne tire plus ses indications des diacrises abdominales ou de la surcharge saburrale du tube digestif, l'action du remède doit commencer au moment de l'imminence de l'accès. Les médecins, qui pensent que c'est surtout en rendant plus complète la crise qui s'opère par les sueurs à la fin du paroxysme, que ces médicaments peuvent agir, préfèrent que l'action émétique coïncide avec la fin du premier stade des paroxysmes. Cette doctrine était celle d'Asclépiades, au rapport de Celse qui l'approuvait. Il est vrai que l'application en était faite avec peu de danger. Le vomitif dont il faisait usage pendant l'accès et surtout pendant le stade de chaleur n'était autre que de l'eau tiède salée[2].

442. L'ingestion des émétiques, faite de manière que leur effet coïncide avec l'invasion des paroxysmes, a été préconisée par Al. Thompson, qui l'a mise en pratique avec succès pendant vingt ans[3]. Il donnait le tartre stibié aux premiers signes de l'invasion du paroxysme. Si cependant le premier stade de

[1] Lib. I, cap. III, p. 31.
[2] *Celsus*, lib. III, cap. XII et XIV.
[3] *Medical essays*, t. IV, p. 407.

l'accès se caractérisait par un très-fort tremblement avec froid intense et sans nausées, il ne donnait le vomitif que dans le commencement du stade de chaleur. C'était rentrer dans le mode de traitement d'Asclépiades. Grainger a aussi suivi la méthode de Thompson et en a constaté les bons effets[1]. La pratique de Colombier l'a conduit aux mêmes résultats[2].

443. Nous conseillons d'appliquer le mode de traitement de A. Thompson surtout contre les fièvres déjà chroniques. Nous conservons l'histoire de fièvres tierces et quartes anciennes, même inutilement combattues par des fébrifuges actifs, qui ont été guéries après trois ou quatre accès dans lesquels nous avions déterminé des nausées et des vomissements avec le tartre stibié ou l'ipécacuanha donné au début du paroxysme.

Ce mode de curation ne nous a jamais semblé nécessaire dans les fièvres intermittentes aiguës et malgré toute la confiance que nous inspirent les heureux effets que nous en avons vu obtenir par nos maîtres et que nous en avons nous-mêmes obtenus; nous ne comptons pas assez sur son efficacité, pour l'opposer aux fièvres pernicieuses. Nous y avons récemment eu recours deux fois avec un heureux effet immédiat dans les fièvres rémittentes pneumoniques où la congestion ou la phlogose broncho-pneumonique étaient modérées et encore à leur début. Nous n'oserions cependant nous en tenir à cette seule médication si la phlogose ou surtout la congestion pulmonaire étaient assez étendues pour mettre immédiatement la vie du malade en danger. Ce serait, à notre avis, une grande imprudence de recourir à ces moyens contre les fièvres rémittentes où les viscères abdominaux et surtout le foie ou le tube digestif sont déjà phlogosés; tout au plus pourrait-on les trouver indiqués après l'application heureuse des émissions sanguines.

444. On s'abstient généralement de prescrire les évacuants des premières voies, dans la convalescence des fièvres périodi-

[1] *Hist. feb. anor. batav.*, p. 76.
[2] *Code de méd. mil.*, t. IV, p. 88.

ques, parce qu'on voit parfois récidiver la maladie par l'effet de ces médicaments, surtout si la fièvre a été coupée par les spécifiques. Il faut cependant s'écarter de cette règle si les fonctions digestives restent imparfaites après l'interruption des accès fébriles. Sydenham, qui craignait tellement les évacuants après les fièvres qu'il proscrivait jusqu'aux lavements avec le lait, pensait cependant qu'il fallait, dans beaucoup de cas, surtout chez des sujets avancés en âge, en venir même itérativement à cette médication, pour compléter la convalescence, afin d'éviter des accidents graves qui seraient la suite de l'inobservation de cette règle[1]. Il a soin de faire remarquer qu'il ne conseillait ces remèdes qu'après qu'il s'était écoulé assez de temps, depuis la fin de la fièvre, pour qu'il n'y eût plus de crainte de récidive.

Van Swieten montre l'utilité des évacuants dans la convalescence des fièvres, en rapportant que dans une épidémie de fièvre qu'il a traitée à Vienne, il était souvent obligé de purger jusqu'à trois fois dans la convalescence, à cause des symptômes saburraux[2].

Toutes les fois que des évacuants du tube digestif sont indiqués dans la convalescence des fièvres, la récidive est bien plus imminente à cause de l'état morbide qui les indique, que par l'effet des évacuants eux-mêmes. Il ne faut donc pas hésiter à recourir à ces moyens; et si l'on craint qu'ils ne déterminent la récidive, on la prévient aisément par l'usage immédiat du fébrifuge.

SECTION III

DES DIAPHORÉTIQUES DANS LA CURATION DES FIÈVRES PÉRIODIQUES

445. Une des plus anciennes méthodes perturbatrices de curation des fièvres périodiques consiste à faire naître au début

[1] *Epist. respons.* 1, p. 386. Sect. cap. v, p. I, 117.
[2] *Comment. in aph.*, 766, t. II, p. 508.

de l'accès une diaphorèse générale que l'on maintient pendant tout le temps de la durée du paroxysme et même encore pendant toute la période d'intermission subséquente, de manière à substituer aux accès pyrétiques une sueur continue. On atteignait ce résultat par l'ingestion d'une grande quantité de boisson même d'eau froide ou d'une infusion diaphorétique en provoquant successivement la chaleur et la perspiration cutanées par des vêtements chauds. Ce mode de traitement des fièvres périodiques a été mis en pratique par Hippocrate[1]. Celse rapporte qu'un certain Petron, qui vivait avant Hérophile et Érasistrate, substituait ainsi, pour guérir les fièvres, une vive diaphorèse au frisson paroxystique par l'ingestion de l'eau froide en abondance, après avoir rendu plus épais les vêtements du malade. Si la sueur ne s'établissait pas, il provoquait le vomissement en donnant de l'eau salée. Celse lui-même avait recours à des moyens de même nature, parmi lesquels il comprenait l'administration des bains chauds dès la manifestation des prodromes de l'accès. Si ce moyen ne suffisait pas, il faisait prendre au malade une infusion chaude de poivre. Pendant ce temps, le malade était tenu très-couvert et même tout son corps était enveloppé de fomentations chaudes, ou l'on pratiquait des frictions stimulantes[2].

446. La médication des fièvres tierces d'automne, adoptée par Sydenham, rentre dans ce mode de traitement. « Je mets, disait-il, le malade dans son lit et bien couvert; je le fais suer en lui donnant quatre heures avant l'accès du petit-lait dans lequel on a fait bouillir des feuilles de sauge. Dès que la sueur paraît, je lui fais prendre des pilules cochées majeures dans une once de teinture thériacale spiritueuse[3]. » Sydenham guérissait ainsi le plus grand nombre des fièvres d'automne de 1661. A

[1] *Lib. de morbis*, sect. II.
[2] *Celsi op.*, lib. III, cap. IX et XIII, p. 142
[3] *Op.*, sect. I, cap. V.

l'autorité de ce grand praticien sur l'efficacité de ce mode de traitement, on peut joindre celle d'Ettmuller, qui conseillait d'administrer les diaphorétiques quelques heures avant l'accès et d'en continuer l'ingestion pendant toute la durée ordinaire du paroxysme[1].

« On enlève souvent, dit Boerhaave, le froid et la fièvre elle-même, en donnant, quelques heures avant l'instant connu de l'invasion du paroxysme, une boisson apéritive délayante, légèrement narcotique. On en remplit le corps du malade ; on excite ensuite la sueur une heure avant l'invasion, et on la continue jusqu'à ce que plus de deux heures se soient écoulées après l'instant du début du paroxysme[2]. » Van Swieten conseillait aussi de donner ces médicaments pendant l'apyrexie, afin que l'excitation qu'ils doivent produire précède et remplace le stade de froid. Il prescrivait ainsi les infusions aromatiques de mélisse, de sauge, d'écorce de citron, etc.; les décoctions de salsepareille, de sassafras ; les eaux distillées aromatiques. Senac conseillait, dans ces cas, la décoction de salsepareille, dont il augmentait l'action stimulante par l'addition de l'ammoniaque[3].

447. La médication diaphorétique est populaire dans les épidémies de fièvres périodiques. C'est à elle qu'il faut rapporter l'ingestion des boissons chaudes et aromatiques faite soit au début, soit au dernier stade des paroxysmes, pour provoquer ou rendre plus abondante la sueur terminale des accès ; l'ingestion du vin chaud sucré et aromatisé avec la cannelle, le poivre, le girofle, etc.; des infusions d'absinthe, de tanaisie, de petite centaurée, de feuilles de ribes nigrum, de mille-feuilles, de safran, etc., etc. Les habitants de la Jamaïque et les Éthiopiens ont recours à un mode de traitement qui conduit aux mêmes

[1] *Op. de feb. intermitt.*
[2] Aph. 761.
[3] *De feb. int. tum remitt. nat.*, lib. II, cap. IX.

résultats. Ils s'exposent à l'ardeur des rayons solaires à l'heure de l'accès[1].

Il faut rapporter au mode de traitement qui nous occupe l'ingestion, au début des accès, de l'éther à hautes doses, comme 3 à 4 grammes. Davidson a préconisé ce médicament, et montré par des faits que l'on peut guérir des fièvres intermittentes en y ayant recours pendant plusieurs accès successifs. Il produit une très-vive stimulation et par suite la sueur, et enraye ainsi le paroxysme[2].

448. La méthode de traitement par les diaphorétiques exige beaucoup de prudence. Sydenham la repoussait pour les fièvres périodiques encore récentes ou à accès presque subintrants ou à type irrégulier. Il avait remarqué que la diaphorèse ainsi excitée pouvait faire passer ces fièvres à l'état de fièvres continues[3]. Van Swieten regardait cette médication comme contre-indiquée, lorsque, par suite d'une cachexie propre aux malades ou d'une fièvre intermittente intense ou prolongée, il existe une très-grande propension aux sueurs. Senac trouvait des dangers à la méthode sudorifique, si l'on administre des diaphorétiques trop stimulants. « Il ne faut, dit-il, stimuler que jusqu'à un certain degré; car l'intensité des fièvres augmente, nécessairement, si la chaleur augmente dans les viscères[4]. » Aussi faut-il, pour que cette médication soit applicable, qu'il n'y ait de lésion ni du foie, ni d'autres viscères, et que le malade ne soit pas dans un état de cachexie prononcé, et enfin qu'il n'existe ni turgescence sanguine, ni embarras gastrique intense.

Nous ajoutons encore à ces contre-indications de cette méthode perturbatrice stimulante, la présence des accidents d'une diacrise hépatique, ou d'un état saburral, ou d'une phlegma-

[1] Nilson, *A treatise on febrile diseases. Winchester*, 1799, p. 186.
[2] *Medical facts and observ.*
[3] *Epist. respons.* 1, p. 374.
[4] *De recond. feb. int.*, lib. II, cap. VIII, p. 173.

sie, ou au moins d'une subinflammation en quelque organe que ce soit. Ces symptômes évanouis, si la maladie tend à se prolonger, cette méthode est souvent efficace. Huxham la mettait habituellement en pratique, en se bornant cependant à l'action simple des boissons délayantes chaudes pendant tout le paroxysme[1].

Nous avons aussi eu recours à cette médication en provoquant les sueurs par des bains de vapeur et des boissons chaudes soutenues de quelques remèdes stimulants, de manière à substituer au paroxysme l'accès artificiel de diaphorèse. Nous avons administré utilement, pour le provoquer, l'opium combiné avec le tartre stibié ou la poudre de Dower. Nous avons ainsi guéri, dans l'automne de 1853, deux fièvres quartes très-rebelles, inutilement combattues par des vomitifs d'abord et ensuite par les fébrifuges.

449. Cette méthode thérapeutique, perturbatrice et nécessairement stimulante, ne doit point être appliquée dans la première période des fièvres périodiques, et son efficacité serait incertaine dans les fièvres intermittentes ataxiques et pernicieuses. Cependant Senac n'a pas craint de la prescrire à un octogénaire qui avait déjà eu deux accès de fièvre quarte algide. Il lui donna de la décoction de salsepareille et de bardane avec du sel ammoniac. Le frisson et le paroxysme ne vinrent pas, et il ne resta pas vestige de fièvre. « On pourrait peut-être, ajoute l'auteur, attribuer cette guérison au sel ammoniac ; mais j'ai obtenu d'autres fois les mêmes succès sans administrer ce sel[2]. »

450. La médication stimulante diaphorétique ne convient point en général contre les fièvres rémittentes. Elle pourrait aggraver les congestions sanguines et les lésions diacritiques et inflammatoires habituelles. Elle produit surtout facilement ce fâcheux effet si on l'institue par l'ingestion de l'ammoniaque

[1] *De aere et morbis epidemicis epid. automn.*, 1728, p. 17-20.
[2] *L. cit.*, p. 176.

que l'on a bien imprudemment préconisée dans des cours récents de nos écoles. Il n'est rationnel d'y recourir qu'après s'être rendu maître des accidents continus, au point qu'il n'en reste plus de trace dans la rémission ; la propension qu'ont dans ces fièvres les affections viscérales, même déjà presque éteintes, à se rallumer, impose encore une grande prudence dans l'application de cette méthode de traitement, au moins avec une certaine activité.

451. Quelques médecins ne se proposent que de favoriser les sueurs de la fin des paroxysmes, croyant ainsi parvenir à interrompre la marche de la maladie et à rétablir plus promptement et quelquefois même rapidement les malades. Vanhelmont, qui a exagéré l'utilité des diaphorétiques dans les maladies, était de cet avis. Ce mode de traitement a effectivement un heureux effet dans les fièvres aiguës ; mais dans les fièvres qui sont déjà chroniques ou qui tendent à le devenir, la disposition aux sueurs est si grande, elle contribue tellement à augmenter la faiblesse et l'état cachectique des malades, qu'il faut plutôt la réprimer que la favoriser.

452. La plupart des médicaments, qui ont été surtout recommandés comme fébrifuges, n'agissent que comme excitants diaphorétiques. Tel était surtout le médicament qu'Ettmuller appelait quinquina artificiel, et qui se composait d'une partie d'opium et de chaque six parties d'alun et de noix muscade. Telle est encore la potion narcotique stibiée de Peysson, dont on a tant exagéré, il y a quelques années, l'efficacité pour la guérison des fièvres.

SECTION IV

DES NARCOTIQUES ET DES SÉDATIFS POUR LA CURATION DES FIÈVRES PÉRIODIQUES

453. L'ingestion des narcotiques, préconisée dès l'origine de l'art, est restée presque jusqu'à notre temps dans la thérapeutique habituelle de ces maladies. Hippocrate, pour guérir les fièvres périodiques, conseillait la jusquiame et la mandragore contre les fièvres quartes[1]. Galien disait qu'il avait guéri plusieurs malades de la fièvre quarte avec la préparation d'opium qu'il appelait thériaque[2]. Alexandre de Tralles[3] conseillait contre ces fièvres différents médicaments où il faisait entrer l'opium, la ciguë et la jusquiame. De tous les médecins, celui peut-être qui a le plus préconisé l'efficacité de l'opium contre les fièvres, est Wedelius. Il donnait l'opium en substance, dans l'intervalle des paroxysmes[4], et affirmait qu'il avait ainsi guéri un grand nombre de malades. Ettmuller avait aussi souvent recours à l'opium, mais il ne lui reconnaissait d'autre effet que de diminuer l'intensité du frisson et de mitiger la violence des symptômes. L'action de ce médicament lui semblait être diaphorétique[5]. Berryat présentait, en 1755, l'opium comme un puissant fébrifuge. Il rapportait des résultats heureux de l'usage de ce médicament auquel il associait cependant le quinquina, pour achever la guérison, dès que les accidents étaient atténués[6]. Il donnait, une heure avant l'accès, de vingt à trente gouttes de laudanum liquide de Sydenham dans une infusion de petite centaurée. Trotter, dans sa Médecine nautique, rapporte des observations sur des fièvres arrêtées par l'ingestion, pendant un ou deux accès, de quinze à trente gouttes de teinture d'opium, à l'invasion du frisson paroxystique. Il a signalé, peut-être le premier, ce fait remarquable que nous avons plusieurs fois vérifié, que peu d'instants après l'ingestion de l'opium les phénomènes d'une vive réaction se manifestent, en sorte que ce médicament peut être appliqué avec succès à diminuer l'intensité et la durée du stade de frisson.

[1] *Lib. II de morbis*, § 39.
[2] *De Theriaca ad Pisonem*, cap. XXVI.
[3] Lib. XII, cap. VIII.
[4] *Dissert. de opio*, cap. XII, p. 94.
[5] *Dissert. de virt. opii diaph.*, cap. I (4).
[6] *Mémoires de l'Académie des sciences*, 1755, p. 24.

454. Si on lit avec attention ce que les auteurs ont rapporté des effets fébrifuges de l'opium dans les fièvres périodiques, on arrive à reconnaître que dans les cas où ce médicament a été réellement utile, il a agi comme diaphorétique et le plus souvent alors comme adjuvant de boissons chaudes, aqueuses, ou aromatiques, ou spiritueuses, ou de substances stimulantes diffusibles, comme l'ammoniaque, l'éther, etc. Dans le petit nombre de cas où ce médicament a paru agir seul comme fébrifuge, il a été donné à des doses telles, qu'il a jeté les malades dans un état de narcotisme qui n'a pas toujours été sans danger et que Storck a signalé en rapportant les résultats qu'il a obtenus par le traitement préconisé par Berryat. « J'ai eu, dit-il, recours avec beaucoup d'attention à ce moyen de traitement sur beaucoup de malades ; deux seulement ont été guéris de la fièvre, après être tombés dans un profond sommeil; mais ils restèrent ensuite débiles et comme stupides; ils ne reprirent point l'appétit et eurent encore besoin pendant longtemps de médicaments cardiaques, amers et salins[1]. Chez un seul malade, les paroxysmes devinrent moins violents par ce remède. Chez tous les autres, il détermina du narcotisme, rendit les paroxysmes plus longs et produisit de la constipation. » Lind, qui a eu recours un grand nombre de fois à l'opium dans les fièvres des pays chauds, ne l'a jamais vu réussir soit à prévenir, soit à affaiblir l'accès qui devait succéder[2].

455. Nous n'avons jamais tenté ni vu tenter d'arrêter ou de guérir les fièvres périodiques par le seul usage de l'opium. Mais après beaucoup d'autres, nous avons eu recours à l'opium avec succès contre certains épiphénomènes de la fièvre, et surtout des fièvres rémittentes. Lorsque les accès s'accompagnent d'une très-vive céphalalgie, l'opium calme le plus souvent cette douleur, qui atteint quelquefois une telle intensité, qu'elle jette

[1] *Ann. méd.*, t. I, p. 77.

[2] *Essai sur les maladies des Européens dans les pays chauds*, t. II, p. 203. Trad. de Thion de la Chaume.

le malade dans une sorte de stupeur. L'ingestion de l'opium dans ces cas a été indiquée par Lind et par Odier[1].

L'opium rend en général les paroxysmes fébriles compliqués d'épiphénomènes douloureux moins pénibles pour le malade. Il en favorise et en dessine en quelque sorte plus nettement les stades successifs. Il est ainsi un moyen thérapeutique préparatoire très-efficace à l'action des fébrifuges, auxquels on l'associe d'ailleurs souvent avec beaucoup d'avantages.

Il faut recourir, et même recourir avec hardiesse à l'opium dans les fièvres pernicieuses cholériques, dysentériques, dans les fièvres intermittentes et rémittentes où dominent à chaque accès de vives douleurs locales, ces douleurs fussent-elles même liées au développement d'une phlegmasie, effet du paroxysme fébrile. C'est ainsi que ce remède eut de si heureux effets entre les mains de Sarcone, dans l'épidémie de Naples, que nous avons décrite (**305**).

Dans les fièvres intermittentes larvées, si souvent caractérisées par des douleurs comme névralgiques périodiques, l'opium est un des médicaments dont l'efficacité est la mieux établie.

456. Lind[2], et après lui Schœrtlich[3], ont préconisé les bons effets de l'opium pendant la chaleur fébrile des paroxysmes. Le premier de ces auteurs, fondé sur une pratique très-étendue, signale l'efficacité de ce remède pour diminuer la longueur du paroxysme, affaiblir la céphalalgie, éteindre l'ardeur fébrile, et préparer et déterminer à la fin de l'accès une sueur très-abondante, qui soulage les malades. L'opium, selon ces praticiens, ne nuit jamais dans ces circonstances, même pendant le délire pyrétique, qu'il ne fait pas cesser, mais qu'il n'aggrave pas. Ces remarques de Lind peuvent s'appliquer à la curation des fièvres rémittentes, et surtout des fièvres rémittentes qui tendent à devenir pernicieuses. Nous n'hésitons

[1] *Medical and phil. comment. by a Society in Edinburg*, vol. VI, p. 351.
[2] *Maladies des Européens, etc.*, t. II, p. 204.
[3] *De usu opii in feb. intermit.*

pas à donner l'opium, même à haute dose, même dans le stade de chaleur des accès de ces fièvres, et dans presque tous les cas nous obtenons une atténuation presque immédiate des accidents pyrétiques et parfois la conversion de la fièvre rémittente en intermittente.

457. L'usage de l'opium ne doit être adopté dans les fièvres quelles qu'elles soient, où les évacuations abdominales ou les émissions sanguines sont indiquées, qu'après qu'on a satisfait à ces indications ; et il convient même de ne pas trop insister sur ce médicament, au moins dans les cas où les évacuants des premières voies sont reconnus nécessaires. Il produit la constipation, il annule même ou restreint l'effet des médicaments cathartiques, et il n'est aucune maladie où la liberté du ventre doive être entretenue avec plus de soin que dans les fièvres périodiques.

458. Sydenham avait l'habitude de prescrire l'opium à faible dose, le soir du jour où il avait donné un évacuant du tube digestif. On ne peut trop recommander cette pratique, où le narcotique n'est prescrit que pour effacer toute trace d'irritation intestinale. Elle amène à la fin de l'apyrexie un calme qui influe toujours sur le paroxysme suivant, surtout dans les fièvres rémittentes, où les évacuants du tube digestif sont souvent suivis d'une agitation et d'une augmentation de la fièvre qui n'ont pas ordinairement de suite fâcheuse, mais qui n'en aggravent pas moins pour quelques heures l'intensité des accidents.

459. Lorsque la fièvre périodique est compliquée d'accidents nerveux, et que l'intensité de la fièvre avec un certain degré d'imminence de fluxion vers la tête nous fait hésiter à prescrire les préparations d'opium, nous avons l'habitude de recourir à l'ingestion du musc. Ce médicament est surtout indiqué pour les fièvres rémittentes, dans les mêmes circonstances que l'opium, si quelque organe se trouve affecté à chaque paroxysme, que cette affection persiste ou non pendant les intermissions. C'est surtout dans les cas où le délire se joint à la fièvre et dans ceux où l'agitation du malade se rapproche de la forme convulsive, qu'on retire les plus rapides et les plus heureux effets de ce médicament qu'il faut alors, sans hésiter, donner à une dose élevée, comme un à deux grammes dans la journée. Il a presque constamment pour effet immédiat de produire du sommeil et un état de sédation calme, qui ne ressemble pas au narcotisme, et dans lequel il y a un ralentissement évident du pouls. Nous n'avons jamais vu ce médicament produire la moindre excitation apparente, soit topique, soit générale. Nous l'administrons indistinctement dans les rémissions comme dans les paroxysmes pyrétiques.

SECTION V

DE QUELQUES MOYENS PERTURBATEURS DE LA CIRCULATION APPLIQUÉS A LA CURATION DES FIÈVRES PÉRIODIQUES

460. Les paroxysmes des fièvres périodiques peuvent être interrompus ou prévenus dans leur développement, par la perturbation qu'on exerce sur les grandes fonctions au moyen de certaines pratiques qui agissent sur la circulation, et qui semblent ainsi réprimer directement les modifications que subit cette fonction aux divers stades des accès. Ces moyens sont les ligatures et l'application du froid.

ARTICLE PREMIER. — DES LIGATURES

461. Les ligatures consistent dans l'application d'un lien sur les membres, le plus près possible du tronc; ordinairement sur deux membres; quelquefois en même temps sur les quatre. L'effet immédiat de ce moyen est le gonflement des veines des extrémités, avec la tuméfaction du membre. Si la constriction est portée assez loin, la circulation est suspendue dans l'artère principale du membre; il en résulte un froid marqué aux extrémités; mais la constriction à ce degré est inutile. Dans tous les cas, les ligatures amènent la syncope avec une rapidité variable suivant les sujets. Il est rare qu'elles puissent être prolongées au delà d'une demi-heure sans inconvénient et même sans danger, quand elles occupent les quatre membres et si elles sont portées à un haut degré.

462. Les anciens avaient recours aux ligatures des membres comme moyen thérapeutique dans un assez grand nombre de maladies. Alexandre de Tralles nous apprend qu'on traitait par ce moyen les fièvres périodiques. On l'appliquait dans le frisson, sur les bras seulement[1]. Kellie[2] en a obtenu, en 1796, de très-bons effets dans le frisson des fièvres intermittentes. Il établissait la compression sur une cuisse et sur le bras du côté opposé, par des tourniquets qu'il serrait jusqu'à suspendre la circulation. Après deux ou trois minutes, le frisson et tous les accidents du stade de froid avaient cessé et une chaleur douce s'établissait. Au bout d'un quart d'heure, les tourniquets étaient enlevés, et l'accès ne revenait pas. L'application des tourniquets, à l'imminence du paroxysme, empêchait complétement l'invasion du frisson.

Nous avons vu notre maître, Récamier, avoir recours aux ligatures dans les salles de clinique de l'Hôtel-Dieu de Paris, avec les mêmes résultats que Kellie, dans les cas de fièvre intermittente chronique ou tendant à le devenir lorsqu'il n'existait pas d'indication soit d'émissions sanguines, soit d'évacuations alvines. Dans le plus grand nombre des fièvres intermittentes d'une certaine intensité, mais qui n'avaient encore eu que quelques accès, on se contentait de faire une ligature circulaire autour d'un bras et d'une cuisse, ou des deux bras et des deux cuisses, de manière à gêner le retour du sang veineux, sans comprimer assez pour suspendre le passage du sang dans

[1] *De causo vero atque falso.* T. II, p. 150 et sqq. Édit. de Lausanne, 1772.
[2] *Medical commentaries for the years,* 1794 *to* 1797; *by D. Duncan.*

les artères. Cette ligature se faisait avec une bande tournée deux fois autour du membre et qu'il suffisait de laisser une demi-heure en place. Si on les appliquait sur les quatre membres, les malades ne pouvaient guère conserver les ligatures plus de dix ou quinze minutes sans tomber en syncope. L'on revenait ainsi aux ligatures pendant trois ou quatre accès.

463. M. Bourgery a publié, en 1827, un mémoire intéressant sur ce mode de curation des fièvres[1]. Il y a montré par des faits cliniques que les ligatures, appliquées pendant le stade de chaleur des paroxysmes, diminuent faiblement l'intensité des symptômes, et qu'elles sont nuisibles appliquées pendant l'intermission ou même peu après le stade de chaleur. Les syncopes sont alors plus fréquentes et les fourmillements des membres plus douloureux ; le malade tombe dans un état de faiblesse et de prostration qui continue après l'enlèvement des ligatures; loin que les accès diminuent, ils semblent plutôt se rapprocher et devenir plus intenses.

464. Nous ne savons pas si l'on a eu recours aux ligatures dans les fièvres rémittentes. Nous croyons qu'appliquées avec prudence elles pourraient être utiles au début des paroxysmes. Il est aussi probable, d'après leur efficacité reconnue contre les hémorragies imminentes ou déclarées, et, comme nous venons de le dire, dans les fièvres intermittentes simples, que les ligatures pourraient avoir un heureux effet, appliquées dans le frisson des accès graves de fièvres intermittentes pernicieuses algides, céphalgiques ou soporeuses, où les accidents congestionnels sont dominants.

ARTICLE II. — DES ÉPITHÈMES IRRITANTS ET ÉPISPASTIQUES

465. Les épithèmes irritants peuvent, par la vive fluxion inflammatoire qu'ils attirent sur les points où ils sont ap-

[1] *Journal des progrès des sciences médicales*, 1827. T. VI, p. 189.

pliqués, modifier la circulation, sur laquelle ils agissent peut-être aussi avec la même puissance par la douleur qu'ils produisent. Les accès de fièvre peuvent être ainsi arrêtés ou prévenus. Lorsque surtout la maladie est bornée aux seuls paroxysmes intermittents, Lancisi attachait une grande importance à l'application des épispastiques, pour en abréger la durée et diminuer l'intensité. Il les composait tantôt avec les cantharides, mais plus souvent avec la farine fraîche de moutarde. Audouard rapporte qu'il a souvent arrêté, par l'application des sinapismes aux extrémités, la marche de fièvres périodiques, même fort intenses, à Rome et à Mantoue.

Nous avons, comme Lancisi, quelquefois ainsi diminué l'intensité du paroxysme imminent; mais nous ne l'avons jamais prévenu, ni encore moins guéri la maladie. Nous ne nous expliquons donc les succès de Lancisi, que par le peu d'intensité de la fièvre périodique ou par sa marche spontanée vers une prochaine terminaison. On ne peut guère expliquer que de cette manière l'efficacité attribuée à l'épithème préconisé par un paysan, cité par Van Swieten[1], qui guérissait les fièvres en produisant entre les doigts des mains une douleur vive, de la chaleur et même une érosion de la peau, au moyen de cataplasmes préparés avec la renoncule des prés dont l'action épispastique est si énergique, qu'elle produit l'ulcération et même la gangrène du derme.

ARTICLE III. — DE L'APPLICATION DU FROID

466. L'action topique du froid sur le corps du malade dans le stade de chaleur des paroxysmes est un moyen tempérant indiqué par la nature même des symptômes pyrétiques et qui peut être appliqué sans danger s'il n'existe aucune complication de congestion intense sur les viscères et surtout sur l'ap-

[1] *Comment. in Aph.*, 768.

pareil de la respiration. Les observations de J. Currie[1] et de Giannini[2] ont démontré qu'on pouvait ainsi faire avorter les paroxysmes fébriles en préparant même en quelque sorte l'efficacité du remède par une augmentation artificielle de l'intensité du frisson initial. La première observation sur ce mode de traitement appartient à Olivier, qui la publia en 1771[3]; elle fut recueillie sur un homme atteint d'une fièvre quarte opiniâtre. « Il passa le stade de froid du paroxysme au soleil, et lorsque la chaleur fut établie, il alla se plonger nu dans l'eau froide, où il resta jusqu'à ce qu'il ne sentît plus la chaleur fébrile : la fièvre ne reparut pas. » Currie soumettait d'abord le malade à l'action du froid par des affusions d'eau froide sur tout le corps. Giannini faisait plonger le malade dans l'eau froide et l'y laissait jusqu'à ce que la fréquence du pouls eût cessé, ce qui arrivait en quelques minutes. Il a toujours obtenu la cessation des accès par ce mode de traitement, mais il n'a jamais remarqué que le retour des paroxysmes suivants fût prévenu. L'affusion d'eau froide, pratiquée pendant l'intermission, n'empêchait même pas le retour normal de l'accès.

Giannini a eu recours à ce moyen thérapeutique dans des fièvres pernicieuses; il en a obtenu également de bons effets pour accélérer la terminaison des paroxysmes fébriles et en diminuer l'intensité; mais, pas plus que pour les fièvres périodiques simples, cette médication n'a mis un terme à la maladie.

467. Il y a peu d'utilité à recourir à ce mode de traitement dans les fièvres périodiques récentes ou d'une faible intensité, puisque la terminaison naturelle des accès se fait au bout de quelques heures. Il n'en est pas de même dans les paroxysmes

[1] *Medical report on the effects of water cold and Warm, ar a Remedy in fever an other diseases.* Liverpool, 1798.

[2] *De la nature des fièvres et de la meilleure méthode de la traiter.* Trad. par Heurteloup. 2 vol. in-8. Paris, 1808.

[3] *Journal de méd., chir. et pharm.* 1771. T. XXXVI, p. 142.

intenses de fièvres intermittentes ou rémittentes, où chaque accès peut, par la violence des accidents pyrétiques dans le stade de chaleur, se compliquer d'accidents nerveux intenses, de congestions subinflammatoires cérébrales et même thoraciques; ou encore dans les fièvres pernicieuses, où la fièvre intense s'accompagne d'une vive excitation cérébrale marquée par le délire ou par des accidents convulsifs.

468. La pratique de l'application du froid par les affusions d'eau froide nous est familière dans la curation des fièvres périodiques comme des autres maladies fébriles telles surtout que les typhus, les scarlatines, les fièvres puerpérales, etc. Nous pouvons la recommander sur les résultats d'une bien longue expérience; nous y avons recours même dans les fièvres périodiques chroniques, moins à la vérité contre les fièvres elles-mêmes que contre l'état cachectique qu'elles produisent par leur durée prolongée.

Nous pourrions citer le fait récent d'une fièvre tierce chronique dont les paroxysmes avaient été facilement arrêtés par les fébrifuges après deux reprises. La jeune malade était devenue chloro-anémique à un haut degré, nonobstant l'action soutenue des martiaux et des toniques astringents. Les sueurs abondantes presque quotidiennes liées à des paroxysmes fébriles irréguliers et mal déterminés revenaient surtout la nuit, et la persistance des déperditions sudorales était la cause de l'épuisement excessif des fonctions plastiques. Les affusions froides, d'une à deux minutes de durée, sur tout le corps, répétées tous les jours et suivies d'un exercice en plein air, changèrent rapidement cet état en une convalescence facile, préparée et favorisée d'ailleurs par un régime analeptique.

469. Wright, Gregori, Currie, Giannini, ont conseillé l'application du froid sur tout le corps dans les fièvres rémittentes si la chaleur pyrétique est intense. Tantôt ils ont eu recours aux affusions froides, tantôt aux seules lotions froides générales. Nous avons vu souvent Récamier traiter avec succès les fièvres rémittentes intenses par les affusions froides, secondées par l'ingestion de l'eau froide. Ce mode de traitement que nous avons l'habitude d'appliquer a un très-bon résultat pour la curation de ces fièvres, surtout quand elles ont comme symptômes saillants l'état saburral, les vomissements et les diarrhées bilieuses survenant dans les paroxysmes et persistant souvent dans les intermissions. Nous ne manquons pas surtout de recourir à la médication réfrigérante quand les paroxysmes de fièvre rémittente s'accompagnent d'une vive chaleur avec céphalalgie intense et surtout avec délire. Nous faisons appliquer le froid par l'affusion brusque de l'eau froide sur tout le corps et les mem bres répétée deux ou trois fois par jour avec le soin de les faire suspendre dans le frisson et dans le stade de sueur. Sous l'influence sédative de cette médication la fréquence du pouls est d'ordinaire immédiatement réprimée et la terminaison du paroxysme se fait souvent dès le jour même par une sueur abondante et facile, suivie d'une rémission calme, presque apyrétique. L'intermission est même souvent complète et marque la conversion de la fièvre rémittente en une intermittente simple, qui peut même être ensuite guérie par la méthode expectante.

L'application du froid dans les fièvres périodiques ne doit pas se pratiquer dès le début de ces maladies, surtout dans les cas où des émissions sanguines ou des évacuations gastro-intestinales peuvent être indiquées. Mais on y a recours si la maladie continue, et surtout si elle tend à s'aggraver après qu'on a satisfait à ces indications.

Nous secondons toujours les effets du froid appliqué à la peau par l'ingestion de boissons froides, quelquefois même de boissons à la glace, soit une infusion mucilagineuse simple faiblement aromatique, soit même de l'eau pure. Nous avons toutefois l'attention de ne pas donner les boissons froides pendant le frisson, mais nous ne les faisons pas interrompre pendant la sueur ou même, l'appétence du malade devenant plus prononcée, nous en augmentons les doses.

La mesure dans laquelle on peut faire avec efficacité l'application du froid se déduit de la facilité avec laquelle les malades se réchauffent. Il faut que le malade reprenne progressivement et facilement sa chaleur normale, sans qu'on soit obligé de recourir à des moyens stimulants internes ou externes, ni même à l'application du calorique au moins avec une certaine activité. Nous avons soin toutefois de favoriser la réaction par l'application de topiques chauds aux pieds, soit de l'eau chaude, soit même des sinapismes.

SECTION VI

DES EXCITANTS TONIQUES ET ASTRINGENTS

470. Les auteurs qui nous ont précédé ont presque tous recommandé contre les fièvres périodiques des médicaments excitants, toniques et astringents. Ils ont même attribué à beaucoup de ces médicaments une action fébrifuge se rapprochant plus ou moins de l'action spécifique. Le nombre des substances préconisées à ce titre est si grand qu'il n'est possible d'indiquer que les principales. Murray a préconisé la gentiane jaune[1]; Ghianelli a conseillé l'ipécacuanha[2]; Brera avait recours au Taxum baccatum[3]; Giannini vante la bistorte unie à la gentiane, à parties égales[4]; Heberden faisait usage de la camomille et du Calamus aromaticus[5]; Hufeland a conseillé le Menianthes trifoliata[6]; l'écorce de châtaignier a été préconisée par Zanichetti[7]; plusieurs écrivains ont recommandé l'écorce

[1] *Apparat. medica.* T. II, p. 14 et sqq.
[2] *De admirabili ipecacuanhæ virtute in curandis febribus.* In collect. Halleri. T. V, n. 155
[3] *Comment. med.* T. I, part. I, p. 76.
[4] *De la nat. des fièvres.* T. I, p. 135.
[5] *Comment. de morb. hist.* Cap. XXXVIII, p. 142.
[6] *Jourm. Der prak. Heilkunde.* 2 th., § 467.
[7] *Racolta d'opusculi scientifici.* T. X, p. 200.

des différentes espèces de saule[1] ; et de nos jours on a donné comme un fébrifuge spécifique la salicine, principe actif extrait de ces écorces ; Scopoli a conseillé l'écorce de Quercus robur[2] ; Junker a conseillé la cascarille ; Brand, l'angusture ; d'autres, l'écorce de grenadier, le café torréfié et non torréfié, la valériane, le Quassia amara, le Simarouba, etc., etc.

471. Les sels stimulants fournis par l'ammoniaque ont même été conseillés comme spécifiquement fébrifuges. Lémery préconisait le sel ammoniac contre les fièvres quartes[3]. En 1715, Deidier professait à Montpellier l'efficacité du sel ammoniac comme fébrifuge dans les fièvres quartes compliquées d'obstructions abdominales[4]. Muys adressait en 1716 à la Société royale de Londres un mémoire où il relatait trente-deux cas de guérison obtenus sur trente-quatre malades de fièvres tierces et quotidiennes, par l'ingestion, une demi-heure avant l'accès, de 6 à 8 grains de sel ammoniac (chlorhydrate d'ammoniaque en solution dans une simple potion[5]). « Je ne connais pas, disait Boerhaave, de meilleur fébrifuge que 20 grains (1 gramme) de sel ammoniac donné dans un liquide chaud une ou deux heures avant l'accès[6]. » Cartheuser[7], Spielmann[8], Stoll[9], ont apporté l'autorité de leur expérience sur l'efficacité fébrifuge de ces sels. Sans donner comme démontrée la propriété spécifique de ces sels, nous ne pouvons nier les heureux effets de leur ingestion contre des fièvres intermittentes chroniques que nous avons reconnus soit dans la clinique de nos maîtres, soit dans nôtre.

[1] L'écorce du Salix alba a été recommandée par Stone, *Philos. Trans.* Vol. LIII, p. 195 ; celle du salix latifolia, par Wilkinson, *Experi. on the cortex Salicis latifoliæ;* celle du salix fragilis, par Gerhaed (Voy. Murray, *Aph. med.*, vol. VI, p. 47.)

[2] *Flora carniolica*, p. 414,

[3] Lémery, *Dict. univ. des drogues simples*, 3e éd., p. 767.

[4] Ant. Deidier, *Chimie raisonnée*, p. 77.

[5] Muys, *De salis ammoniaci præclaro ad febr. terti. et quotid. intermit. curatu.*

[6] *Op.* Boerhaavii, *Lib. de materia medica*, Paris, 1745, p. 20.

[7] Frederici Cartheuser, *Fundamenta materiæ medicæ*, 1759, t. II, p. 101.

[8] R. Spielmann, *Inst. materiæ medicæ*, 1774, p. 548.

[9] M. Stoll, *Med. prat.*, trad. de Mahon, t. I, p. 378.

472. Tous ces médicaments, donnés surtout contre les fièvres périodiques chroniques, deviennent fébrifuges par leur action tonique stimulante et astringente ; c'est l'intensité de cette action qui donne la mesure de leur efficacité. Le quinquina lui-même, si on le donne en substance, agit souvent ainsi plutôt que par ses propriétés spécifiques, comme toutes les plantes amères astringentes ou aromatiques, les spiritueux alcooliques et les ferrugineux. On obtient souvent d'heureux effets de ces médicaments, surtout contre les fièvres quartes prolongées, non-seulement comme fébrifuges, mais aussi comme toniques et stimulants des fonctions plastiques.

473. Dans les fièvres périodiques d'une intensité modérée et qui n'ont pas dépassé quelques accès, si l'on a satisfait aux indications directes soit des émissions sanguines, soit plutôt encore des purgatifs ou des émétocathartiques, si la maladie ne prend pas immédiatement une marche décroissante, on la lui imprime souvent par l'ingestion de quelques-uns de ces médicaments toniques astringents et stimulants continuée pendant quelques jours ; la fièvre cesse ordinairement après trois ou quatre paroxysmes. C'est à ce résultat fréquent d'une médication tonique et stimulante qu'est due la réputation comme fébrifuges de bien des plantes aromatiques, stimulantes, amères et astringentes, recommandées à ce titre par beaucoup d'auteurs.

474. L'usage des médicaments toniques et stimulants est surtout indiqué contre les fièvres intermittentes chroniques ou qui tendent à le devenir. La guérison de la maladie et surtout la prophylaxie des récidives sont liées à la guérison de la cachexie dialéipyrique, et cette cachexie n'est curable que par les médicaments toniques augmentant et soutenant l'activité des fonctions plastiques ; c'est à ce titre que les auteurs conseillent dans ces cas l'usage prolongé du quinquina. Beaucoup d'entre eux, et Strack en particulier[1], ont reconnu que, sous

[1] *Obs. med. de feb. interm. Offenbach*, 1785.

l'influence de ce médicament, des engorgements considérables du foie et de la rate, des œdèmes des extrémités, des ascites guérissent quelquefois avec une assez grande rapidité. Ces résultats sont dus plus encore à l'action tonique de ce médicament qu'à sa propriété fébrifuge. Ils s'obtiennent d'ailleurs aussi par des médicaments toniques différents. Nous les avons obtenus par l'usage de l'arnica que dans ces cas nous préférons même à tous les autres médicaments stimulants. Les préparations de fer ont aussi souvent dans ces cas une efficacité évidente. Reil a préconisé le chlorate et le carbonate d'ammoniaque, l'acétate de potasse, comme ayant en même temps que leur action excitante une propriété diurétique très-prononcée, indiquée à ce titre par un très-grand nombre de médecins contre les œdèmes consécutifs aux fièvres chroniques.

475. La cachexie dialéipyrique produite par la durée prolongée ou par les récidives des fièvres périodiques ne s'efface pas spontanément ; elle s'aggrave sous l'influence d'une médication atténuante et d'un régime peu réparateur qui ne fait que favoriser l'état cachectique général que produisent toujours les fièvres périodiques prolongées. Elle amène de fâcheux résultats, parmi lesquels les récidives de fièvre sont peut-être le moins à craindre. Elle indique l'institution décisive et continue d'une médication tonique stimulante et d'une alimentation réparatrice que nous conseillons toujours, suivant en cela d'ailleurs les préceptes de tous les maîtres qui nous ont précédé. Dès que la fièvre périodique prend décidément une marche chronique et que la cachexie devient évidente, nous prescrivons les toniques stimulants dans l'intermission. La décoction de racine de gentiane, l'infusion de tiges de petite centaurée, d'absinthe, de feuilles ou de racine d'arnica, sont les médicaments que nous donnons de préférence ; nous les rendons souvent plus excitants et diaphorétiques par l'addition des sels alcalins d'ammoniaque, ou de potasse, ou de soude. Nous donnons ces médicaments par petites doses rapprochées à température élevée de manière à provoquer des sueurs. Si les paroxysmes ne diminuent pas immédiatement, nous avons recours au fébrifuge. Dès que la fièvre est arrêtée, nous préoccupant de la cachexie, nous revenons aux toniques stimulants tout en continuant quelquefois l'usage des fébrifuges et en rendant toujours le régime alimentaire de plus en plus analeptique. Si le malade a de l'œdème aux extrémités, nous rendons la décoction tonique diurétique en y associant le nitrate ou l'acétate de potasse. Si la cachexie est prononcée, le fer avec les boissons toniques est un moyen efficace qu'il ne faut pas négliger. Cette médication doit être continuée dans une mesure appropriée à la facilité avec laquelle elle est supportée jusqu'à ce que tous les signes de cachexie aient disparu.

476. Les médicaments simplement toniques sont moins directement indiqués pour la curation des fièvres périodiques pernicieuses où l'ingestion des fébrifuges spécifiques est urgente; cependant ils le sont aussi par la débilité des fonctions plastiques dès que la fièvre a été interrompue par les fébrifuges. La cachexie dialéipyrique n'est pas ordinairement très-prononcée dans les fièvres pernicieuse. Cependant elle s'y montre souvent à un certain degré, et quelquefois elle se développe ou plutôt devient plus évidente, même après l'interruption des accès par le fébrifuge. L'indication de recourir aux remèdes toniques apparaît alors comme urgente même dans la convalescence déjà apparente de la fièvre. Elle relève les forces du malade; elle seconde le régime analeptique pour rétablir l'activité des fonctions plastiques et pour effacer l'état cachectique secondaire; elle prévient les récidives de la fièvre; elle hâte et consolide la convalescence.

477. L'écorce de quinquina n'a pas, comme médicament tonique, plus d'efficacité que celle des autres amers ou des plantes aromatiques. Cependant, à cause de son action spécifique fébrifuge, il vaut mieux en général, et spécialement dans les fièvres pernicieuses, la préférer à tout autre médicament tonique.

Nous conseillons, dans ces cas, de recourir au quinquina en substance plutôt qu'aux sels de quinine ou de cinchonine. Ces sels sont sans doute préférables pour exercer une action rapide et surtout une action fébrifuge, à cause de leur plus grande activité sous un petit volume; mais, donnés seuls, après avoir interrompu les accès de fièvre, ils n'agiraient plus que par leur action sédative déprimante, directement opposée à l'action tonique qu'on peut obtenir de l'usage de l'écorce de quinquina, dans la curation des cachexies et surtout des engorgements du foie et de la rate qui succèdent aux fièvres périodiques, et surtout aux fièvres intermittentes prolongées.

CHAPITRE III

DE LA MÉDICATION SPÉCIFIQUE

478. La curation des fièvres périodiques par les spécifiques repose sur ce fait d'observation : qu'il est des agents thérapeutiques qui ont la propriété spéciale de prévenir et de supprimer les accidents morbides périodiques, que ces accidents soient ou non pyrétiques. La prescription rationnelle de ces médicaments se déduit de la périodicité évidente des symptômes morbides dominants, même pour réprimer des lésions continues dont ces symptômes peuvent être l'expression. La considération des désordres fonctionnels ou même des lésions d'organes continues qui se produisent dès l'origine ou pendant le cours des fièvres périodiques, motive, écarte ou modifie la médication spécifique, selon l'influence que ces éléments morbides peuvent avoir sur les effets des médicaments spécifiques, et selon leur degré de dépendance de l'état morbide intermittent.

479. Nous ne reconnaissons qu'à deux médicaments la propriété réelle et spécifique de supprimer les affections périodiques : le quinquina et l'arsenic. l'efficacité de ces médicaments est due à leur action spéciale sur la grande fonction de l'excitation et de la sédation spontanées qui règle et régularise, dans l'état physiologique, tous les actes périodiques de l'organisme. Déviée pathologiquement de sa direction normale, cette grande fonction est la cause immédiate du retour, de l'intensité et de la forme spéciale des accidents morbides périodiques.

SECTION I

DE L'ACTION SPÉCIFIQUE FÉBRIFUGE DU QUINQUINA

480. S'il est un fait démontré en thérapeutique, c'est l'action spécifique du quinquina contre les accidents morbides périodiques. À peine importé en Europe, vers le milieu du dix-septième siècle, ce médicament souleva de vives controverses, d'abord sur son efficacité fébrifuge, qui fut cependant bientôt reconnue, sur ses divers modes d'ingestion, sur les circonstances qui en indiquent ou en contre-indiquent l'usage, etc.

Le quinquina, donné en substance, comme on le faisait le plus souvent, parce qu'on s'accordait à reconnaître qu'on assurait ainsi sa plus grande efficacité, surchargeait les organes digestifs d'une masse de poudre astringente tonique, tannante, qui recélait son principe fébrifuge. On tenait compte de cet inconvénient en prescrivant d'associer ce médicament à des stimulants diffusibles, à des boissons délayantes et même à des médicaments évacuants, dont le choix et l'opportunité ont donné lieu à des controverses thérapeutiques qu'il est inutile de rappeler, aujourd'hui que l'on peut extraire du quinquina les alcaloïdes qui constituent son principe antipériodique et par suite fébrifuge. Ces substances sont la cinchonine et la quinine. Les trois espèces de quinquina qui les fournissent sont le quinquina rouge, gris et jaune. Le quinquina rouge ne donne qu'une petite quantité d'alcalis fébrifuges; mais il est, de tous les quinquinas, celui qui a au plus haut degré la propriété tonique et surtout astringente qu'il possède en commun avec plusieurs autres écorces amères. Le quinquina gris contient une petite proportion de quinine, contre une proportion double de cinchonine. Le quinquina jaune est celui qui donne le plus de quinine; aussi était-ce l'écorce qu'on préférait comme fébrifuge; elle ne donne que des traces de cinchonine. Son amertume est aromatique, et ses propriétés toniques et même stimulantes sont très-prononcées.

481. La quinine et la cinchonine se prescrivent souvent à l'état de sous-sulfates, et moins fréquemment de sous-valérianates, ou encore de chlorhydrates. On a récemment aussi reconnu la propriété fébrifuge, jointe même à une action sédative plus prononcée, au bromhydrate de quinine donné aux mêmes doses que le sulfate de quinine. Les sels de quinine ont la plus grande efficacité fébrifuge; aussi sont-ils presque les seuls adoptés dans la pratique. Les sels de cinchonine donnent les mêmes résultats curatifs à dose double, comme notre expérience clinique nous l'a souvent appris. Ils ont sur les sels de quinine un avantage d'une grande importance, surtout pour la curation des maladies périodiques des enfants : c'est qu'ils n'ont pas la saveur âcre et amère des sels de quinine.

482. L'efficacité des sels de quinine est certaine dès qu'on les donne pour les adultes à 50, à 60 centigrammes dans la journée. On peut élever cette dose en la fractionnant jusqu'à 2, au plus 3 grammes; mais à une dose plus élevée, et même à celle que nous indiquons donnée en une seule fois, on a une action vénéneuse stupéfiante qui peut devenir mortelle, comme nous en avons vu deux exemples. Aux doses inférieures, on n'a d'autre accident qu'une faible stupeur avec vertiges, de quelques heures, qui s'accompagne, par suite de l'action élective du médicament sur le lobe médian du cerveau, d'une cophose passagère d'un ou deux jours.

483. Si l'action stupéfiante et toxique du sulfate de quinine n'est pas indiquée dans les livres avec l'importance qu'elle exige, c'est que dans les habitudes d'un grand nombre de pharmaciens la quinine est mélangée d'un cinquième à un quart de cinchonine, et que par suite de ce mélange son action déprimante et même fébrifuge est affaiblie. La quinine et la cinchonine sont des médicaments essentiellement débilitants et stupéfiants, qui n'ont rien de l'action tonique et stimulante de l'écorce de quinquina. Elles dépriment souvent la fréquence du pouls de 8 à 10 pulsations au bout de trois ou quatre heures de leur ingestion.

484. L'absorption du principe actif du quinquina obtenue par la seule application topique de cette écorce pulvérisée a été quelquefois suivie de l'interruption des fièvres intermittentes. Rosen[1], Samuel Pye[2], l'ont obtenue par l'application de cataplasmes de poudre de quinquina sur l'estomac. Nous avons vu cesser sans retour une fièvre tierce, à la vérité peu intense et chronique, chez la femme d'un garde de forêts habitant sur le bord d'un étang, après huit jours de l'application sur le ventre d'une ceinture faite d'un linge fin et qui contenait 60 grammes de poudre de quinquina jaune.

On a imaginé d'appliquer le sulfate de quinine sur la peau, préalablement dépouillée d'épiderme au moyen d'un épispastique. 30 à 40 centigrammes de sulfate de quinine déposés et maintenus sur la peau ainsi dénudée auraient coupé des fièvres intermittentes chroniques. Des observations récemment produites feraient admettre à la fois l'efficacité antipériodique et l'innocuité de l'injection sous la peau d'une dissolution de sulfate de quinine. Nous n'avons point vérifié l'exactitude de ces faits publiés dans les gazettes médicales.

485. Les sels de quinine, injectés dans le rectum, sont presque aussi efficaces que portés dans l'estomac. Les lavements de quinquina en décoction concentrée avaient d'ailleurs été aussi préconisés comme fébrifuges. Helvétius[3] avait démontré que l'effet fébrifuge ainsi obtenu n'était pas moins actif que par l'ingestion dans l'estomac. On a l'habitude d'ajouter de l'opium à ces lavements médicamenteux, afin que le liquide soit plus aisément retenu dans l'intestin ; on ajoute même aussi des opiacés aux sels de quinine ingérés par la bouche,

[1] *Trait. des maladies des enfants.* Trad. de Lefèvre de Villebrune. Chap. XXI, p. 351.
[2] *Obs. med. and inquiri.* T. II, p. 245.
[3] *Meth. omnes feb. ita curandi, ut nihil ore assumatur,* p. 4.

si une grande irritabilité de l'estomac rend le vomissement facile.

486. L'action fébrifuge de la quinine et de la cinchonine n'est augmentée par l'adjonction d'aucun autre médicament; mais comme elle ne satisfait pas toujours seule à toutes les indications que la maladie peut présenter, on l'associe, sans inconvénient et sans en diminuer les bons effets, à l'action des médicaments appropriés à ces indications. Ainsi, dans les fièvres où la débilité cachectique est très-prononcée, comme cela est si fréquent dans les fièvres chroniques, il est indiqué de donner avec les fébrifuges des toniques et des stimulants. Le vin est un bon excipient dans ces cas. On l'associait souvent au quinquina dont il rendait l'action fébrifuge plus active et l'action topique plus facilement supportée par l'estomac. On recommandait aussi, dans la vue de mieux assurer l'efficacité de l'écorce fébrifuge, d'y joindre l'action vivement stimulante de condiments énergiques, tels que l'acétate d'ammoniaque, ou encore les sels d'antimoine, qu'on pouvait donner à haute dose, leur action émétique étant dans ces cas effacée par l'action même de l'écorce amère et tannante du quinquina. L'union du tartre stibié au quinquina formait le fameux *bolus ad quartanas*, si efficace pour couper les fièvres intermittentes chroniques qui avaient résisté à l'action de l'écorce fébrifuge donnée isolément.

487. L'action fébrifuge des sels de quinquina doit être continuée pendant un certain nombre de jours, jusqu'à ce que la récidive de la maladie ne soit plus à craindre. Dans ces cas, l'on diminue progressivement la dose du médicament. Les auteurs anciens, et particulièrement Sydenham et Van Swieten, conseillaient tous de continuer pendant un certain temps l'ingestion des fébrifuges et même d'y revenir à plusieurs fois, après l'avoir interrompue. Cette pratique est en effet la seule qui mette à l'abri des récidives, surtout dans les lieux où les fièvres sont endémiques, et même aussi si la maladie a été très-prolongée. Sydenham prescrivait de revenir au fébrifuge tous les huit jours, pendant deux ou trois jours chaque fois, durant deux, trois, quatre semaines.

488. L'on n'a en général recours aux sels de quinine ou de cinchonine que dans l'intervalle des paroxysmes périodiques comme l'on agissait autrefois pour le quinquina. On avait bien essayé de donner cette dernière substance dans les accès; mais les malades étaient si souvent alors incommodés par cette poudre, toujours difficile à supporter par les organes digestifs, que l'on s'accordait à ne la prescrire que dans les intermissions. On faisait ingérer d'abord une assez forte dose du médicament, et l'on en donnait ensuite une dose plus faible toutes les deux ou trois heures, tant que durait l'intermission. L'on faisait ainsi prendre au malade vingt, trente, jusqu'à quarante grammes de poudre d'écorce de quinquina, dans l'intervalle des paroxysmes[1]. On imitait Sydenham, qui commençait l'usage du fébrifuge dès la fin du paroxysme et le continuait par doses fractionnées, de manière à faire passer la dose entière de quatre à six ou huit gros dans l'intervalle des accès. Dans les fièvres subintrantes et dans les fièvres rémittentes, ce grand praticien commençait l'ingestion du fébrifuge dès le commencement du déclin du paroxysme, et la continuait toutes les quatre heures, sans s'occuper de l'accès suivant. Il avait remarqué que plus la maladie périodique se rapprochait de la fièvre continue, plus la quantité de fébrifuge devait être considérable[2]. Cette observation pratique se manifeste aussi comme règle thérapeutique dans la médication fébrifuge instituée par les sels de quinine et de cinchonine.

489. Les inconvénients de l'ingestion du quinquina dans le cours des paroxysmes fébriles n'existent pas pour la quinine et la cinchonine, données en substance ou à l'état de sulfates ou de valérianates. Aussi faut-il moins redouter de donner ces sels fé-

[1] *Quatre, six, huit, dix gros, une demi-once*, etc.
[2] *Epist. respons.*, 1, p. 379 à 384.

brifuges pendant les accès et encore pendant un temps assez prolongé après la maladie arrêtée. Il y a même des médecins qui les regardent comme plus efficaces, ingérés dans les accès que dans leurs intervalles. Richter prescrit deux grains (dix centigrammes) pendant le frisson, deux grains pendant la chaleur, et enfin deux grains pendant la sueur. Il assure qu'il suit ce mode de traitement depuis dix ans, qu'il y a eu recours sur plus de deux cents malades et qu'il ne l'a jamais vu échouer[1]. Cette pratique a été aussi suivie avec succès par Masse et Thuessink, qui ont été témoins des faits cliniques signalés par Richter. Ce procédé thérapeutique nous a donné les mêmes résultats qu'aux praticiens que nous venons de citer. Notre expérience nous a même permis d'aller plus loin encore. Nous prescrivons les sels de quinine et de cinchonine par doses fractionnées de trente à quarante centigrammes, trois ou quatre fois par jour, sans nous préoccuper des stades pyrétiques, ni des paroxysmes, et nous continuons ainsi jusqu'à effacer au moins trois accès, pour persister encore pendant quelques jours en réduisant progressivement les doses du médicament. Nous suivons ce mode de médication même dans les cas où des indications spéciales nous font joindre aux fébrifuges d'autres médicaments, tels que le vin, la teinture d'arnica, les sels de fer, l'opium, etc., etc. Nous le suivons même dans les cas exceptionnels où, l'estomac ne pouvant supporter ce fébrifuge, nous le prescrivons en lavements, dont nous assurons la rétention en y ajoutant une solution opiacée. On conçoit toute l'importance de cette méthode thérapeutique pour la curation des fièvres rémittentes graves, des fièvres pernicieuses et surtout des fièvres subintrantes, où l'on donne sans inconvénients et même avec succès le fébrifuge, sans perdre un temps précieux à attendre une intermission qui peut ne pas arriver ou qui peut être trop courte, ou remplacée par des accidents soporeux immédiatement funestes.

[1] *Bulletin des sciences médicales de Férussac.* T. XX, p. 243.

L'action immédiate des sels fébrifuges donnés comme nous le faisons d'une manière continue se décèle le plus souvent par des phénomènes appréciables : en premier lieu par la surdité, effet immédiat de la quinine ; puis, pour tous les alcaloïdes du quinquina donnés en substance, par une lourdeur de tête avec propension au sommeil et ensuite par un ralentissement de la fréquence du pouls, surtout dans le stade de chaleur, même dès l'effet de la première dose du médicament, et enfin par la répression de la sueur du dernier stade. Ces effets immédiats, même quand ils sont peu marqués, et cela est le plus souvent ainsi, persistent pendant les deux jours qui succèdent à la suppression des accès fébriles ; ils sont même parfois rendus plus prononcés par un sentiment général de débilité presque adynamique éprouvé par le malade.

SECTION II

DES SUCCÉDANÉS DU QUINQUINA ET DE L'ACTION FÉBRIFUGE DE L'ARSENIC

490. On avait fait beaucoup d'essais infructueux pour obtenir un effet fébrifuge par des médicaments toniques, stimulants et même sédatifs, avant qu'on connût en Europe l'écorce du Pérou ; et depuis son importation, des essais ont été encore multipliés pour la remplacer, surtout pendant le premier quart de ce siècle, où cette écorce était devenue très-rare et d'un prix excessif, par suite des obstacles que la guerre maritime apportait à son importation. Presque tous les médicaments toniques, astringents, stimulants, aromatiques, et surtout les plantes de la famille des Rubiacées, à laquelle appartient le quinquina, ont éte donnés comme fébrifuges et préconisés comme efficaces. Il n'en est presque aucune, en effet, à laquelle on n'ait attribué la guérison de fièvres intermittentes, car la terminaison de ces fièvres est souvent préparée et quelquefois évidemment déterminée par l'ingestion de médicaments végétaux toniques, excitants et astringents, qui n'ont cependant aucune action fébrifuge spécifique. Mais dans les cas de guérison difficile, comme dans les fièvres intermittentes aiguës encore à leur première période, dans les fièvres intermittentes chroniques, et souvent dans les fièvres rémittentes, ces médicaments restent inefficaces, et, lorsqu'ils paraissent utiles, leur effet n'est jamais immédiat et certain comme celui du quinquina, qui d'ailleurs se distingue de toutes les autres plantes par les alcalis qu'on en extrait, et où se retrouve en quelque sorte à l'état de concentration l'action sédative antipériodique.

491. L'arsenic a été souvent prescrit contre les maladies périodiques en ingestion dans l'estomac ou en lavements ; il est usité en Angleterre depuis un temps immémorial. J. Franck nous apprend qu'il est aussi depuis les temps anciens mis en usage, comme remède ordinaire des fièvres, parmi les paysans et les juifs de la Lithuanie.

Il est peu de médicament qui ait autant appelé l'attention des médecins que l'arsenic, surtout dans les deux derniers siècles. Les deux plus anciens auteurs qui l'aient recommandé sont R. Lentilius[1] et Fricicius[2]. Les médecins dont l'autorité a le plus contribué à le faire adopter sont les deux Plenciz, Fowler[3], Pearson, Brera[4], Fodéré. La liqueur de Fowler est la préparation arsenicale la plus usitée en France. Mérat et de Lens ont analysé en ces termes les résultats des observations recueillies sur ce médicament[5] « Fowler donnait sa liqueur[6] à la dose de

[1] *Miscell. acad. nat. curios.*, dec. 2. an 3. 1684, p. 131 et an 5. 1686, page 474.

[2] *Paradoxa de Venenis*. Aug. Vind. 1710. In-8.

[3] *Medical report of the effects of arsenicum in the cure et prognos.* Lond. 1826.

[4] *Annotazioni med. prat. solle divers. malatt. tratt. nelle clin. med. di Pavia.* Cremo., 1806, vol. II.

[5] *Dictionnaire de matière médicale.* T. I, p. 443.

[6] La liqueur de Fowler est ainsi composée : arsenic blanc et sous-carbonate de potasse, de chaque cinq parties ; eau distillée, cinq cents parties. Faites bouillir jusqu'à ce que l'arsenic soit dissous. Ajoutez à la liqueur refroidie seize parties d'eau de mélisse composée et quantité d'eau suffisante pour que le poids total résultant soit de cinq cents parties.

dix à douze gouttes, deux ou trois fois par jour, pendant cinq jours. La fièvre étant coupée, il laissait un repos de trois jours et reprenait le médicament pendant trois autres jours, pour prévenir les rechutes, que d'ailleurs les observateurs s'accordent à dire rares après l'emploi des arsenicaux. Il rapporte cinquante-deux cas de fièvre intermittente, la plupart tierces, et seize de fièvres rémittentes, où il a donné la solution arsenicale avec succès. Il cite Arnold de Leicester qui l'a administrée dans quatre-vingts cas de fièvres tierces et quartes ; Wittering, dans trente-trois ; Freer, chirurgien à Birmingham, qui en a fait usage sur plus de mille malades : tous trois la donnaient à plus haute dose que lui. Robert William, médecin de l'hôpital de Finsburg à Londres, l'a employée en 1806 sur près de cinquante malades. B. Barton, professeur à l'université de Pensylvanie, a donné l'acide arsénieux, dont les pilules qui portent son nom contiennent un seizième de grain : il en administrait trois par jour, etc. M. Fodéré, l'un des premiers qui aient expérimenté en France les arsenicaux, s'est particulièrement servi de l'arséniate de soude. Il a administré ce sel à plus de trois cents fébricitants, et il rapporte cent douze observations. »

Wilie a confirmé par son expérience les résultats que nous venons de rappeler. Il prescrivait spécialement une solution d'acide arsénieux et de nitrate de potasse, dont il portait progressivement la dose de vingt à quarante gouttes par jour. Heim s'est livré en 1810 à de nombreux essais sur l'action thérapeutique de cette substance. Il l'a constamment trouvée efficace contre les maladies périodiques[1]. Burdach[2] et Harles[3] ont obtenu les mêmes résultats.

492. Il est impossible, en présence de si graves autorités, de ne pas reconnaître à l'arsenic une véritable propriété fébrifuge. Lind, qui craignait d'employer ce médicament, admettait

[1] *Horn's Arch. der Med. Erfahr.* 1810. B. III. S. I.
[2] *Handbuch der prakt. arzney mittellehre.* 3 th. Leipz. 1806, § 63.
[3] *Journal der anslaudischen med. Litteratur* 8 B. 2 s.

son efficacité[1]. Robert Thomas de Salisbury prétend que ce médicament est le plus puissant remède qu'on ait encore employé contre les fièvres intermittentes. Il rapporte que dans le Lincolnshire, pays marécageux où ces affections sont très-multipliées, on en fait généralement usage avec le succès le plus constant[2].

C'est surtout contre les fièvres intermittentes chroniques que l'arsenic a été prescrit avec succès. Cette circonstance ne prouverait peut-être pas qu'il ait dans ces cas plus d'efficacité que contre les maladies périodiques aiguës. Elle est probablement le résultat de la répugnance que l'on a naturellement à recourir à une substance vénéneuse aussi redoutable, dans les cas où l'on peut arriver à la guérison par d'autres moyens.

L'arsenic a été ingéré avec des résultats également heureux contre les fièvres intermittentes aiguës, chroniques et ataxiques; contre les fièvres rémittentes et les fièvres larvées.

Les observations des médecins qui ont eu recours à ce médicament n'ont point signalé d'effet immédiat autre que la disparition des accidents périodiques. On ne peut donc se rendre raison de l'action fébrifuge par une action thérapeutique appréciable exercée sur un organe.

493. Si l'ingestion de l'arsenic comme médicament fébrifuge a été quelquefois suivie d'accidents toxiques, c'est que ce remède avait été donné à trop haute dose. A dose excessivement faible, il ne peut produire d'accident, surtout en un temps aussi court que celui durant lequel on en doit continuer l'usage. Il suffit, en effet, de donner chaque jour, pendant trois à huit jours, cinq à dix centigrammes d'acide arsénieux à l'état d'arséniate de potasse ou de soude. L'action toxique de cette substance n'est donc réellement pas une contre-indication. C'est la facilité d'obtenir le même résultat par les sels de quinine qui n'offrent pas les

[1] *Appendice sur les fièvres interm.* dans son *Traité des maladies des Européens.* T. II, p. 196. Trad. de Thion de la Chaume.

[2] *Traité de méd. prat.* Trad. par Hippolyte Cloquet. T. I, p. 32.

mêmes dangers et ont une efficacité incontestable, qui a fait négliger ce médicament. Toutefois l'on conçoit qu'il est des circonstances où il serait utile d'y recourir, ne fût-ce que dans quelques cas rares de fièvres chroniques où le quinquina, où les sels de quinine ou de cinchonine sont mal supportés par les organes digestifs. Robert Thomas voudrait que l'on unît alors l'arséniate de soude au quinquina. Cela serait bien plus facile avec le sulfate de quinine et mériterait l'attention des praticiens.

L'action toxique de l'arsenic, même à dose modérée, suffit pour rendre circonspect dans la prescription de ce médicament. C'est un motif pour n'y jamais avoir recours, dans tous les cas où le tube digestif et ses annexes ne sont pas absolument exempts de lésion, soit de phlogose gastrique ou gastro-hépatique, ou même de diacrise bilieuse ou saburrale.

DES INDICATIONS ET CONTRE-INDICATIONS DE LA MÉDICATION SPÉCIFIQUE

494. Tous les praticiens qui ont écrit sur les fièvres périodiques s'accordent à regarder les fébrifuges spécifiques comme contre-indiqués, toutes les fois qu'avec les paroxysmes intermittents la maladie est compliquée de lésions profondes continues, inflammatoires ou diacritiques. Ces contre-indications sont résumées par Van Swieten, lorsqu'il prescrit de ne conseiller le quinquina que lorsqu'on « se sera assuré qu'il n'existe dans l'organisme aucune lésion qui puisse entretenir la fièvre[1] ». Boerhaave avait précisé davantage les contre-indications, en disant qu'il fallait, pour qu'on eût recours au fébrifuge, « qu'il n'y eût pas de signe d'inflammation interne, ni de collection profonde du pus ». La fièvre à exacerbations qui se produit dans ces états morbides peut être, en effet, facilement prise pour une fièvre intermittente. Le quinquina n'a alors aucune action fébrifuge, il rend la maladie plus grave

[1] *Comment. in Aph.*, 767. T. II, p. 513.

Il faut en effet considérer, comme le disait aussi Van Swieten, que « le fébrifuge ne guérit que la fièvre, et qu'après la suppression des accès, l'on voit persister les altérations des liquides et des solides qui ont ou précédé la fièvre et n'ont point encore cessé sous son influence, ou ont été produites par la fièvre ou pendant sa durée[1] ». Cette remarque, essentiellement pratique, est aussi vraie pour l'effet thérapeutique des sels de quinine, de cinchonine et même des arsenicaux que pour le quinquina en substance.

495. On attribuait autrefois à l'usage trop prompt du fébrifuge pour la curation des fièvres périodiques, les engorgements des viscères abdominaux, aussi ne le considérait-on comme indiqué que lorsque toute apparence de lésion viscérale avait cessé. L'on ne donnait en général le quinquina, surtout dans les fièvres rémittentes, que lorsque la maladie avait des paroxysmes très-prononcés et évidemment dominants; et même l'on attendait que la maladie eût duré un certain temps, afin, disait Sydenham, que la maladie se fût par elle-même atténuée. Ce n'était que dans quelques cas graves, comme lorsque le malade était débilité à l'excès par l'âge ou par la maladie, que l'on se déterminait à recourir immédiatement au fébrifuge. Dans les fièvres larvées et surtout dans les fièvres pernicieuses, l'on prescrivait d'emblée le quinquina, car dans ces fièvres les accidents périodiques constituent par eux-mêmes sinon toute la maladie, au moins toute la gravité de la maladie.

496. La réserve que nous venons d'exprimer pour la prescription des fébrifuges, quoique généralement adoptée, lorsque l'écorce du Pérou était le seul fébrifuge reconnu efficace, avait cependant été repoussée par des praticiens d'une grande autorité. Ainsi Lind voulait qu'on ne différât jamais, après le deuxième accès, l'administration du quinquina. C'était, selon

[1] *Comment. in Aph.*, 767. T. II, p. 5, 4.

lui, à la répétition des accès de fièvre que sont dues la cachexie fébrile et toutes les lésions des organes internes, puisqu'elles ne commencent en général qu'après plusieurs accès et s'accroissent progressivement avec leur succession. Cette doctrine était rationnelle pour un grand nombre de fièvres, et les succès que Lind obtint de la méthode de traitement qu'il en déduisait furent nombreux. Elle est aujourd'hui adoptée par le plus grand nombre des médecins qui n'hésitent à donner les fébrifuges dès la fin du deuxième accès que s'il existe déjà des symptômes de phlogose ou de diacrise intenses surtout aux viscères abdominaux. On peut d'ailleurs prescrire les fébrifuges avec plus de hardiesse que ne le faisaient les anciens, aujourd'hui que nous possédons un médicament d'une grande puissance sous un petit volume qui n'a pas l'inconvénient de surcharger l'estomac d'une poudre tannante, irritante, comme la poudre d'écorce de quinquina ; toutefois, si la maladie débute avec intensité, avec des symptômes inflammatoires ou diacritiques qui accompagnent les accès et persistent dans l'intermission, la prescription des fébrifuges est évidemment intempestive. Elle n'est rationnelle que lorsqu'on a réprimé ces lésions épigénétiques, ou bien qu'après qu'elles ont perdu leur intensité ou même qu'elles ont cessé par la marche naturelle de la maladie. Le plus souvent, dans ces cas, il n'est pas nécessaire d'en venir au traitement spécifique. La fièvre périodique cesse dès que les lésions locales initiale sont effacées. Cette observation clinique est généralement trop peu familière aux jeunes médecins.

497. Si la maladie débute avec une grande intensité des symptômes périodiques qui soit une cause de danger évident, il faut recourir d'emblée au fébrifuge donné même à dose élevée. C'est le cas des fièvres pernicieuses, c'est le cas des fièvres aiguës intenses, et même des fièvres simples chez les vieillards, chez les sujets épuisés par des maladies antécédentes ou de constitution détériorée. Les symptômes de phlogose ou de diacrises viscérales ne sont alors que secondaires ou même n'existent pas ;

ou, s'ils existent, ils croissent avec la succession des accès; l'interruption de la fièvre par le fébrifuge les atténue ou même les guérit en détruisant leur cause immédiate. On peut d'ailleurs, dans ces cas, tenir compte de l'irritabilité morbide de l'estomac et des viscères annexes, en injectant le fébrifuge dans le rectum ou même en introduisant la quinine ou la cinchonine sous la peau par voie endermique, modes d'administration qui lui conservent son efficacité en écartant les inconvénients de son action topique sur un organe irrité.

498. Si les paroxysmes, quoique peu intenses, tendent à se prolonger et à se réunir; si la santé du malade reste de plus en plus compromise dans les intermissions, il faut encore se hâter de recourir au fébrifuge; et si les accès sont déjà devenus très-longs, il ne faut plus se préoccuper de leurs intermissions et prescrire le fébrifuge d'une manière continue.

499. Dans les fièvres rémittentes, où les paroxysmes sont encore intenses, l'on ne doit pas hésiter de recourir au fébrifuge, tout en tenant compte des indications déduites des lésions et des accidents continus. Bien mieux que le quinquina, les sels de quinine et de cinchonine sont donnés alors avec efficacité, et joints aux autres médicaments qui peuvent être indiqués, tels que les émétiques, les purgatifs, les sédatifs opiacés et même les émissions sanguines locales ou générales. C'est dans la pyrexie périodique que se trouve la cause prochaine des lésions locales. Dès que par le fébrifuge on fait cesser les paroxysmes, les lésions continues même très-graves par elles-mêmes, les pneumonies, les gastro-entérites, les hépatites, les congestions cérébrales subinflammatoires, commencent immédiatement à diminuer à moins que par sa continuation trop prolongée, ou par suite de complications accessoires, l'état général du malade ne soit arrivé au plus imminent degré de terminaison funeste.

500. Pour la curation des fièvres rémittentes, où les paroxysmes sont à peine marqués, et les accidents fébriles et phlegmasiques continus d'une grande intensité, il faut peu compter sur les fébrifuges. Les phénomènes inflammatoires doivent être immédiatement attaqués, et dès qu'ils déclinent, les paroxysmes cessent le plus souvent. Ils ne persistent et même ne deviennent plus marqués que dans des cas exceptionnels ; ou que par l'action continue de la cause miasmatique dans les lieux insalubres. Dans ces cas, et dans ce dernier surtout, la prescription immédiate des fébrifuges est indiquée et termine le plus souvent la maladie, ou du moins simplifie sa forme et sa marche ultérieures.

501. Si la fièvre est devenue chronique et se trouve compliquée d'obstructions viscérales, congestives ou inflammatoires, ou de cachexie dialéipyrique, les fébrifuges sont encore indiqués. Mais il ne faut pas s'en tenir à eux seuls ; il faut en même temps traiter directement les phlogoses internes, l'e barras gastrique alors si fréquent, les œdèmes, etc., par les moyens appropriés. Les récidives, toujours à craindre, exigent que l'action du fébrifuge soit continuée. Il convient d'ailleurs alors de l'associer à la médication stimulante obtenue par les excitants diffusibles, tels que les sels d'ammoniaque, les teintures stimulantes et toniques, comme la teinture d'arnica, que nous prescrivons d'habitude dans ces cas.

502. Il n'est pas très-rare, pendant la convalescence des fièvres périodiques arrêtées par les fébrifuges, de voir survenir d'abondantes évacuations alvines ou urinaires. Albertini regardait ces évacuations comme critiques. Il voulait qu'on continuât à donner des fébrifuges jusqu'à leur manifestation, qu'il considérait comme une garantie contre les récidives [1]. Van Swieten a refuté cette opinion en établissant par des faits que l'effet du médicament et la manifestation des récidives ne sont nullement liés à ces évacuations qui ne sont rien moins que constantes. Il fait même remarquer, à cette occasion, que tous ceux chez

[1] *Hist. Bonon.*, p. 163 et 405.

qui il arrivait ainsi, après l'usage du fébrifuge, « des vomissements et des évacuations alvines, ressentaient, au moment où la fièvre a été coupée par le quinquina, uue douleur gravative aux hypochondres[1] ». Nous avons vu aussi cet accident se produire dans la pratique des médecins, trop nombreux au moins dans nos écoles, qui redoutent l'action des évacuants du tube digestif. Presque toujours la fièvre recommence avec ces évacuations, si l'on n'insiste pas sur le fébrifuge, dans la crainte de son action topique sur le tube digestif. Nous n'hésitons pas à prescrire alors les émétiques et les émétocathartiques, tout en persistant dans l'ingestion des fébrifuges.

503. Les obstructions viscérales, les hydropisies qui adviennent pendant et après les fièvres chroniques, ont été combattues par les fébrifuges et sont même pour beaucoup de médecins une indication suffisante pour y recourir. Plusieurs auteurs ont publié des faits qui attestent l'efficacité de cette médication. Strack a rapporté des observations décisives à cet égard[2]. Les préparations de quinquina n'agissent cependant pas dans ces cas contre l'état cachectique du malade avec une plus grande activité que tout autre tonique et surtout que les toniques diurétiques et reconstituants ; mais elles sont particulièrement indiquées par la nécessité de se mettre en garde contre les récidives de la fièvre périodique, récidives toujours à craindre tant qu'il reste dans l'organisme des désordres profonds. Toutefois, si la fièvre périodique laisse subsister, après avoir été supprimée par les fébrifuges, des phlegmasies viscérales intenses et qui puissent s'exaspérer par ces médicaments, il faut s'en abstenir avec soin, dût même la fièvre périodique récidiver. On peut lire dans les

[1] *Comment. in Aph.*, 767. T. II, p. 515.

[2] Strack, *De feb. int.* oper. — c. On peut aussi citer *Gœlkius, Dissert. med. de quartana et hydrope per corticem Peruvianum curatis*, 1740, in-4. — Laffisse, *Emploi du quinquina dans les fièvres intermittentes avec hydropisie*, Paris, 1809, in-4. — G. Carron, *De l'efficacité du quinquina dans le traitement de l'hydropisie et des obstructions qui surviennent dans le cours des fièvres intermittentes.* Journ. gén. de médec. T. XXXIV, p. 129.

commentaires de Van Swieten le tableau des maux qu'il a vu produire, lorsqu'on s'obstinait à donner le quinquina contre les phlegmasies intestinales qui succédèrent aux fièvres épidémiques de l'automne de 1719[1].

504. Toutes les indications que nous venons de signaler, d'après les auteurs, pour ou contre l'usage des fébrifuges dans les diverses conditions de l'état morbide aux différentes périodes des fièvres, s'appliquaient surtout à la médication par le quinquina. Elles sont maintenant modifiées mais non effacées par la substitution à l'écorce du Pérou des alcaloïdes fébrifuges que l'on en extrait. Ces alcaloïdes ont sur les organes digestifs une action topique moins irritante; leur action sédative générale est rapide, par suite de la rapidité de leur absoption; on peut les donner facilement en injections dans le rectum avec un effet fébrifuge certain; on peut même les donner par la peau, puisqu'on a pu couper des fièvres intermittentes en appliquant le sulfate de quinine sous les aisselles; on peut les faire pénétrer en dissolution injectée sous la peau par procédé endermique (484). Il est facile de tenir compte de ces conditions pour l'usage indiqué de ces médicaments substitués au quinquina dans les formes diverses et dans l'intensité variée des phénomèues morbides des fièvres périodiques.

[1] *Comment.* T. II, p. 512.

CHAPITRE IV

DU CHOIX RATIONNEL DES MOYENS THÉRAPEUTIQUES POUR LA CURATION DES FIÈVRES PÉRIODIQUES

505. Il n'est aucun des moyens thérapeutiques appropriés à la curation d'une maladie qui puisse être considéré comme toujours bon ou toujours mauvais. Ce n'est que sur la connaissance de tous les phénomènes morbides que peut s'établir la valeur et, par conséquent, le choix des méthodes et des moyens curatifs. C'est ainsi qu'on se trouve le plus souvent amené à adopter en médecine clinique une méthode thérapeutique composée, qui comprend l'usage simultané ou successif de moyens d'expectation et de moyens perturbateurs et spécifiques. Telle est la méthode thérapeutique rationnellement applicable à la curation des fièvres périodiques.

506. Lorsque dans une épidémie de fièvres périodiques, ou sur une personne qui s'est exposée aux causes évidentes de ces fièvres, apparaissent des prodromes de ces maladies, il convient d'attaquer ces accidents par des moyens perturbateurs appropriés à leur nature inflammatoire ou diacritique. Il suffit souvent d'une émission sanguine et d'une évacuation gastro-intestinale, pour prévenir le développement de la maladie ou pour l'arrêter dès son apparition; on assure encore mieux ce résultat en prescrivant ensuite quelques excitants toniques et même le spécifique fébrifuge pendant quelques jours.

507. Les fièvres périodiques qui se manifestent avec une certaine intensité dans leur première periode, et qui tendent à devenir moins intenses et surtout plus franchement intermittentes à mesure que les paroxysmes se succèdent, doivent être traitées de préférence par la méthode expectante. Telles sont pour la plupart les fièvres périodiques du printemps, surtout les fièvres tierces. Lorsqu'on remarque dans ces fièvres des accidents inflammatoires ou diacritiques prononcés, il est toujours indiqué de recourir aux moyens perturbateurs appropriés à ces accidents. Ils impriment souvent à la maladie une marche décroissante, qui permet de laisser la guérison s'achever par l'expectation, et bien souvent cette terminaison heureuse se produit en peu de jours. C'est surtout contre les fièvres intermittentes et rémittentes inflammatoires, gastriques et gastriques-bilieuses, qu'il faut recourir à cette méthode thérapeutique. Les émissions sanguines ou les émétiques, souvent les uns et les autres, sont les moyens perturbateurs le plus ordinairement indiqués dans ces cas. Telle est, en général, la curation rationnelle de toutes les fièvres périodiques où des symptômes diacritiques ou inflammatoires se développent dès l'invasion.

508. La présence de ces symptômes indique aussi, à quelque période de la fièvre qu'elle se montre, une médication perturbatrice appropriée. Sous l'influence de l'expectation, et plus encore sous celle de l'administration des spécifiques, les symptômes ou plutôt les lésions qu'ils représentent s'aggraveraient, la fièvre périodique persisterait, ou même deviendrait plus intense et marcherait vers la continuité. Dans le petit nombre de cas où elle se suspendrait, les lésions viscérales deviendraient plus intenses et même dangereuses, et les phénomènes fébriles se reproduiraient bientôt.

L'influence des désordres inflammatoires et surtout diacritiques dans les fièvres, pour annuler l'efficacité des spécifiques, est telle, qu'un grand praticien, Heberden, tirait de l'inefficacité des fébrifuges la conséquence qu'il existait un état saburral qui exigeait qu'on prescrivît d'abord les évacuants des premières voies[1].

509. Les symptômes inflammatoires et diacritiques qui cacaractérisent les fièvres intermittentes et surtout rémittentes qu'on a appelées ardentes, gastriques, bilieuses graves, etc., peuvent être tellement dominants, qu'ils indiquent que la lésion morbide qu'ils représentent constitue l'élément initial de la maladie. Dans ces cas, dont l'épidémie de Lausanne a offert de nombreux exemples (**311**), la médication doit surtout comprendre tous les moyens perturbateurs appropriés à ces lésions. La fièvre périodique disparaît le plus souvent par les seuls effets de ces moyens. Si elle ne cède pas complétement, l'usage méthodique de quelques toniques excitants ou même des spécifiques suffit pour achever facilement la guérison.

510. Il faut cependant ne pas perdre de vue le caractère rémittent de la maladie et sa propension à la continuité. Les spécifiques n'interrompent jamais ces fièvres avec la même facilité que les fièvres tout à fait intermittentes, même lorsqu'ils agissent dans les circonstances les plus favorables. La fièvre rémittente diminue progressivement sous l'influence des fébrifuges. Les stades paroxystiques deviennent plus tranchés et perdent ensuite progressivement leur intensité, en sorte que ce n'est guère qu'au bout de quelques jours que la maladie se trouve réellement interrompue par le fébrifuge.

511. Si l'on voit survenir, pendant le cours d'une fièvre périodique, des phénomènes morbides nouveaux, il faut étudier leur influence sur la maladie, avant de modifier la méthode de traitement, car l'on voit souvent, dans ces cas, la maladie décroître rapidement et se terminer. Aussi ces symptômes nouveaux ont-ils été fréquemment considérés comme des crises. Ainsi disparaissaient les fièvres périodiques bilieuses de Pise, décrites par Borelli, dès qu'il se manifestait

[1] *Comment. de morb. hist.* Cap. XXXVIII, p. 142.

chez les malades des évacuations alvines bilieuses abondantes.

512. Après qu'on a combattu par des moyens perturbateurs appropriés les accidents inflammatoires ou diacritiques, si la fièvre périodique ne cède pas et tend même à se prolonger, si les lésions inflammatoires ou diacritiques se reproduisent ou persistent malgré le traitement rationnel dirigé contre elles, ou si chaque paroxysme laisse après lui un trouble fonctionnel grave, il faut enrayer les paroxysmes par des moyens perturbateurs actifs, et les supprimer ensuite par les spécifiques. Les phénomènes fébriles paroxystiques sont alors dominants. Chacun d'eux augmente l'intensité et l'étendue des lésions profondes. La médication est celle des fièvres rémittentes qui se caractérisent par des lésions locales intenses, en quelque sorte paroxystiques. Telles sont les fièvres rémittentes pneumoniques. Il est important dans ces fièvres, après que les paroxysmes sont supprimés, de reporter toute son attention sur lés lésions locales qui peuvent persister. Ces lésions résistent souvent avec beaucoup plus d'opiniâtreté aux moyens de traitement que de semblables affections survenues d'une manière idiopathique ; elles sont même souvent le point de départ de récidives intenses et instantanées des accès fébriles.

513. Lorsqu'une maladie périodique ne consiste que dans les reproductions par accès d'accidents locaux, comme sont les fièvres larvées, les spécifiques sont immédiatement indiqués. On parvient bien quelquefois à guérir la maladie par des moyens perturbateurs; mais les heureux effets de ce traitement sont incertains et leur résultat curatif est le plus souvent effacé par des récidives. S'il existe dans une fièvre larvée un état saburral ou des phlegmasies locales continues évidentes, la médication appropriée à ces lésions locales doit précéder la prescription des spécifiques, ou au moins s'y associer.

514. Les fièvres graves, les fièvres pernicieuses, qui mettent en danger la vie des malades à chaque accès, doivent être immédiatement réprimées par les spécifiques; mais il ne faut pas manquer d'avoir en même temps recours aux moyens perturbateurs appropriés aux accidents qui caractérisent ces maladies; il est même souvent indiqué d'y insister encore après qu'on a interrompu les accès par le fébrifuge, donné d'emblée, à cause de l'intensité des accidents. C'est ainsi qu'il faut souvent, après les fébrifuges, dans les fièvres pernicieuses, recourir hardiment à des émissions sanguines, à des topiques révulsifs et dérivatifs, à cause des congestions inflammatoires qui peuvent exister ou advenir sur divers organes. D'autres fois, il faut recourir à des évacuants des premières voies, à cause de l'état saburral et bilieux qui s'est manifesté avec ou après la fièvre pernicieuse, et qui s'est encore aggravé malgré l'ingestion nécessaire du spécifique. On voit souvent, en effet, surtout dans les fièvres rémittentes ataxiques, les fébrifuges amener des accidents immédiats vers les organes digestifs, trop irritables ou même encore affectés de diacrises muqueuses ou jécorales. Ce fâcheux effet était surtout fréquent quand on n'avait de spécifique que le quinquina en substance et les teintures ou les extraits pharmaceutiques; il l'est moins sous l'influence des sels de quinine ou de cinchonine. Lorsqu'il s'agit d'un état saburral prononcé, on ne fait souvent supporter les spécifiques aux organes abdominaux qu'en les faisant précéder d'évacuants émétocathartiques.

Ainsi Quarin, dans une épidémie de fièvres rémittentes, remarquait que dans les paroxysmes pyrétiques la bouche était amère, la soif intense, la chaleur très-vive, et même que les malades tombaient dans le délire. Si l'on donnait le quinquina, il en résultait une douleur à l'épigastre, une vive anxiété et un abattement extrême, et d'un autre côté, si l'on négligeait le spécifique, la fièvre devenait bientôt continue. Quarin n'obtint de succès qu'en donnant d'abord des émétiques; il faisait continuer ensuite l'usage d'une mixture saline laxative, en y associant, après le troisième paroxysme, l'ingestion du quinquina.

La fièvre devenait immédiatement plus modérée; et dès que les symptômes saburraux avaient cessé, il modérait la dose des sels laxatifs; la fièvre était alors ordinairement arrêtée par le quinquina qu'on administrait seul[1].

515. C'est une erreur funeste à bien des malades de penser que l'on satisfait à toutes les indications par les seuls spécifiques dans la curation des fièvres pernicieuses. Il y a un grand nombre de ces maladies, surtout parmi les rémittentes, qui résistent aux fébrifuges, parce qu'on néglige d'avoir en même temps recours aux moyens perturbateurs directement indiqués par les symptômes inflammatoires et diacritiques qui se produisent dans les paroxysmes et qui persistent souvent dans leurs intervalles. Guideti a insisté sur ces observations thérapeutiques en parlant des fièvres bilieuses intermittentes, rémittentes et même pernicieuses qui sont de toutes les formes des fièvres périodiques celles où elles sont les plus rationnelles. « On ne remarque pas, dit-il, que l'ingestion du quinquina soit toujours un moyen sûr et opportun contre les fièvres pernicieuses. Je l'ai même souvent trouvé nuisible, si la peau du malade était sèche, si l'abdomen était tendu et dur, si les urines étaient fauves. Mais j'ai recours à ce médicament fébrifuge comme à une ancre de salut assuré, toutes les fois qu'après avoir détruit la cacochymie, la peau reste molle et perspirable, le ventre souple, sans lésion et sans obstruction notable dans les viscères[2]. »

Il ne faut sans doute pas dans les fièvres recourir aux moyens d'une action lente qui permettraient au mal de devenir funeste par la succession des paroxysmes; mais il faut considérer aussi que les moyens perturbateurs, dirigés contre les lésions qui sont jointes à l'élément pyrétique périodique, réduisent très-souvent la maladie à l'état d'une fièvre aiguë simple de guérison facile.

[1] *Meth. med. feb.*, p. 94.
[2] *Dissert. med. de. feb.*, § 13, p. 18.

516. Les fièvres périodiques chroniques sont de toutes ces maladies celles qui doivent être réprimées avec le plus de décision immédiate par les fébrifuges, sans pourtant négliger d'y associer les médicaments qui peuvent être indiqués par les lésions chroniques des viscères abdominaux et l'état cachectique, si fréquents dans ces maladies. Cet état cachectique, qui a surtout pour caractère une anémie profonde qui s'est accrue progressivement avec la durée de la maladie, impose la nécessité d'une alimentation analeptique soutenue par une médication stimulante et même par une médication réparatrice. Cette médication sera instituée par les martiaux, les infusions amères et aromatiques, les aliments analeptiques tels que les bouillons, les extraits de viande, les boissons vineuses, etc. Toute cette médication est plutôt complétée qu'atténuée par l'association des fébrifuges spécifiques.

517. L'action continue de la cause productrice des fièvres périodiques exige la médication fébrifuge immédiate, même quand des lésions accessoires sembleraient la contre-indiquer. Ces lésions naissent avec la maladie ; elles sont l'effet de ses premières atteintes ou même de la cause fébrigène ; et cette cause, toujours active, tend à reproduire nécessairement tous les accidents morbides et à les aggraver, si l'on n'en paralyse les effets immédiats. Aussi, dans les lieux marécageux, ne doit-on hésiter que sur la voie la plus directe et la moins nuisible, en raison des lésions viscérales qui peuvent exister, pour faire pénétrer sans retard les fébrifuges dans l'organisme.

518. La curation des engorgements de la rate et du foie après les fièvres périodiques, ainsi que des œdèmes et des ascites consécutives, est toujours peu efficace quand les malades sont sous l'influence des causes fébrigènes qui ne permettent pas de suspendre les fébrifuges. On l'institue en associant au quinquina ou à ses préparations pharmaceutiques, et mieux encore à ses alcaloïdes, la cinchonine ou la quinine, les boissons diurétiques, les excitants de la peau tels que les bains et les douches alcalines ou sulfureuses, les purgatifs hydragogues. Hoffmann conseillait d'avoir recours aux eaux minérales alcalines gazeuses dont tous les médecins expérimentés connaissent la grande efficacité curative de tels états morbides. Dans tous les cas de cette nature, la guérison ne s'obtient qu'avec lenteur. Nous appliquons avec confiance pour y arriver l'ingestion prolongée des sucs des plantes crucifères.

519. On ne saurait donner trop d'importance à l'appréciation des causes générales nées de l'influence de l'air et des lieux, pour la curation des fièvres épidémiques. Ces causes sont variables selon les lieux, selon les saisons, selon les intempéries habituelles ou accidentelles de l'atmosphère, etc. On en connaît la valeur, on en mesure l'influence, par les conditions morbides que présente la maladie chez la plupart des sujets affectés. Nous ne pouvons mieux l'exprimer qu'en résumant les observations de maîtres de l'art sur des fièvres périodiques épidémiques.

520. Huxham eut à traiter, en 1728, de mai à septembre, beaucoup de fièvres tierces et doubles tierces. Un très-petit nombre fut grave. « Dans les premiers accès, il était à peine nécessaire de recourir à quelques moyens de traitement; il suffisait de l'usage d'une boisson délayante tiède, qui modérait le frisson, favorisait les vomissements, s'ils existaient, et facilitait les sueurs qui terminaient le paroxysme. Aussi était-il très-utile pour ce dernier résultat que le malade gardât le lit dans les accès. Le paroxysme tout à fait terminé, il fallait faire vomir, donner ensuite un purgatif, ou revenir au vomitif. Après trois ou quatre accès, on arrêtait la maladie par le quinquina. A la fin de ces fièvres, ceux qui avaient de l'œdème aux extrémités et chez qui les récidives étaient très-fréquentes prenaient des stomachiques chalybés. « Il n'est, ajoute Huxham, aucun moyen « meilleur pour guérir les fièvres intermittentes que l'ingestion « fréquente des vomitifs, surtout lorsqu'il y a des nausées ou des vomissements, ce qui arrive presque toujours dans ces

« fièvres [1]. » On voit que Huxham n'opposait d'abord au développement de la fièvre que la méthode d'expectation. Il en venait ensuite aux évacuants des premières voies, après lesquels il administrait l'écorce fébrifuge. Ceux qui avaient de l'œdème consécutif à la fièvre, et chez lesquels les récidives étaient très-fréquentes, étaient traités par les toniques et les martiaux. Il faut remarquer que ces fièvres régnaient pendant l'été ; aussi n'ont-elles pas eu l'intensité et surtout le caractère réfractaire des fièvres d'automne.

521. Storck s'exprimait ainsi sur la curation des fièvres intermittentes épidémiques qu'il observait en 1758 : « Ces fièvres étaient quotidiennes, tierces ou quartes; quelquefois simples, assez souvent doubles; j'ai fréquemment observé aussi des hémitritées. Aucun de tous ces malades n'est mort. La plupart avaient suivi un régime malsain et mal ordonné. Aussi le traitement a-t-il dû presque toujours commencer par un émétique ou un purgatif. Le reste de la curation en devenait beaucoup plus facile, et même il arrivait qu'un seul vomitif ou un purgatif guérissait la fièvre, ou au moins l'atténuait au point que le paroxysme suivant était supporté presque sans peine. Après les évacuants des premières voies, on donnait, deux ou trois fois le jour, un gros d'une poudre composée de deux parties de sel polychreste et une partie de sel ammoniac : au bout de quelques jours de l'usage de cette poudre, les accès devenaient plus légers, ne conservaient plus de type déterminé et disparaissaient ainsi peu à peu. Il n'était utile d'en venir à aucun autre moyen. Il fallait avec soin éviter les erreurs de régime pour prévenir les récidives dans la convalescence. Ceux qui ne pouvaient prendre le sel indiqué ou qui en ressentaient de l'ardeur à l'estomac, tirèrent de l'avantage de la conserve de *Nasturtium aquaticum*, avec addition de sel polychreste, à la dose d'un gros pour cinq onces de conserve. Il y eut un très-petit nombre de malades qui

[1] *Obs. de aere morb. epid., ab anno* 1728 ad 1737, p. 17 et sqq.

n'éprouvèrent aucun effet de ces moyens et qui perdaient leurs forces; il était presque impossible de les guérir sans quinquina. Si les paroxysmes se montraient trop intenses dès le début de la maladie, ou s'il se manifestait dans l'accès des symptômes dangereux, le quinquina était prescrit immédiatement. » On voyait en même temps des malades qui n'avaient que des symptômes morbides intenses et périodiques sans fièvre. Le quinquina était encore, dans ces cas, donné immédiatement avec succès[1].

La méthode de traitement suivie par Storck peut être donnée comme un exemple de l'observation rigoureuse et rationnelle des indications. Il combattait directement l'état saburral qui se manifestait souvent avec la fièvre périodique; il avait ensuite recours aux excitants diaphorétiques et laxatifs, dont l'usage continu faisait diminuer progressivement, et enfin cesser la fièvre; il n'arrivait à prescrire le fébrifuge que si la maladie était opiniâtre. Il le donnait de prime abord, si la fièvre était pernicieuse, ou ne consistait qu'en symptômes périodiques non pyrétiques. Il prend soin d'ailleurs d'ajouter qu'il ne manquait pas alors de s'occuper ensuite des lésions morbides qu'il aurait combattues avant de prescrire le quinquina, dans des fièvres d'une intensité ordinaire.

522. Nous avons insisté, même itérativement, sur l'importance des lésions inflammatoires et diacritiques des organes digestifs, dans les fièvres qui reçoivent de la présence de ces lésions la qualification de gastriques bilieuses ou muqueuses. Dans les cas graves, il faut tirer de ces lésions les principales indications thérapeutiques. Guideti a décrit une épidémie où cette indication était dominante. « Il régna, dit-il, en 1711, à San-Benigno un grand nombre de fièvres tierces, simples d'abord, qui devenaient doubles au bout de quelques jours. Si elles étaient doubles dès le commencement, elles devenaient rémittentes, ensuite continues et enfin pernicieuses.

[1] *Annus med.*, t. I, p. 73.

Leurs symptômes étaient de l'anxiété et de la gêne dans les hypochondres; de la pesanteur dans les lombes jusque dans le dos; de la douleur pulsative à la tête; des nausées et des vomissements. Si, au début, il ne survenait des vomissements bilieux, il se manifestait dans la marche de la maladie des diarrhées bilieuses très-difficiles à guérir et souvent mortelles. C'est une chose étonnante combien l'émétique, prescrit en temps convenable, était efficace pour prévenir ces accidents. Tous ceux qui y avaient recours vomissaient abondamment de la bile; il ne fallait ensuite que bien peu de remèdes pour les rétablir. La diarrhée ne survenait pas; mais si elle existait déjà, on obtenait la guérison par la saignée de la saphène ou de la salvatelle, ou en appliquant des sangsues aux veines hémorrhoïdales, en donnant des décoctions amarescentes, cholagogues. On finissait par donner le quinquina. Ceux qui n'étaient point traités par cette méthode et surtout par les émétiques, allaient presque tous mal et mouraient le onzième, le treizième ou au plus tard le quatorzième jour[1]. »

Ainsi, dans cette épidémie, il fallait s'occuper avant tout de la diacrise gastro-intestinale qui caractérisait surtout la fièvre périodique, et ce n'était qu'après que cette lésion avait été utilement combattue que le spécifique était indiqué. Mais lorsque la diarrhée, devenue permanente, indiquait que le développement d'un catarrhe intestinal aigu s'était accompli, les antiphlogistiques, et surtout les saignées devenaient le remède indispensable.

523. La prescription bien indiquée des évacuants ne doit pas faire négliger d'en venir à l'usage des spécifiques. Guideti a fait bien ressortir l'importance de ce précepte, en indiquant la méthode curative qu'il appliquait chaque année contre les fièvres périodiques de l'été et de l'automne. « C'est, dit-il, par les vomitifs, et non par les émissions sanguines, que je commence

[1] *Dissert. med. de bilio. feb. prima*, § 13, p. 18.

la médication des fièvres périodiques bilieuses d'été et d'automne, à moins que le malade ne soit pléthorique. Je dispose ensuite les premières voies par une évacuation douce et facile, par les sucs et les décoctions végétales tempérantes, de manière à pouvoir promptement arriver à prescrire le quinquina. Si l'administration de ce remède est trop longtemps différée, loin que la guérison en soit plus sûre, la fièvre ne fait que devenir plus grave chaque jour avec une plus grande perte de forces, ou la fièvre devient pernicieuse et met le malade en grand danger, ou elle passe à l'état chronique avec des obstructions viscérales difficiles à guérir. On ne se met point aussi, en temporisant, à l'abri des récidives qui arrivent habituellement, même à ceux qui, déjà convalescents, n'ont point voulu continuer l'usage de l'écorce fébrifuge[1]. »

524. La prescription des fébrifuges, quelque urgente qu'elle soit contre les fièvres pernicieuses, ne doit pas dispenser d'avoir recours aux autres moyens de traitement perturbateur indiqués par les symptômes que la maladie peut présenter. Dans l'épidémie de fièvres pernicieuses de Rome en 1694, Lancisi remarqua qu'il y eut à peine quelques malades, habitant loin du foyer de la maladie, qui guérirent par les seules forces de la nature. Ils eurent des évacuations dysentériques et des urines copieuses. La méthode d'expectation n'était donc point applicable. On eut d'abord, au grand détriment des malades, recours à des purgatifs actifs et à des saignées; mais on en vint enfin à la médication suivante qui fut efficace. Au début de la maladie, on prescrivait un purgatif très-doux, et chez ceux qui tombaient malades après le repas, l'on avait recours à un vomitif avec l'huile d'amandes douces. Le vin émétique était donné avec avantage, dès le début, chez les malades les plus robustes. Lorsqu'il s'était déjà écoulé plus de trois jours de maladie, les lavements purgatifs étaient préférables aux potions

[1] *Dissert. med. de bilio. feb. prima*, § 25, p. 30.

purgatives même les plus douces. On avait en même temps recours aux épispastiques préparés soit avec les cantharides, soit avec la farine de moutarde; on les promenait sur les extrémités. C'était surtout dans les paroxysmes de fièvre soporeuse que ces applications étaient indiquées. Il fallait en venir en même temps à l'ingestion du quinquina. Si l'on n'avait pas recours à ce médicament avant le troisième ou le quatrième accès, il était souvent sans effet; la fièvre prenait après cette époque tous les caractères d'une fièvre symptomatique de phlogose profonde des viscères abdominaux ou du typhus.

525. La médication rationnelle des fièvres rémittentes repose sur les mêmes principes que celle des fièvres tout à fait intermittentes. On l'a bien vu par plusieurs des observations thérapeutiques sur les fièvres épidémiques que nous avons déjà rapportées, et surtout par ce que nous avons dit, d'après Tissot, sur la curation des fièvres de Lausanne. Baumes a donné, sur le traitement des fièvres rémittentes de Lunel de 1780, des détails bien propres à faire comprendre comment on doit diriger la curation de ces maladies[1]. L'épidémie, par l'influence de la constitution, participait du caractère des fièvres du printemps et de l'automne. Tant que l'anomalie ou l'intensité des symptômes n'inspirait pas de craintes, Baumes abandonnait la fièvre à elle-même. Il saignait s'il se manifestait des indices d'orgasme sanguin; si des symptômes saburraux se montraient, il avait recours aux évacuants qu'il répétait pendant tout le cours de la fièvre. Ainsi l'on arrivait à la fin de la maladie sans avoir eu l'occasion de prescrire le quinquina. Mais « dès que le génie féroce de l'épidémie s'exprimait par la subintrance des paroxysmes; dès que je m'apercevais d'une dégénération prochaine que m'annonçaient la diminution du froid, la rareté et l'obscurité des frissons, et la brièveté du premier temps des paroxysmes, l'augmentation de la chaleur, sa grande intensité

[1] *Traité des fièvres rémitt.* T. II, p. 466.

et l'extension de sa durée, enfin l'absence et la paucité des sueurs, même des moiteurs, la rougeur des urines privées de tout sédiment, l'inquiétude des malades et l'obscurité et la brièveté de la rémission; quand les accès présentaient dans leur premier temps : un froid glaçant, des anxiétés insupportables, des défaillances, des toux déchirantes, etc.; dans leur second temps : des vomissements soutenus, de fortes angoisses, un météorisme douloureux, un délire avec un pouls disproportionné, un assoupissement, des affections paralytiques, une difficulté d'uriner; dans leur troisième temps : de la soif, des inquiétudes, un affaissement intense, un pouls déprimé ; le quinquina devenait, dit Baumes, mon unique espoir. Je le donnais à pleines mains et de toutes les manières. On aurait dit que j'en abusais, si le cas eût été moins pressant, si la fièvre eût été moins grave, si les succès eussent été moins multipliés et moins complets. »

526. Ainsi Baumes réservait pour les cas graves l'usage du spécifique dans les fièvres rémittentes; il se contentait dans les cas ordinaires de diriger contre les symptômes dominants, soit des émissions sanguines, soit des évacuants des premières voies, et la maladie guérissait le plus souvent par ces seuls moyens. La même pratique avait réussi à de Haën contre des fièvres rémittentes épidémiques en Autriche[1]. « Ces fièvres étaient hémitritées et semblaient composées d'une fièvre tierce et d'une fièvre continue ; elles étaient en certains lieux si bénignes, qu'elles guérissaient avec très-peu de médicaments. Mais j'ai connu des lieux, dit de Haën, dans lesquels ces fièvres s'adjoignant un certain degré de malignité, il fallait d'abord les traiter par les antiphlogistiques ordinaires, et, du cinquième au sixième jour, il fallait administrer le quinquina et en continuer l'usage à la dose de 6 gros. La maladie finissait par se juger

[1] *Rat. med.* T. V, pars IX, cap. VI, p. 172.

assez souvent par des sueurs du quatorzième au dix-septième jour. »

527. La manifestation incidente d'une affection grave dans les fièvres rémittentes indique la nécessité de quelques modifications dans le traitement, sans cependant perdre de vue ce fait si important dans la nosographie de ces fièvres épiphénoméniques, que ces lésions peuvent se développer sous l'influence des paroxysmes fébriles eux-mêmes. Sarcone ne le méconnaissait pas dans la curation de la fièvre rémittente rhumatique et pneumonique de Naples. « Le seul traitement salutaire consistait dans de larges saignées, pratiquées dans la vigueur du paroxysme ; dans le soin d'entretenir au début la liberté du ventre et de disposer le sang, par des boissons délayantes copieuses, à l'action du fébrifuge... L'usage du quinquina était cependant dangereux, si l'on n'avait pas eu soin de recourir préalablement à ces moyens. Le quinquina était inutile, quand on l'employait trop tard et lorsque la fièvre avait changé de nature en perdant ses rémissions et en passant à l'état de fièvre continue. Il n'y a personne parmi nous, ajoutait Sarcone, qui ne puisse présenter de nombreuses observations sur les heureux résultats de l'action du quinquina dans ces fièvres pneumoniques rémittentes[1]. »

On voit par cette citation que Sarcone, tout en faisant ressortir l'efficacité des fébrifuges contre les fièvres rémittentes pneumoniques, en subordonnait cependant la prescription à l'application préliminaire des émissions sanguines dans le paroxysme et lorsqu'il existait un état saburral des évacuants des premières voies. Toutefois, comme tous les habiles praticiens, il conseillait sans hésiter contre les fièvres rémittentes avec phlegmasies locales paroxystiques, la prescription des fébrifuges en admettant avec Torti[2] la nécessité de ne pas trop différer ces spécifiques, parce que ces fièvres tendent à la conti-

[1] *Istoria ragionata de mali osservati in Napoli*, in anno 1764. §. 229.
[2] *Therapeut. special.*, lib. V, cap. v.

nuité, suite nécessaire des progrès que chaque paroxysme fait faire à la lésion locale secondaire. L'inflammation des organes digestifs n'est pas, même dans ces cas, une contre-indication à la médication spécifique, lorsqu'elle est le résultat des paroxysmes, on en trouve la preuve dans les avantages obtenus par Richa de l'emploi de ces moyens dans l'épidémie de fièvres rémittentes dysentériques qui régna à Turin en 1722. L'action topique des spécifiques sur le tube digestif est moins nuisible que l'influence du paroxysme qu'ils suppriment, on peut d'ailleurs l'atténuer beaucoup par un mode d'administration bien entendu.

528. Tous les inconvénients qui peuvent résulter de l'action topique du quinquina sur les organes digestifs phlogosés ou en voie de le devenir ; de l'action stimulante de ce médicament sur l'organisme; du retentissement dans toute l'économie de la surcharge, de l'irritation même du malaise qu'il peut déterminer par son action topique sur l'appareil gastro-intestinal et par suite sur tout l'appareil circulatoire; tous ces inconvénients, dont il fallait tenir compte dans la médication des fièvres intermittentes et rémittentes graves par l'ingestion de l'écorce du Pérou, sont écartés aujourd'hui par la substitution au quinquina de ses alcaloïdes. La facilité d'obtenir l'effet antipériodique avec de faibles doses d'un médicament dont l'action topique est sédative, dont l'ingestion peut être facilement graduée, qu'on porte avec le même succès dans l'organisme par l'absorption dans le tube digestif inférieur que dans l'estomac, toutes ces conditions, qui se rattachent aujourd'hui aux fébrifuges, permettent de les prescrire avec sécurité dans les cas où l'on hésitait à donner avec trop de précipitation l'écorce du Pérou.

CHAPITRE V

DE LA PROPHYLAXIE DES FIÈVRES PÉRIODIQUES

529. Le traitement prophylactique des fièvres périodiques s'applique aux individus isolés et aux populations entières, soumis à l'action des causes de ces maladies.

530. Ceux qui vivent une partie de l'année dans des lieux où les fièvres sont endémiques ne s'en préservent qu'en s'éloignant de leurs habitations dès l'arrivée des saisons où ces fièvres commencent à se manifester. C'est d'ordinaire après que les chaleurs estivales ont amené l'évaporation des eaux stagnantes et l'infection de l'atmosphère par les effluves du sol vaseux des marécages. Les lieux secs et élevés sont ceux que l'on peut habiter avec sécurité à l'abri de ces maladies; pourvu encore qu'ils soient assez éloignés des foyers d'infection maremmateuse ou du moins qu'ils en soient séparés par des collines ou par des bois qui arrêtent le cours des vents qui les traversent. Il n'est pas nécessaire d'aller jusqu'à suivre le conseil de Lind qui voulait qu'on choisît de préférence les grandes villes, parce qu'il pensait que les émanations humides y sont annulées par le nombre des feux et par la fumée [1], assertion d'ailleurs contestable pour bien des lieux. Ainsi sont préservés des fièvres périodiques ceux qui se retirent des

[1] *Appendice sur les fièvres intermitt.* P. 124.

foyers qui les produisent, pourvu toutefois qu'ils n'y aient pas séjourné même peu de temps après qu'ils sont devenus infectés par les émanations délétères. Il faut se rappeler en effet que la fièvre se déclare parfois dans les lieux les plus salubres, chez ceux qui ont quitté des foyers d'épidémies de fièvres périodiques, n'y eussent-ils même fait qu'un séjour passager. Il faut donc pendant un certain temps, lorsqu'on se trouve dans cette condition, remédier immédiatement aux moindres accidents morbides qui peuvent être les prodromes d'une fièvre périodique et leur opposer immédiatement une médication spécifique.

531. La médication prophylactique qui consiste à s'éloigner des foyers des fièvres périodiques s'applique aux habitants qui n'y séjournent que temporairement, aux voyageurs ; mais elle ne peut être adoptée au moins par le plus grand nombre des habitants sédentaires, des cultivateurs du sol. Pour ces derniers, la prophylaxie s'institue par l'observation de toutes les règles de l'hygiène, par le soin d'éviter les excès de boissons et d'aliments et surtout d'aliments de digestion difficile, le séjour hors des habitations pendant la nuit, avant le lever et surtout après le coucher du soleil où le refroidissement de l'atmosphère condense les effluves miasmatiques et augmente ainsi leur activité délétère. Il faut surtout éviter de se livrer au repos, au sommeil sur le sol, de se trouver exposé à l'air libre, aux mutations brusques de la température et surtout à l'air humide, après le coucher du soleil. Cette dernière précaution pour éviter l'action des émanations palustres est l'une des plus importantes ; tous les auteurs qui ont parlé des fièvres périodiques l'ont signalée. Les moissonneurs, les faucheurs des prairies qui se couchent sur le sol, sont les premières victimes de l'influence fébrigène des lieux marécageux. Theden a beaucoup insisté, et les faits que nous avons rapportés montrent que c'est avec beaucoup de raison, sur le danger de dormir sur le sol.

532. L'usage modéré de boissons légèrement toniques, fermentées, est considéré en général comme un des meilleurs moyens de préservation des fièvres périodiques dans les lieux infectés par les miasmes qui les produisent. Nous conseillons d'y joindre l'usage journalier des médicaments fébrifuges à doses modérées. C'est une erreur de n'attribuer d'efficacité à ces médicaments spécifiques que contre les fièvres déclarées et de les regarder ainsi comme sans effet et par suite comme un médicament inutilement appliqué pour neutraliser l'action immédiate des causes de ces maladies. Les sels de quinine et de cinchonine sont évidemment prophylactiques des fièvres périodiques, et comme leur ingestion modérée et méthodique peut être continuée sans aucun inconvénient, on trouve en ces médicaments le moyen non d'obvier à toute l'influence des lieux maremmateux, au moins de prévenir l'évolution de la fièvre périodique. Deux familles qui passent l'automne, l'une dans la Brenne, l'autre dans la Sologne, au milieu des marécages, prennent depuis vingt ans, par notre conseil, pendant toute la saison des fièvres, 30 à 40 centigrammes de sulfate de quinine par personne, tous les jours. L'ingestion du sel fébrifuge n'a donné lieu à aucun accident, aucun des membres de ces familles composées, l'une de six personnes, et l'autre de cinq, n'a été affecté de fièvres, comme cela arrivait pour plusieurs en des années précédentes, malgré l'influence préservatrice d'une hygiène parfaitement comprise et bien appliquée.

533. On ne peut trop insister sur la précaution prophylactique recommandée par Lind avec l'autorité de son expérience, de ne pas s'exposer à l'air libre dans les lieux ou règnent des fièvres sans avoir pris des aliments, nous regardons avec lui comme utile d'y joindre l'ingestion de quelque boisson chaude amère ou aromatique. L'action excitante des aliments et plus encore des boissons toniques et stimulantes paraît en effet empêcher l'absorption ou annuler l'effet des principes miasmatiques. C'est sans doute pour agir dans ce sens que Hales conseillait[1] à ceux qui vivent dans les foyers de fièvres périodiques de se faire pratiquer sur tout le corps des frictions avec de l'eau salée.

534. Les précautions prophylactiques des fièvres périodiques qu'il faut adopter pour en préserver les populations sont de dessécher les marais, de resserrer les mares et les étangs, de manière que les évaporations de l'été ne mettent jamais la vase à nu ; d'interdire le curage des lagunes pendant les chaleurs de l'été, etc.; de pratiquer des canaux munis d'écluses, qui empêchent les eaux, soit de lacs ou d'étangs, soit de la mer, de se décharger accidentellement dans les lagunes et les marais d'eau douce, d'établir des réservoirs qui permettent de faire des chasses pour laver les fossés des places fortes, lorsqu'on ne peut tout à fait empêcher l'eau d'y stagner, etc.

Il serait facile de multiplier les exemples des résultats de ces mesures. Ainsi la ville de Stuttgard était tous les ans ravagée par les fièvres intermittentes, le desséchement d'une grande flaque d'eau voisine suffit pour que ces maladies ne se montrassent plus. Les fièvres ne se manifestent plus avec la même intensité et la même fréquence dans la ville de Temeswar en Hongrie, depuis qu'on a desséché une partie des marais qui l'infectaient[2].

535. Les moyens prophylactiques que nous venons d'indiquer rentrent dans les mesures générales que les gouvernements doivent prendre. Presque tous les États en ont senti l'importance. On peut lire dans Lancisi l'histoire des mesures que prit par ses conseils le pape Innocent XII, et les heureux résultats qu'en retirèrent les habitants des États Romains. En France, ces moyens ont servi de principe à des lois permanentes. Ainsi les édits des rois défendaient le rouissage du chanvre dans les mares et les étangs à cause des dangers qui en résultent pour

[1] *Med. Museum.* T. I.

[2] Zimmermann. *Traité de l'expérience*, trad. de Tissot. T. II, lib. V, cap. v, p. 352.

les personnes qui s'en acquittent et pour celles qui vivent sur les bords de ces flaques d'eau où l'on agite chaque jour la vase et l'eau stagnante ; ainsi une loi ordonna le desséchement des marais et la suppression des étangs, et autorisa l'expropriation des terrains en marais à condition de desséchement, etc. De grands travaux avaient été entrepris pour dessécher les marais Pontins pendant la domination française en Italie, et le gouvernement avait rendu un édit sur la culture du riz qui ne permettait d'établir les marécages artificiels qu'exige la culture de cette plante qu'avec des autorisations et à des distances déterminées des lieux habités [1].

536. Les fièvres périodiques qui se développent sous l'influence de causes épidémiques accidentelles, comme celles qui se manifestent quelquefois dans des lieux très-salubres, ne peuvent être prévenues, à moins qu'il ne soit possible d'attribuer la maladie au transport des miasmes des lieux insalubres par les courants d'air arrêtés dans leur trajet par des bois, par des collines, etc., ou déviés par des orages ; on parvient dans ces cas à prévenir ces épidémies ou à les arrêter, soit en rendant salubres les lieux d'où les miasmes tirent leur origine, soit en détruisant les obstacles physiques qui s'opposent à la diffusion de ces miasmes.

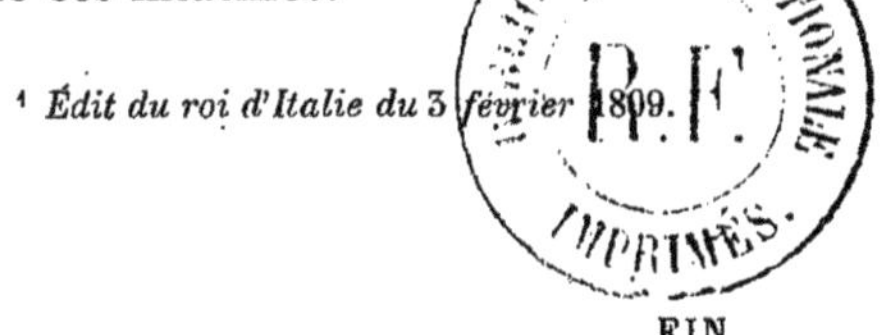

[1] *Édit du roi d'Italie du 3 février 1809.*

FIN

10,789. — Typographie L. Lahure, 9, rue de Fleurus, à Paris.

PARIS. — TYPOGRAPHIE LAHURE
Rue de Fleurus, 9

www.ingramcontent.com/pod-product-compliance
Ingram Content Group UK Ltd.
Pitfield, Milton Keynes, MK11 3LW, UK
UKHW020303230726
13925UKWH00001B/191